普通高等教育"十二五"规划教材
全国高等医药院校规划教材

临床护理
见习实习教程

孙玉倩　陈长香⊙主编

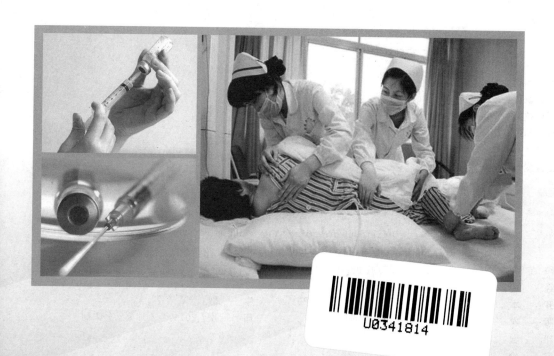

清华大学出版社
北京

内 容 简 介

本教材共分10章,内容包括外科护理学、急救护理学、妇产科护理学、儿科护理学、五官科护理学、传染病护理学、精神科护理学、社区护理学临床见习、实习内容。全书编写注重培养学生的临床批判性思维,全程渗透人文思想,在各专科内容中均设置了护理操作技术及考核标准。本教材供全国各医学院校护理本科专业使用。

图书在版编目(CIP)数据

临床护理见习实习教程/孙玉倩,陈长香主编. —北京:清华大学出版社,2014(2016.1重印)
普通高等教育"十二五"规划教材·全国高等医药院校规划教材
ISBN 978-7-302-37020-8

Ⅰ. ①临…　Ⅱ. ①孙…　②陈…　Ⅲ. ①护理学—实习—高等学校—教材
Ⅳ. ①R47-45

中国版本图书馆 CIP 数据核字(2014)第 143054 号

责任编辑:李　君　王　华
封面设计:戴国印
责任校对:王淑云
责任印制:沈　露

出版发行:清华大学出版社
　　　　　网　　　址:http://www.tup.com.cn,http://www.wqbook.com
　　　　　地　　　址:北京清华大学学研大厦 A 座　　邮　　编:100084
　　　　　社 总 机:010-62770175　　　　　　　　　邮　　购:010-62786544
　　　　　投稿与读者服务:010-62776969,c-service@tup.tsinghua.edu.cn
　　　　　质 量 反 馈:010-62772015,zhiliang@tup.tsinghua.edu.cn
印 装 者:北京密云胶印厂
经　　销:全国新华书店
开　　本:185mm×260mm　　印　张:20.25　　字　数:560千字
版　　次:2014 年 11 月第 1 版　　印　次:2016 年 1 月第 2 次印刷
印　　数:2501～3000
定　　价:49.80 元

产品编号:059115-01

编者名单

主　　编　　孙玉倩　陈长香

副 主 编　　田喜凤　唐启群　邢凤梅

编　　者　　（编者按姓氏拼音排序）

安子薇（河北联合大学护理与康复学院）

毕艳杰（唐山市人民医院）

陈长香（河北联合大学护理与康复学院）

陈桂芝（河北联合大学附属医院）

郭继芳（河北联合大学附属医院）

郝　晶（河北联合大学护理与康复学院）

黄海玲（河北联合大学附属医院）

贾红光（河北联合大学附属医院）

贾瑜淑（河北联合大学附属医院）

金子环（河北联合大学护理与康复学院）

李爱春（河北联合大学附属医院）

刘云东（河北联合大学附属医院）

沈　曲（厦门大学医学院）

苏英杰（河北联合大学附属医院）

孙玉倩（河北联合大学护理与康复学院）

唐启群（河北联合大学护理与康复学院）

田喜凤（河北联合大学护理与康复学院）

汪凤兰（河北联合大学护理与康复学院）

王晓杰（中国医学科学院北京协和医院）

吴黎明（唐山职业技术学院）

吴　双（河北联合大学附属医院）

邢凤梅（河北联合大学护理与康复学院）

张　红（天津天狮学院）

张　敏（河北联合大学护理与康复学院）

张　盼（河北联合大学护理与康复学院）

张为佳（河北联合大学附属医院）

张卫红（河北联合大学附属医院）

张晓松（河北联合大学附属医院）

张学军（河北联合大学附属医院）

张　艳（河北联合大学附属医院）

赵雅宁（河北联合大学护理与康复学院）

周云慧（河北联合大学附属医院）

庄雅娟（河北联合大学附属医院）

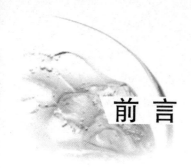

前　言

　　临床学习是护理学教学的重要环节，是护理学专业学生从临床理论学习过渡到临床实践工作，将书本理论知识初步应用于临床实践的重要阶段。在此阶段，临床教学通过充分的准备及有计划的合理安排，为护理学生提供把基础理论知识转移到以病人为中心的护理实践所必需的智力技能和精神运动技能媒介，在专业实践的现实环境中初步培养学生科学的临床思维方法及分析问题、解决问题的能力，并加强护理操作技能训练，使学生学会与病人沟通，形成并发展牢固的护理专业价值观，为将来的临床实践工作打下坚实的基础。与学校教学一样，临床教学有其自身的教育哲理、教学规律及教学组织结构，临床教学的质量直接影响着护理教育的整体质量。

　　本教材展现了护理专业实践现实情境的复杂性、不稳定性和独特性，体现"以人的健康为中心"的整体护理理念，使护理学专业学生在知识、技能和情感三个领域内得到全面发展。本教材具有以下主要特色：

　　注重培养学生的临床批判性思维。通过设置具体临床护理案例，书写护理计划，培养学生在不断增加的、复杂的、不确定性的健康保健环境中进行观察、分析信息的真实性、评价多种推理结果等护理活动，从而培养学生的批判性思维能力，培养学生发现临床具体护理问题，并处理这些问题的能力。

　　全程渗透人文思想。强调对学生护理专业价值观、医患沟通能力、决策制定和组织管理能力的培养。书中所设置的具体临床护理案例，除描述病人的躯体疾病外，更注重呈现病人的心理、精神和社会需求，进一步引导学生以"整体观"护理病人，体现现代护理的社会属性。通过对实践过程中护患沟通与交流、组织管理等各环节的要求与强化，培养学生的专业信念、专业态度以及团队协作精神。

　　临床护理操作技能并重。本教材在各专科内容中均设置了护理操作技术及考核标准，充分体现了临床实践对护理人才基本操作技能的要求，但在编排上力求简明扼要，避免过于偏重对护理操作技能的讲解，而忽视对学生临床批判性思维、职业态度及人际沟通能力等其他方面的要求。

　　本书在编写过程中得到了编者所在院校领导的大力支持，在此致以衷心的感谢！

主　编

2014 年 5 月

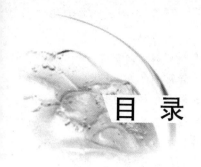

目　录

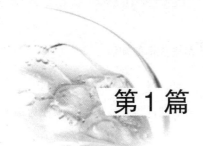

第1篇

绪　论

一、护理临床教学的概念

现代医学模式不断从生物模式向生物—心理—社会医学模式转变。这就要求临床护理人员在对病人实施护理时要考虑到人的各方面需求，护理人员不但要有广博的人文、社会学科知识，还要具备人际沟通、思维分析和管理组织等能力。护士的职责范围和护理服务场所都在不断扩大，护士不仅是照顾者角色，还是教育者、咨询者、协调者、组织者等多种角色。专业的发展对护士的知识、能力和情感等各方面都提出了更新、更高的要求。

临床教学是以现代教育理念为指导，为达到特定的教育教学目标，在医院及社区各种卫生保健机构中实施的教育教学活动。临床教学是护理教育的重要组成部分，包括临床见习和临床实习两个部分，是培养护理人才的关键阶段。临床教学质量的高低，直接影响着护理教育的整体质量和所培养人才的素质。在临床学习中，护理学生自觉或不自觉地检验、修正和发展牢固的护理专业价值观甚至人生观、世界观。与学校教学一样，临床教学也有其自身的教育哲学、教学组织结构和教学计划等。临床教学通过充分的准备及有计划、有步骤的合理安排，使护理学生做到理论与实践相结合，并在实践中不断提高。

临床是为病人或服务对象提供健康服务的任何场所，由于护理实践范围的不断扩大，临床教学的场所不仅包括医院，也包括家庭、社区各类医疗卫生预防保健康复机构。护理临床教学过程由五个步骤组成：①确立学习目标；②评估学习需求；③计划临床教学活动；④指导学生；⑤评价临床学习。

二、护理临床教学的指导思想

1. **护理临床教学的重要性**　由于护理是一门实践性很强的专业，护理学生的临床实践较课堂学习更为重要。临床学习提供了将各种理论知识转换到实际情境中的机会。

2. **护理临床教学应能反映护理专业实践的本质**　护理临床教学将护理学生置于教科书所无法提供的专业实践的现实情境中。绝大多数专业实践的场合是复杂、不稳定和独特的。因此，护理临床教学活动的安排应将学生暴露于这些无法用已有知识和技术来解决的问题中。

3. **护理临床教学应注重必需的知识、技能和态度**　建立一种相互信任、相互尊重的环境对于支持学生的学习和成长非常重要，教师是建立这种关系的主要责任人。护理学生在这种融洽的学习环境中通过与病人接触来运用知识、验证理论和学习技能，并通过教师的示范作用习得相应的价值观和职业态度。

4. **护理临床教学应注重发展学生在课堂上无法获得的知识**　护理学生在临床学习中，主要将课堂所学的知识转化到真实的护理场景中，即将理论转化为实践。另一方面，通过观察、参与临床实践，学生将进一步扩展知识，学到书本上所没有的知识，或是更新知识。为了更有效地利用资源，护理临床教学应注意发展学生在课堂或其他场景无法获得的知识。

三、护理临床教学的目标

护理临床教学的目标是让护理学生在知识、技能、情感三个领域内得到发展，将来成为称职的护理工作者。

（一）护理临床教学的总目标

1. **知识**　包括关于具体事实、信息的知识；以及关于如何将理论运用于实践的知识，如问题解决、批判性思维和决策制定等认知技能。

（1）基本理论知识：如护理理论、临床护理、护理伦理等理论知识。在临床学习活动中，护理学生将这些知识运用于实践，并在实践中验证和巩固这些知识。同时，在临床学习中，护理学生将接触到大量书本上没有的知识，例如各专科治疗和护理的新理论、新概念、新方法等，这些知识是护理学生应该努力去获得的，需不断充实和更新的知识体系。

（2）问题解决：临床学习活动给护理学生提供了大量有待解决的真实问题，其中很多问题均比较复杂、独特、模糊，解决这些问题常需要新的推理方法和策略。护理临床教学应注重培养学生解决这些临床问题的能力。

（3）批判性思维：批判性思维是护理教育的一个重要目标。目前多数教育者不只将批判性思维划分为认知领域，而是认为批判性思维是态度、知识和技能的结合。它包含个体以开放的心态、自信、成熟和探究的态度对真理的寻求和系统的分析；批判性思维是做出决定的一系列过程，包括收集合适的资料、分析信息的真实性和用来评价多种推理的结果，并得出有效的结论。护理临床教学应通过使护理学生在不断增加的复杂性、不确定性的健康保健环境中不断观察、参与和评价护理活动来达到发展护理学生批判性思维能力的目标。

（4）决策制定：护理专业实践常要求护理人员做出有关病人及临床环境的决策。决策制定过程包括收集、分析、权衡、判断资料的价值以及在若干可行的方案中选出最佳的一种。在护理临床实践中，决策制定通常是双向的过程，需要病人和其他工作人员的参与。护理临床教学应促使护理学生参与到真实决策制定的过程中来，以培养学生的决策制定能力。

2. **技能**　护理学生应具备熟练的操作技能，还应具备一定的人际关系能力和组织能力。

（1）操作技能：操作技能是护理临床实践中非常重要的一部分，是指在不同条件下，以恰当的速度熟练、平稳、持续进行某种操作的能力。护理临床教学应提供给学生大量实践操作的机会并给予有效的反馈。

（2）人际关系能力：在实施护理程序的整个过程中都需要人际关系能力。包括言语行为，如说、写和肢体语言行为，如面部表情、身体姿势、触摸等。护理临床教学应提供机会培养学生与病人建立起治疗性关系，与其他专业人员建立起相互协作关系的能力。

（3）组织能力：护理临床实践工作任务量大，时间有限。护理临床教学应提供机会，培养学生一定的统筹、组织能力和时间管理能力。

3. **态度和价值观**　信念、价值观、态度和气质是护理专业实践必要的组成部分，体现了护理专业人道主义的本质。护理临床教学应通过教师言传身教的示范和角色榜样作用，培养学生尊重病人的权益、体现对病人的关怀、忠于职守、团队协作、乐于奉献等专业价值观及专业态度，并使学生不断修正、巩固和发展新的价值观。

（二）护理临床教学各专科目标

护理临床教学各专科目标是根据总的教学目标和各专科的特点而制定。包括知识目标，如掌握各专科的管理特点及各种制度；掌握各专科典型病、多发病的临床特点、护理要点、健康教育、出院指导等；技能目标，如配合医师对危重病人进行抢救、心电监护的应用等。

四、护理临床学习对学生的要求

1. **心理准备** 学生对临床学习普遍存在着一种焦虑感。在护理临床教学的准备过程中，教师应首先确定学生的紧张及焦虑程度，并通过一些活动或学习来降低学生进入临床的焦虑感。另外，学生应消除重理论轻实践、期望值过高、不敢提问太多或不用提问太多、失落与无奈、应付与听之任之等负性心理。

2. **强化护理操作技术** 在学生进入临床，真实地在病人身上进行各项护理操作之前，应首先对学生集中强化护理操作技术数周，以增强学生的自信，巩固技能，从而使学生尽快适应临床学习环境。

3. **具备各种社会技能** 护理学生将在一个开放的病房环境里学习，要与各类护理人员、医师、病人及其他相关人员接触，会遇到各类情境。因此护理学生要有意识锻炼自己的语言和非语言交流技巧，提高自己的人际沟通能力；提高自己对挫折的心理承受能力，遇到挫折，要积极调节、化解，善于保持心理平衡，以保证工作、学习不被不良情绪干扰。

4. **仪容仪表** 护理学生进入临床学习时，要着装整齐，穿统一的护士服，戴护士帽，配备胸牌，穿护士鞋。

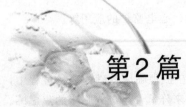

第2篇 外科护理学临床见习实习内容

第1章 体液失衡、麻醉和手术中病人的护理

一、水、电解质、酸碱失衡病人的护理

【学习目的和要求】

(1) 通过床边教学和病例讨论，学会运用护理程序方法对水、电解质、酸碱失衡病人进行护理评估，并对收集的资料进行分析、整理，列出护理诊断，制订相应的护理计划，实施护理措施。

(2) 熟悉外科临床常见的体液失衡类型——等渗性脱水、代谢性酸中毒、低钾血症的临床表现、诊断和治疗原则及注意事项，并能拟定补液方案，熟悉各种液体的组成及作用。

(3) 实践过程中能够体现出关心、爱护病人的良好医德和团结协作精神。

【学习地点】 医院外科病房、示教室和实验室。

【学习方法】

1. 选择病例 由临床带教教师选择水、电解质、酸碱失衡病例，教师对病例进行集中讲解后，指定4～7人一组询问病史和检查病人，再由教师补充病例的相关资料，若无合适病例，可由教师介绍典型病案。

2. 在示教室进行病例讨论与情景教学

(1) 小组讨论：学生分组对病例的诊断、治疗及护理措施进行讨论后，各组派代表汇报讨论结果，由带教教师给予指导及评价；各组为病人制定24小时补液方案。带教教师应通过临床具体病例教学，培养学生的临床思维和独立思考的能力，注意引导学生抓住问题的实质，纠正不正确的观点，提出正确的观点。

(2) 角色扮演：学生分别扮演护士和病人，模拟护患交流、对体液失衡病人进行查体以及对病人或家属进行健康指导等，最后由临床带教教师总结和评价。

【学习内容】

(一) 指导学生练习

以低钾血症病人为例，指导学生应用护理程序的内容和方法为病人提供护理。

1. 护理评估

(1) 收集病史：低钾血症的发病与钾摄入不足、钾丢失过多、发生钾转移等有关，急性肠梗阻、肠瘘病人多出现等渗性缺水，幽门梗阻多引起代谢性碱中毒。评估原发疾病的性质和具体情况，询问病人首次发病的时间、水和食物的摄入情况、摄入食物的质和量，有无长期禁食、呕吐和腹泻，呕吐量、胃肠减压量、消化道外瘘排出消化液量、胆汁引流量、腹泻量及尿量（注意尿量减少或增多）；曾做过何种检查和治疗，结果如何，有无长期使用排钾性利尿剂等；有无焦虑或恐惧心理；了解病人家庭经济状况和社会支持情况，所能得到的社区保健资源如何。

（2）身体评估：病人有无疲倦昏睡，四肢软弱无力；有无腹胀、恶心、厌食；有无夜尿多；有无心律不齐等表现。

（3）辅助检查：血生化检查有无血清钾离子浓度下降，尿液检查有无尿比重下降，心电图检查有无 ST 段降低、T 波倒置及 U 波出现等。

2. 护理诊断

（1）学会应用 PES 公式[①]提出护理诊断，用简单确切的术语阐述或描述病人的主要健康问题。例如，活动无耐力　与低钾血症导致肌无力有关。

（2）潜在并发症是各种原因造成的并发症。例如，潜在并发症：心律不齐。

3. 护理目标　根据护理诊断提出护理目标，期望能达到的结果。例如，恢复血清钾情况；病人生命体征保持平稳，没有出现并发症等。

4. 护理措施

（1）对于低钾血症病人，按医嘱处理原发病，予以止吐、止泻等治疗；鼓励并帮助病人多进食肉类、牛奶、香蕉、橘子等含钾丰富的食物。

（2）加强对血清钾动态变化的监测。

（3）遵医嘱静脉补钾，遵循补钾原则。

（4）为病人制订循序渐进的活动计划，协助和鼓励病人实施活动计划并逐渐调整活动内容、时间、形式和幅度，使之逐渐增加活动耐力。

（5）进行心理护理，消除病人的焦虑情绪和恐惧心理。

（6）严密监测心电图，如病人一旦出现心律失常应立即配合治疗。

（7）健康指导：向病人介绍低钾血症知识，给予饮食生活指导；如病人有长时间禁食或呕吐、腹泻、肾功能减退和长时间使用排钾利尿剂等情况，应注意及时补钾；预防造成低血钾的诱发因素、进行用药指导，告知病人做好自我监测，有变化应随时就诊。

（二）临床病例讨论及情景教学

1. 病例讨论　一学生收集的病例如下。

病史：病人，男，25 岁，因腹泻、呕吐 2 天入院。自发病以来，病人每天腹泻 6～8 次，水样便，呕吐 4 次，不能进食、进饮，尿量减少，腹胀。护理查体：病人精神萎靡，体温 37℃，脉搏速弱，110 次/分，血压 100/60mmHg[②]，皮肤弹性减退，两眼凹陷，腹胀，肠鸣音减弱，四肢凉。实验室检查：血清 Na^+ 135mmol/L，血清 K^+ 3.2mmol/L。

请讨论：

（1）该病人的诊断及诊断依据是什么？

（2）进一步检查应包括哪些项目？

（3）应如何护理该病人？

2. 情景教学

（1）角色扮演：学生分别扮演护士、病人及家属，模拟病人入院、收集资料、查体时的护患沟通与交流，模拟向病人及家属进行健康指导时的沟通与交流。

---

① PES 公式：P（problem）-问题即护理诊断的名称，E（etiology）-病因即相关因素，S（symptoms or signs）-症状和体征。

② 全书病例讨论血压以 mmHg 表示，1mmHg＝0.133kPa。

（2）查体及操作：学生间相互练习皮肤弹性、湿度、水肿的检查方法。为病人制定 24 小时补液、补钾方案。

（三）护理计划的书写

以上述护理病例为例，书写护理计划单（表 2-1）：

表 2-1　护理计划单

护理诊断	护理目标	护理措施	护理评价
体液不足　与呕吐、腹泻导致体液丢失过多或体液摄入不足有关	病人体液平衡恢复正常，无缺水的症状和体征	• 按医嘱予以止吐、止泻等措施，以减少体液及钾的继续丧失 • 遵医嘱严格执行补液计划	缺水的症状体征消失，体液平衡恢复正常
活动无耐力　与低钾血症导致肌无力有关	血清钾恢复至正常水平，腹胀减轻或消失，活动耐力增强，满足基本生活需要	• 鼓励病人多食肉类、牛奶、香蕉、橘子等含钾丰富的食物 • 严格按照补钾原则进行静脉补钾 • 依据病人的耐受程度，为其制定循序渐进的活动计划，并协助病人实施活动计划，以逐渐增加病人的活动耐力和活动量	病人的活动能力增强，保证了基本生活需要

二、麻醉病人的护理

【学习目的和要求】

（1）通过床边教学和病例讨论，学会运用护理程序方法对各种麻醉病人进行护理评估，并对收集的资料进行分析、整理，列出护理诊断，制订相应的护理计划，实施护理措施。

（2）了解常用的吸入全麻药、静脉麻醉药和肌肉松弛药的特性；熟悉全身麻醉、椎管内麻醉的定义；掌握各种麻醉病人麻醉前和麻醉后的观察及护理，认识气管内插管术常用的器械以及拔除气管的指征。

（3）实践过程中能够体现出关心、爱护病人的良好医德和团结协作精神。

【学习地点】　医院麻醉科、外科病房、示教室和手术室。

【学习方法】

1. 选择病例　由外科带教教师选择全麻手术病例，教师对病例进行集中讲解后，指定 4~7 人一组询问病史和检查病人，再由教师补充病例的有关资料，若无合适病例，可由教师介绍典型病案。

2. 在示教室进行病例讨论与情景教学

（1）小组讨论：学生分组对病例的手术耐受情况、麻醉方法、麻醉后护理进行讨论后，各组派代表汇报讨论结果，由带教教师给予指导及评价。带教教师应通过临床具体病例教学，培养学生的临床思维和独立思考的能力，注意引导学生抓住问题的实质，纠正不正确的观点，提出正确的观点。

（2）角色扮演：学生分别扮演护士和病人，模拟护患交流、查体及对病人或家属进行健康指导等，最后由临床带教教师总结和评价。

【学习内容】

（一）指导学生练习

以全麻手术病人为例，指导学生应用护理程序方法为病人提供护理。

1. 护理评估

（1）收集病史：麻醉前详细收集病史，包括现病史、既往史、个人史、各项常规化验和特殊检查，如 X 线检查，心脏功能、呼吸功能、肝肾功能检查等及各科会诊意见，手术前讨论等麻醉后详细了解麻醉方式、麻醉药种类和用量、术中出血情况和补液量情况。

（2）身体评估：麻醉前测量病人的身高和体重，根据病人的精神面貌、活动情况、结合病情和实验室检查结果全面评估病人的营养状况及对手术的耐受力，病人对手术的耐受力包括耐受良好和耐受不良两种情况；麻醉后监测病人的意识、血压、心率等，记录病人感觉和意识的恢复情况，有无麻醉后并发症征象。

（3）辅助检查：包括血、尿、粪常规、出凝血时间、血清电解质、肝肾功能、血糖等检查有无异常；胸部 X 线检查有无异常。

2. 护理诊断

（1）学会应用 PES 公式提出护理诊断，用简单确切的术语阐述或描述病人的主要健康问题。例如，有受伤的危险：与麻醉未完全清醒或感觉未完全恢复有关。

（2）潜在并发症是各种原因造成的并发症。例如，潜在并发症：呼吸道梗阻和窒息，通气不足，低氧血症。

3. 护理目标　　根据护理诊断提出护理目标，期望能达到的结果。例如，病人未发生并发症或并发症被及时发现和处理。

4. 护理措施

（1）麻醉前护理：术前禁食禁饮，病人术前 12 小时开始禁食，4 小时开始禁水；根据手术需要进行肠道准备，术前晚常规行 0.1%～0.2% 肥皂水灌肠；胃肠道手术病人术前当日晨给予留置鼻胃管，防止术中呕吐和误吸；病人术前常规应用地西泮、阿托品等麻醉前用药；术前对病人进行心理护理，缓解病人的焦虑和恐惧。

（2）麻醉后护理：病人全麻未清醒时应取去枕平卧位，头偏向一侧，防止发生误吸和窒息，一旦发生呕吐，立即清理口腔等处的呕吐物；发生误吸后，应使病人处于头低足高位和右侧卧位，迅速在明视下吸引气管异物；嘱病人放松情绪、深呼吸以减轻恶心和呕吐；在麻醉药物未完全代谢之前，密切监测循环、呼吸的异常，及时发现有无发生舌后坠、喉痉挛、呼吸道黏液堵塞等情况，给予相应处理；病人血压过低常因血容量不足引起，应检查输液是否顺利，有无内出血等；如发生心律失常，应以心电图连续监测，随时报告医师；病人全麻苏醒过程中常会出现躁动，应注意保护，防止病人发生意外。

（3）健康指导：麻醉前向病人及家属解释麻醉方法和手术进程，讲述麻醉操作的配合要点及麻醉后注意事项；对术后带自控镇痛泵出院的病人，教会其对镇痛泵的管理，若出现镇痛泵脱落、断裂或阻塞者应及时就诊。

（二）临床病例讨论及情景教学

1. 病例讨论　　一学生收集的病例如下。

病史：病人，男，60 岁，因咳嗽、痰中带血丝于当地医院就诊，病人咳嗽、咳痰，晨起痰多，黄绿色。有慢性支气管炎病史 5 年，否认结核病史，吸烟史 40 年，每日 1～2 包。胸部 CT 示右肺上叶后段周围型结节，直径 1.5cm，毛刺征，纵隔淋巴结阴性。当地医院考虑"结核（陈旧性）"，未做进一步检查，单纯抗炎治疗后病人回家，未嘱其复查。其后咳血症状反复，7 个月后复查胸部 CT 示病变增大至直径 4cm，局部侵犯壁层胸膜。手术探查为右肺上叶鳞状细胞癌，行根治术。

护理查体：体温 37.9℃，脉搏 80 次/分，呼吸 20 次/分，血压 120/80mmHg，病人查体合作，四肢末端略发绀，颈静脉无怒张、双肺呼吸音粗，散布湿性啰音，腹软、无压痛。

请讨论：

（1）该病人选择何种麻醉方法比较合适？

（2）麻醉前应做好哪些准备？

（3）在全麻手术期间和麻醉后易发生哪些并发症？

（4）如何预防和处理这些并发症？

2. 情景教学

（1）角色扮演：学生分别扮演护士、病人及家属，模拟麻醉前后的护患沟通与交流，模拟向病人及家属进行心理护理的场景，如讲解麻醉方式、麻醉用药及可能发生的并发症等以减少病人及家属的焦虑和恐惧。

（2）查体及操作：观看经口或经鼻气管内插管术录像，结合气管内插管人体模型，引导学生思考气管插管后引起呼吸道梗阻的原因，如舌后坠、喉痉挛、呼吸道黏液堵塞、呕吐物窒息等，并阐述相应的护理措施；或在麻醉科观摩气管内插管术的全过程，包括诱导、置入气管导管等，了解气管内插管术的常用器械，观看麻醉机的基本结构。

（三）护理计划的书写

以上述护理病例为例，书写护理计划单（表2-2）：

表 2-2　护理计划单

护理诊断	护理目标	护理措施	护理评价
有受伤的危险　与麻醉未完全清醒或感觉未完全恢复有关	病人未发生意外伤害	• 病人全麻清醒过程中容易发生意外伤害，应注意适当防护，必要时加以约束，防止病人坠床、碰撞等	病人未发生意外伤害
潜在并发症：呼吸道梗阻	病人未发生并发症或并发症被及时发现和处理	• 病人全麻未清醒时应取去枕平卧位，头偏向一侧，病人发生呕吐后，立即清理口腔等处的呕吐物 • 一旦发生呼吸道梗阻，迅速将下颌托起，放入口咽或鼻咽通气道，清除咽喉部分泌物和异物 • 喉头水肿需用地塞米松静脉注射	病人未发生呼吸道梗阻或病人发生呼吸道梗阻后被及时处理

三、手术中病人的护理

【学习目的和要求】

（1）通过临床学习，学会运用护理程序方法对手术中病人进行护理评估、进行手术体位的摆放；执行器械护士、巡回护士的工作职责；配合医师进行手术。

（2）了解手术室的布局与设备；熟悉外科常用的手术器械及正确使用方法；掌握手术室护理工作的职责，手术室无菌操作方法，手术病人体位的摆放及手术配合技术。

（3）实践过程中能够体现出关心、爱护病人的良好医德和团结协作精神。

【学习地点】　医院手术室、示教室和实验室。

【学习方法】

1. 选择病例　手术室带教教师首先介绍手术室的布局与设备，由教师选择手术病例，讲解病人手术体位的摆放，外科常用手术器械的辨识及正确使用方法，器械护士和巡回护士的职责，手术室无菌操作方法及手术配合技术。

2. 情景教学

（1）小组讨论：学生分组对器械护士、巡回护士的职责，手术室各种物品消毒灭菌的方法进行讨论，各组派代表汇报讨论结果，由带教教师给予指导及评价。

（2）角色扮演：学生分别扮演巡回护士、器械护士、病人和医师，模拟巡回护士和病人的沟通与交流，器械护士和巡回护士清点、核查手术物品，医师和护士进行手术配合等场景。

【学习内容】

(一) 指导学生练习

1. **手术室的布局与设备**　手术室应靠近手术科室、血库、病理诊断科等; 手术间内必备的设施配备: 万能手术台、无影灯、麻醉机、监护仪、高频电刀、X 线观片灯、器械桌、托盘、操作台、中心吸引、中心吸氧、参观台等; 手术室划分为洁净区、准洁净区和非洁净区, 不同区域分开管理; 洁净手术室分为 Ⅰ级 (特别洁净手术间)、Ⅱ级 (标准洁净手术间)、Ⅲ级 (一般洁净手术间)、Ⅳ级 (准洁净手术间) 四类。

2. **手术体位的摆放**　手术体位是暴露手术视野, 保证手术顺利进行的重要措施。对病人进行护理评估, 根据手术部位摆放合适的手术体位, 应用枕垫、沙袋等物件保持病人的位置, 避免血管、神经、肌肉受压, 保护病人的安全, 充分暴露视野。常用的手术体位包括: 仰卧位, 适用于腹部、颈部、骨盆及下肢手术等; 侧卧式, 适用于胸部、腰部及肾手术; 俯卧式, 适用于脊柱及其他背部大手术; 膀胱截石位, 适用于会阴部、尿道及肛门手术; 半坐卧式, 适用于鼻及咽部手术;

3. **手术室无菌操作方法**　刷手法, 包括肥皂水刷手法、碘伏刷手法、灭菌王刷手法; 穿手术衣法, 包括开放式手术衣穿法、全遮盖式手术衣穿法; 戴无菌手套法, 包括闭合式和开放式。无菌器械台铺置法, 台面须用 6 层无菌单, 防止水及血渍渗透污染, 须严格保持器械台上无菌要求, 手术开始后, 该无菌器械台仅对该病人是无菌的, 而对其他手术病人属于污染的; 手术区铺单法, 须铺 4 块无菌巾遮盖切口周围, 铺 2 块手术中单于切口的上、下方, 将有孔洞的剖腹大单正对切口, 手术区四周一般有 4 层无菌单, 须注意, 无菌单经水湿或血浸, 无菌隔离作用即不再完整, 应另加布单遮盖; 手术区的消毒, 消毒范围至少应距切口边缘 15cm 以上。

4. **手术配合技术**　明确主刀以及第一、二、三助手和器械护士的位置及职责; 手术开始前及关闭体腔或缝合切口前要清点器械和敷料, 以免遗留在体腔内; 器械、物品应由器械护士传递, 以免造成混乱; 应熟悉各种手术器械的名称、使用方法, 各种缝线的选择及使用原则, 熟悉外科各种引流物的放置及拔除; 器械护士应做好手术刀、持针器、血管钳等手术器械的传递工作; 对清醒病人注意保护性医疗制度, 避免术中讨论病情, 以免对病人造成不良影响。

5. **器械护士和巡回护士职责**　器械护士职责: 应提前半小时洗手、穿手术衣、戴手套, 铺好无菌器械桌, 并将手术器械按使用次序排列于器械桌上; 与巡回护士清点物品, 协助铺无菌手术单, 按手术步骤准确传递器械, 尽可能以手语表示; 保护器械台及手术野清洁, 已污染的器械用物应放入弯盘内隔离; 妥善保管标本, 缝合体腔及皮下深部组织前, 应与巡回护士详细核对器械、敷料等, 严防异物遗留; 术毕, 按消-洗-消的原则整理器械和手术间。巡回护士职责: 术前访视病人, 了解病情和所做手术, 查看病人的静脉情况和全身状态; 准备各种仪器、药物等手术物品; 接病人进入手术室, 协助病人摆放体位, 并保证病人肢体安全舒适, 防止挤压伤害; 协助器械护士清点器械和纱布, 及时供给所需物品, 监督术中无菌技术执行情况, 准确执行术中医嘱, 认真书写护理记录单。

(二) 临床病例讨论及情景教学

1. **病例讨论**　一学生收集的病例如下。

病史: 病人, 男, 54 岁, 1 年前无明显诱因出现上腹不适, 黑粪, 每日一次, 呈柏油样, 无黏液、脓血, 无腹泻, 无发热、恶心、呕吐。病人自发病以来精神尚可, 饮食不佳, 睡眠良好, 小便正常, 大便色黑, 体重明显减轻, 近 1 年减轻约 20kg, 未曾接受治疗, 近 1 个月黑粪加重而来我院就诊。护理查体: 体温 36.5℃, 脉搏 70 次/分, 呼吸 20 次/分, 血压 120/70mmHg, 发育正常, 消瘦, 神清语利, 查体合作, 全身皮肤黏膜无黄染, 腹平坦, 未见胃肠型及蠕动波, 无腹壁静脉曲张, 腹软, 无压痛、反跳痛及肌紧张, 未扪及包块, 肠鸣音正常存在。入院后胃镜检查发现"胃内占位性病变",病理示"胃腺癌"。确定在全麻下行胃癌根治术。

请讨论：

(1) 该病人应选择何种类型的手术间？

(2) 该病人应采取什么手术体位？巡回护士应给予哪些安全保护措施？

(3) 该病人的器械护士的工作职责包括哪些？

2. 情景教学

(1) 角色扮演：学生分别扮演巡回护士、器械护士、病人和医师，模拟巡回护士和病人的沟通与交流，器械护士和巡回护士清点、核查手术物品，医师和护士进行手术配合等场景。

(2) 查体及操作：学生间相互练习外科刷手、穿手术衣、戴手套等操作技术，练习手术病人的体位摆放，由带教教师总结和评价；学生观看手术配合录像。

(三) 护理计划的书写

以上述护理病例为例，书写手术护理记录单（表2-3）以及手术清点，记录单（2-4）：

表 2-3 手术护理记录单

姓名_____性别 □男 □女 年龄_____岁 体重_____kg 手术类别：□择期 □急诊

术前意识	□清醒 □嗜睡 □意识模糊 □昏睡 □浅昏迷 □深昏迷
药物过敏史	□无 □有_____
感染性疾病情况	□是 □否 处理：□常规 □标准预防
	HBsAg：□阴性 □阳性 抗-HCV：□阴性 □阳性 抗HIV：□阴性 □阳性
	□结核 □梅毒 □其他：
皮肤情况	手术前：疖肿：□有 □无 破溃：□有 □无 部位：
健康教育	□是 □否 心理状况：□平静 □焦虑 □恐惧 访视者签名：
病人信息查对	麻醉前核对确认、无误→时间：_____；手术开始前核对确认、无误→时间：_____
手术部位核对	巡回护士： 麻醉医师： 手术医师：
静脉穿刺	种类：□留置针 □头皮针 □深静脉置管 部位：
留置尿管	□病房带来 □手术室 □无 留置胃管 □病房带来 □手术室 □无
手术体位	□平卧位 □侧卧位（左侧/右侧） □俯卧位 □截石位 □其他：
	受压部位术中按摩：□无 □有
止血带	□驱血橡胶带 □气压止血仪 □无 部位： 压力：
	充气时间：_____ 充气时间：_____ 充气时间：_____
	放松时间：_____ 放松时间：_____ 放松时间：_____
置入物	□有 □无 详细说明：
使用电刀 □是□否	负极板放置位置： □大腿（左侧/右侧） □小腿（左侧/右侧） □上臂（左侧/右侧）
	□前臂（左侧/右侧） □臀部（左侧/右侧） □背部（左侧/右侧） 其他：
	术前负极板部位皮肤：□完好 □损伤 术后负极板部位皮肤：□完好 □损伤
输入血液制品	□有 □无 输血反应：□有 □无
	全血_____ml 红细胞悬液_____U 血浆_____ml
	血小板____个治疗量 其他： 巡回护士：
术中出入液量	术中输入总液量_____ml 手术出血量_____ml 术中尿量_____ml
标本送检	□有 □无 □常规病理检查 □冰冻切片 □细菌培养 □其他：
切口以外皮肤状况	□同术前 □有变化 部位： 特征： 面积： cm^2
静脉通道	□通畅 □带回液体_____ml □带回血液_____ml
引流管放置情况	□有 □腹腔管 □T型管 □尿管 □其他
	□无 □胸腔管 □脑室引流管 □脑科压不闭 总数：_____根
物品交接	□病历 □病人服 □X线片 □血液 □其他：

手术室护士： 病房护士：

表 2-4　手术清点记录单

姓名_____　性别 □男 □女　年龄_____岁　体重_____kg　手术间_____　手术类别：□择期 □急诊
术前诊断_____　手术名称_____
手术日期_____年_____月_____日　麻醉方式：_____　主刀医师_____
手术开始时间_____　手术结束时间_____　手术器械物品灭菌是否达标　□是 □否
病人出室时间_____　去向：　□麻醉恢复室　　□重症医学科　　□病房

器械物品查对登记

物品名称	器械物品数目			物品名称	器械物品数目		
	术前	关体腔前	关体腔后		术前	关体腔前	关体腔后
布巾钳				缝针			
卵圆钳				刀片			
持针器				大纱布垫			
直血管钳				小纱布垫			
弯血管钳				纱布			
蚊式钳				棉片			
组织钳				电刀头			
鼠齿钳				血管夹			
刀柄				穿刺针			
镊子				纱布剥离球			
剪刀				钻头			
拉钩				针头			
吸引器头				阻断管			
长血管钳				阻断带			
压肠板				头皮夹			
加器械							
	术前	关体腔前	关体腔后	备注			
器械护士							
巡回护士							

（孙玉倩）

第2章　休克、外科感染和肿瘤病人的护理

一、休克病人的护理

【学习目的和要求】

（1）通过床边教学和病例讨论，学会运用护理程序方法对休克病人进行护理评估，并对收集的资料进行分析、整理，列出护理诊断，制订相应的护理计划，实施护理措施。

（2）熟悉休克的概念，认识外科常见的休克类型，掌握休克病人的护理评估、治疗原则及护理措施。

（3）实践过程中能够体现出关心、爱护病人的良好医德和团结协作精神。

【学习地点】　医院外科病房、示教室和实验室。

【学习方法】

1. 选择病例　由临床带教教师选择低血容量性休克或感染性休克病例，如上消化道大出血、大面积烧伤、绞窄性肠梗阻、化脓性胆管炎或胃肠道穿孔等合并休克的病例。教师对病例进行集中讲解后，指定4～7人一组询问病史和检查病人，再由教师补充病例的有关资料，若无合适病例，可由教师介绍典型病案。

2. 在示教室进行病例讨论与情景教学

（1）小组讨论：学生分组对病例的护理评估、治疗原则及护理措施进行讨论后，各组派代表汇报讨论结果，由带教教师给予指导及评价。带教教师应通过临床具体病例教学，培养学生的临床思维和独立思考的能力，注意引导学生抓住问题的实质，纠正不正确的观点，提出正确的观点。

（2）角色扮演：学生分别扮演护士和病人，模拟护患交流，休克病人的查体以及对病人或家属进行健康指导等相关内容，最后由临床带教教师总结和评价。

【学习内容】

（一）指导学生练习

1. 护理评估

（1）收集病史：了解病人有无导致休克的原发疾病，休克的发病多与外伤失血、胃肠道出血、凝血疾病等有关，评估病人有无肝、脾破裂，血小板减少等情况，首次发病的时间，是否伴有医源性问题；病人有无呼吸衰竭、心力衰竭以及肾衰竭等并发症的表现；曾做过何种检查和治疗，结果如何；病人及家属有无焦虑或恐惧心理，了解病人家庭经济状况和社会支持情况，所能得到的社区保健资源如何。

（2）身体评估：对病人的一般情况及休克的严重程度做出初步的评估。精神状态情况：在休克早期，病人多烦躁或精神紧张，随病情严重后转为淡漠、迟钝、意识模糊，甚至昏迷；肢体温度和色泽：四肢皮肤苍白、湿冷、弹性差，黏膜及甲床灰白或发绀，黏膜干燥，手、足背浅静脉萎陷；血压：一般认为上肢收缩压低于90mmHg，脉压差小于20mmHg是休克的一种表现，但在休克早期或代偿期，由于交感神经兴奋，儿茶酚胺释放，舒张压升高，收缩压未明显降低，因此应特别注意脉压差的减少，应尽可能了解病人的平时血压，有些病人平时血压就在80～90mmHg之间，此种病人不能仅凭血压而贸然诊断休克。有些病人平时有高血压，发生休克后收缩压仍可能在120mmHg以上，而组织灌流已不足。一般发病后收缩压降低20％以上时，应警惕休克的出现；脉率：脉搏细速常出现在血压下降之前，若无其他因素的影响，心率随缺氧的

程度增加而递增；尿量：观察每小时尿量的变化，平时肾功能无异常的病人，休克时尿量少于30ml，情况紧急时可观察10～15分钟（每分钟尿量少于0.5ml）。

（3）辅助检查：血常规有无红细胞及血红蛋白下降；动脉血气分析有无改变；中心静脉压有无下降，休克病人如中心静脉压（central venous pressure，CVP）小于6cmH$_2$O[①] 往往表示血容量不足；CVP大于6cmH$_2$O可能有心功能不全或肺血管阻力增高。

2. 护理诊断

（1）学会应用PES公式提出护理诊断，用简单确切的术语阐述或描述病人的主要健康问题。例如，体液不足　与大量失血、失液有关；气体交换受损　与微循环障碍、缺氧和呼吸型态改变有关。

（2）潜在并发症、休克时间长者，应密切注意有无肾、脑、肺部并发症及弥散性血管内凝血（disseminated intravascular coagulation，DIC）的发生。例如，潜在并发症：呼吸衰竭。

3. 护理目标　根据护理诊断提出护理目标。例如，病人体液维持平衡，表现为生命体征平稳、面色红润、肢体温暖、尿量正常等；病人呼吸道通畅，呼吸平稳，血气分析结果维持在正常范围。

4. 护理措施

（1）一般护理：包括环境、饮食、睡眠、大小便、采取休克体位、应用休克裤等。

（2）病情观察：密切观察病人的神志情况、生命体征、皮肤的色泽和肢端的温度，准确记录出入量，监测中心静脉压的变化等。

（3）对症护理：迅速扩充血容量，建立有效的补液通道（中心静脉穿刺、静脉切开或粗针头静脉穿刺）是抗休克的基本措施；不管哪型休克（除大部分心源性休克外）或同一型休克的不同阶段，都有程度不同的血容量不足，因此应首先扩充血容量，迅速恢复循环血量。

（4）用药护理：扩容开始常用等渗盐水或平衡盐溶液，随后选用胶体液，选用胶体液应根据失血、失液以及休克的其他病因、病理情况而定；在充分扩充血容量的前提下使用血管活性药，以保证重要脏器的灌注压，要根据病人的血流动力学指标选择相应的血管活性药物；用药开始的剂量应较小，速度要慢，密切观察用药后的实际效应，逐步加大剂量，停药的过程也应是逐渐的。

（5）心理护理：注意消除病人的焦虑情绪和恐惧心理等。

（6）健康指导：指导病人及家属加强自我保护，避免损伤或发生意外伤害；向病人介绍休克知识，给予饮食生活指导、用药指导，指导病人做好自我监测，有病情变化随时就诊。

（二）临床病例讨论及情景教学

1. 病例讨论　一学生收集的病例如下。

病史：病人，男，28岁，被人用刀捅伤腹部，出血1小时到医院就诊。查体：一般情况尚可。病人诉口渴，皮肤苍白，肢体湿冷，表浅静脉塌陷，受伤后未解小便，保留尿管引流尿液35ml。护理查体：体温37.1℃，脉搏138次/分，血压80/52mmHg，腹部明显膨隆，叩诊有移动性浊音。辅助检查：中心静脉压（CVP）3cmH$_2$O，心肺未见异常，腹腔穿刺抽出不凝血。初步诊断为腹部闭合性损伤，创伤性休克。

请讨论：

（1）请结合病情，估计此病人大约的失血量为多少？

（2）此时最重要的抢救措施是什么？

（3）将对病人采取哪些护理措施？

---

① 1cmH$_2$O＝0.098kPa。

2. 情景教学

(1) 角色扮演：学生分别扮演护士、病人及家属，模拟病人入院、抢救前后的护患沟通与交流，模拟向病人及家属进行健康指导时的沟通与交流。

(2) 查体及操作：学生相互间练习皮肤弹性，湿度、温度、肢体末梢循环的检查方法；观看中心静脉穿刺置管术和监测视频。

(三) 护理计划的书写

以上述护理病例为例，书写护理计划单（表 2-5）：

表 2-5　护理计划单

护理诊断	护理目标	护理措施	护理评价
体液不足　与大量失血、失液有关	病人体液维持平衡，表现为生命体征平稳、面色红润、肢体温暖、尿量正常	• 迅速建立 2 条以上静脉通道，根据 CVP 检测结果合理补液 • 准确记录 24 小时出入量，采取休克体位，必要时使用休克裤	病人体液维持平衡，生命体征平稳、尿量正常
气体交换受限　与微循环障碍、缺氧和呼吸型态改变有关	病人呼吸道通畅，呼吸平稳，血气分析维持在正常范围内	• 经鼻导管给氧，氧流量为 6～8L/min • 保持呼吸道通畅，鼓励有效咳嗽、排痰	病人微循环改善，呼吸平稳、血气分析正常

二、外科感染病人的护理

【学习目的和要求】

(1) 通过床边教学和病例讨论，学会运用护理程序方法对外科感染病人进行护理评估，并对收集的资料进行分析、整理，列出护理诊断，制订相应的护理计划，实施护理措施。

(2) 了解全身化脓性感染、破伤风的概念；熟悉外科感染常见疾病，如疖、痈、急性蜂窝织炎的临床表现及原则；掌握全身化脓性感染、破伤风的临床表现、治疗原则及护理措施。

(3) 实践过程中能够体现出关心、爱护病人的良好医德和团结协作精神。

【学习地点】　医院外科病房、示教室和实验室。

【学习方法】

1. 选择病例　由外科临床带教教师选择全身性感染或破伤风病例，教师对病例进行集中讲解后，指定 4～7 人一组询问病史和检查病人，再由教师补充病例的有关资料，若无合适病例，可由教师介绍典型病案。

2. 在示教室进行病例讨论与情景教学

(1) 小组讨论：学生分组对病例的诊断、治疗及护理措施进行讨论后，各组派代表汇报讨论结果，由带教教师给予指导及评价。带教教师应通过临床具体病例教学，培养学生的临床思维和独立思考的能力，注意引导学生抓住问题的实质，纠正不正确的观点，提出正确的观点。

(2) 角色扮演：学生分别扮演护士和病人，模拟护患交流、查体及对病人或家属进行健康指导等，最后由临床带教教师总结和评价。

【学习内容】

以破伤风病人护理病例为例，指导学生应用护理程序方法为病人提供护理。

(一) 指导学生练习

1. 护理评估

(1) 收集病史：了解病人的发病经过，不能忽视任何轻微的受伤史，尤其注意发病前的创伤史、深部组织感染史、近期分娩史及预防接种史；询问病人发病的前驱症状、肌肉痉挛性收缩情况、发作持续时间、间隔时间及严重程度。

（2）身体评估：评估病人身体各部位有无损伤、刺伤、骨折等，损伤的部位、范围、深度，有无污染、红肿等；评估病人的呼吸型态，有无呼吸困难、窒息等；了解病人肌肉痉挛状况，有无强直性收缩等；评估病人的排尿情况及其他脏器的功能状态等。

（3）辅助检查：了解伤口渗出物的涂片检查结果；通过各项实验室及影像学检查判断病人重要脏器的功能和有无肺不张、骨折等。

2. 护理诊断

（1）学会应用 PES 公式提出护理诊断，用简单确切的术语阐述或描述病人的主要健康问题。例如，体液不足　与水分摄入不足、大汗淋漓、体液丧失增多有关；营养失调低于机体需要量　与营养摄入不足、能量消耗增加有关。

（2）潜在并发症：肺不张、肺部感染、尿潴留、循环衰竭等。

3. 护理目标　根据护理诊断提出护理目标。例如，病人体液维持平衡，生命体征及尿量正常；病人潜在并发症得到有效预防或被及时发现和处理。

4. 护理措施

（1）一般护理：包括环境要求、减少声光等外界刺激、急救药品和物品准备齐全、保持静脉输液通畅、加强营养支持、严格执行消毒隔离等。

（2）呼吸道管理：及时清理呼吸道，对抽搐频繁、药物不易控制的严重病人，应尽早行气管切开，以便改善通气，必要时进行人工辅助呼吸。

（3）设专人护理，观察痉挛发作的征兆，记录抽搐发作的时间、次数与症状并及时报告和处理；保护病人，防止病人坠床，必要时使用约束带固定病人，关节部位放置软垫，必要时应用合适牙垫。

（4）人工冬眠护理：应用人工冬眠过程中，做好各项监测，随时调整冬眠药物的用量，使病人处于浅睡眠状态，减少痉挛发作。

（5）健康指导：加强宣传教育，指导病人凡有破损伤口，尤其是窄而深的伤口，如带有泥土的木刺、生锈的铁钉刺伤，均应去医院进行清创处理，常规注射破伤风抗毒素；加强劳动保护，防止外伤；指导农村妇女选择正规医疗机构生育、引产和刮宫；儿童应定期注射破伤风类毒素或白百破三联疫苗，以获得主动免疫。

（二）临床病例讨论及情景教学

1. 病例讨论　一学生收集的病例如下。

病史：病人，男，43岁，因足底被钉子刺伤10天后，出现张口困难，全身肌肉强直性收缩，阵发性痉挛而入院。护理查体：体温36.8℃、脉搏80次/分、呼吸18次/分、血压110/70mmHg，病人神志清楚，张口困难，间断抽搐，苦笑面容，颈项强直，角弓反张，半握拳姿态。

请讨论：

（1）该病人最可能的诊断是什么？其依据是什么？

（2）请列出病人的护理诊断。

（3）护士应如何护理该病人？

2. 情景教学

（1）角色扮演：学生分别扮演护士、病人及家属，模拟病人入院、抢救前后的护患沟通与交流，模拟向病人及家属进行健康指导时的沟通与交流。

（2）查体及操作：学生间相互练习包扎、换药术、清创术等护理操作技术。

（三）护理计划的书写

以上述护理病例为例，书写护理计划单（表2-6）：

表 2-6　护理计划单

护理诊断	护理目标	护理措施	护理评价
有窒息的危险　与持续性呼吸肌痉挛、误吸、痰液阻塞气道有关	病人呼吸道通畅，呼吸平稳	• 病人如频繁抽搐，无法咳痰或有窒息的危险，应尽早气管切开 • 协助病人定时翻身拍背，以利排痰，频繁抽搐者禁止经口进食，以免误吸	呼吸道通畅，无呼吸困难表现
有受伤的危险　与强烈的肌肉痉挛有关	病人未发生坠床、舌咬伤及骨折等意外伤害	• 使用带防护栏的病床，必要时加约束带 • 关节部位放置软垫保护，防止肌腱断裂和骨折，合理使用牙垫，防止舌咬伤	病人未发生坠床、舌咬伤及骨折等意外伤害

三、肿瘤病人的护理

【学习目的和要求】

（1）通过床边教学和病例讨论，学会运用护理程序方法对肿瘤病人进行护理评估，并对收集的资料进行分析、整理，列出护理诊断，制订相应的护理计划，实施护理措施。

（2）了解肿瘤病人的心理特点和心理变化的分期；熟悉癌症的三级预防措施；掌握肿瘤放疗和化疗病人的护理，癌痛的治疗和护理。

（3）实践过程中能够体现出关心、爱护病人的良好医德和团结协作精神。

【学习地点】　医院外科病房、示教室和实验室。

【学习方法】

1. 选择病例　由外科临床带教教师选择恶性肿瘤病例，教师对病例进行集中讲解后，指定4～7人一组询问病史和检查病人，再由教师补充病例的有关资料，若无合适病例，可由教师介绍典型病案。

2. 在示教室进行病例讨论与情景教学

（1）小组讨论：学生分组对病例的诊断、治疗及护理措施进行讨论后，各组派代表汇报讨论结果，由带教教师给予指导及评价。带教教师应通过临床具体病例教学，培养学生的临床思维和独立思考的能力，注意引导学生抓住问题的实质，纠正不正确的观点，提出正确的观点。

（2）角色扮演：学生分别扮演护士和病人，模拟护士对癌症病人进行心理疏导、消除病人负性心理情绪，对病人和家属进行健康指导时的沟通与交流，由临床带教教师总结和评价。

【学习内容】

以胃癌病人护理病例为例，指导学生应用护理程序方法为病人提供护理。

（一）指导学生练习

1. 护理评估

（1）收集病史：询问病人的年龄、职业、发病情况、病程长短等；评估过去史、个人史、家族史、特殊嗜好；女性病人需询问月经史、婚育史，评估个人的生活习惯，有无吸烟、长期饮酒、不良饮食习惯等发病的相关因素；家族中是否有肿瘤病人，有无经历过大的精神刺激或抑郁等；了解发病情况、病程长短，有无伴随症状，有无其他部位肿瘤史或手术治疗史，评估病人对恶性肿瘤的认知程度、心理反应、经济情况和社会支持状况等。

（2）身体评估：早期胃癌多无明显症状，最常见的初发症状是嗳气、反酸、食欲减退等，病情发展后出现上腹疼痛、食欲不振、恶心呕吐、进食哽咽感、餐后饱胀感、消瘦、体重减轻，粪潜血试验阳性，癌肿破溃出血量多时可有黑粪；查体早期可有上腹部深压痛，晚期可能出现上腹部肿块、左锁骨上淋巴结肿大，直肠指诊检查在直肠前凹可摸到肿块，若出现肝脏等远处转移时，出现肝肿大、腹水。

（3）辅助检查：粪潜血试验阳性；胃镜检查可直接取病变组织作病理学检查确定诊断；X线钡餐检查通过黏膜相和充盈相观察做出诊断；腹部超声用于观察胃的邻近脏器受浸润及淋巴转移的情况。

2. **护理诊断**

（1）学会应用PES公式提出护理诊断，用简单确切的术语阐述或描述病人的主要健康问题。例如，营养失调：低于机体需要量　与恶性肿瘤高代谢及胃肠功能低下有关；活动无耐力　与手术创伤，体质虚弱，伤口疼痛有关。

（2）潜在并发症：出血、感染、吻合口破裂或瘘、术后梗阻、倾倒综合征等。

3. **护理目标**　根据护理诊断提出护理目标。例如，病人疼痛缓解或减轻；病人术后未发生并发症，或并发症得到及时发现和处理。

4. **护理措施**

（1）术前护理：缓解病人的焦虑和恐惧，手术前护士应主动与病人交谈，安慰病人，耐心解答病人的问题，消除病人的不良心理，增强对手术的信心，帮助病人尽快面对疾病，鼓励病人家属和朋友给予病人关心和支持，使其能很好地配合治疗和护理；改善营养状况，护士应根据病人的饮食和生活习惯，合理制定食谱，给予高蛋白、高热量、高维生素、低脂肪、易消化食物，对不能进食者，应给予静脉补液，补充足够的热量；疼痛管理，分散病人注意力，采取三级阶梯镇痛方案。

（2）术后护理：全麻清醒后取半卧位，监测病人的生命体征，注意有无内出血、腹膜刺激征、腹腔脓肿等并发症的迹象，同时观察腹部及切口情况，注意有无腹痛、腹胀，伤口敷料有无渗血、渗液；术后暂禁食，给予肠外营养或肠内营养，肠蠕动恢复后循序渐进进食。

（3）放射治疗（放疗）、化学药物治疗（化疗）的护理：骨髓抑制，化疗期间应每周检查血常规，注意有无皮肤瘀斑、牙龈出血及感染等表现；胃肠道反应，输注化疗药前应用止吐剂，进食前用温盐水漱口，必要时在晚餐后或入睡前给予镇静止吐剂；严密观察皮肤有无放射性炎症发生，进行皮肤护理，防止并发症的发生。

（4）健康指导：向病人及家属讲解有关疾病康复知识，指导病人学会自我情绪调整，保持心情舒畅，坚持综合治疗；注意营养供给，应均衡饮食，指导病人应少量多餐，食富含营养素、易消化食品，少食腌、熏食品，避免进食过冷、过烫、过硬、过辣、浓茶及油煎炸食物，切勿酗酒、吸烟；向病人及家属讲解化疗的必要性和副作用以及每一个疗程的间隔时间，化疗期间病人应注意饮食，定期门诊随访，检查血常规、肝功能等，并注意预防感染；术后初期每3个月复查一次，以后每半年复查一次，至少复查5年。

（二）临床病例讨论及情景教学

1. **病例讨论**　一学生收集的病例如下。

病史：病人，女，48岁，1年前偶然发现左乳房外上方有1豆粒大小的肿物，无疼痛，无红肿，乳头无溢液，最近发现肿物增至拇指大小而就诊，以左乳腺癌收入院。护理查体：病人神志清楚，双侧乳头对称，左侧乳房外上象限可见局限性凹陷，呈酒窝征样外观，触及一直径2.5cm肿物，质地较硬，边界不清楚，左侧腋窝触及两个1.5cm×1.5cm肿大淋巴结，活动度差，颈部及锁骨上浅表淋巴结无肿大，病人出现悲伤、沉默寡言、不听劝告等表现。辅助检查：胸部X线检查异常；B超：腹腔未见异常。该病人定于1周后在全麻下行左乳腺癌根治术，术前化疗一次。

请讨论：

（1）该病人目前的心理反应属于哪一期？应如何进行心理护理？

（2）该病人术前应做哪些准备？术后应如何护理？

（3）肿瘤的三级预防措施包括哪些？

2. 情景教学

（1）角色扮演：学生分别扮演护士、病人及家属，模拟病人入院、护士对病人进行心理疏导、消除病人负性心理情绪，对病人和家属进行健康指导的护患沟通与交流。

（2）查体与操作：学生间相互练习乳房、腋窝和锁骨上淋巴结的检查方法，乳房的自我检查方法。

（三）护理计划的书写

以上述护理病例为例，书写护理计划单（表2-7）：

表 2-7　护理计划单

护理诊断	护理目标	护理措施	护理评价
焦虑与恐惧　与担忧疾病的治疗和预后、在家庭和社会的地位及经济状况有关	病人的焦虑、恐惧程度减轻	• 了解病人心理和情感的变化，有针对性地进行心理护理 • 介绍病人与其他乳腺癌病人沟通与交流，分享经历，借鉴经验，增强心理应对能力	病人能接受疾病，焦虑及恐惧减轻
潜在并发症：静脉炎、皮肤和黏膜受损	病人未发生静脉炎，皮肤黏膜未受损	• 化疗时合理选择静脉，掌握正确的给药方法，减少对血管壁的刺激 • 指导病人保持皮肤清洁、干燥，如有化疗药物外渗，应立即停药并给予相应处理	病人未发生静脉炎，皮肤黏膜保持完整

（孙玉倩）

第 3 章　普通外科病人的护理

一、颈部疾病病人的护理

【学习目的和要求】

（1）通过床边教学和病例讨论，学会运用护理程序方法对颈部疾病病人进行护理评估，并对收集的资料进行分析、整理，列出护理诊断，制订相应的护理计划，实施护理措施。

（2）了解甲状腺功能亢进症（简称甲亢）、甲状腺瘤的病因与发病机制；熟悉甲状腺功能亢进症、甲状腺瘤的概念、临床表现和治疗要点；掌握甲状腺功能亢进症、甲状腺瘤的术前、术后护理措施及健康指导。

（3）实践过程中能够体现出关心、爱护病人的良好医德和团结协作精神。

【学习地点】　医院普通外科病房、示教室和实验室。

【学习方法】

1. 选择病例　由普外科临床带教教师选择甲状腺功能亢进或甲状腺肿瘤病例，教师对病例进行集中讲解后，指定 4～7 人一组询问病史和检查病人，再由教师补充病例的有关资料，若无合适病例，可由教师介绍典型病案。

2. 在示教室进行病例讨论与情景教学

（1）小组讨论：学生分组对病例的诊断、治疗及护理措施进行讨论后，各组派代表汇报讨论结果，由带教教师给予指导及评价。带教教师应通过临床具体病例教学，培养学生的临床思维和独立思考的能力，注意引导学生抓住问题的实质，纠正不正确的观点，提出正确的观点。

（2）角色扮演：学生分别扮演护士和病人，模拟护患交流、查体及对病人或家属进行健康指导等，最后由临床带教教师总结和评价。

【学习内容】

（一）指导学生练习

以甲状腺功能亢进症护理病例为例，指导学生运用护理程序为病人提供护理。

1. 护理评估

（1）收集病史：甲状腺功能亢进症的主要表现是由于分解代谢亢进而导致循环系统的一系列改变以及交感神经兴奋性增强等，所以心动过速、食欲亢进、消瘦、怕热多汗、疲乏无力以及情绪改变应是主要症状。向病人询问：第一次诊断是通过什么检查确定的，是否已服用抗甲亢药物，是间断不规则服药或连续规则服药，反应如何。起病时甲状腺是否肿大，甲状腺肿大发现的时间、部位、是单发或多发，有何自觉症状，曾做过何种检查和治疗，是否做过甲状腺或其他部位的手术，有无焦虑及恐惧心理，病人及家庭的经济状况和社会支持情况。

（2）身体评估：检查甲状腺肿大的部位、程度，有无结节，腺体硬度，有无震颤和杂音，是否随吞咽上下移动，气管有无移位，是否出现压迫气管等症状；脉搏、血压、心律、心率、血压（特别注意脉压差）情况，有无突眼，均要详细记录。

（3）辅助检查：包括各种常规检查、基础代谢率测定、甲状腺功能测定、甲状腺摄碘率测定、血清甲状腺激素测定、B 超检查等。

2. 护理诊断

（1）学会应用 PES 公式提出护理诊断，用简单确切的术语阐述或描述病人的主要健康问题。

例如，营养失调：低于机体需要量 与甲亢所致代谢需求显著增高有关。

(2) 潜在并发症是各种原因造成的并发症。例如，潜在并发症：呼吸困难和窒息。

3. **护理目标** 根据护理诊断提出护理目标，期望能达到的结果。例如，病人恐惧逐渐减轻，情绪稳定；病人生命体征可以保持平稳，没有出现并发症等。

4. **护理措施**

(1) 术前护理：提供安静的环境，病人应充分休息，避免劳累，避免病人精神过度刺激和过度兴奋，消除病人的顾虑和紧张心理，对精神过度紧张或失眠者，可给予镇静剂或安眠药物；药物准备，按时、按量服用碘剂，降低基础代谢率是术前准备的重要环节；饮食护理，应给予高蛋白、高热量、高维生素食，忌浓茶、咖啡、烟酒及辛辣等刺激性食物；眼部护理，突眼者可用抗生素眼药水滴眼；

(2) 术后护理：床边常规备气管切开包；病人血压平稳后取半卧位，以利于呼吸和引流，注意保护伤口，避免出血，鼓励病人深呼吸和有效咳嗽，保持呼吸道通畅，保持颈部引流通畅；饮食护理，术后 6 小时进少量温凉流质饮食，观察有无呛咳、误咽等表现；术后继续服用碘剂；术后预防呼吸困难和窒息、喉返神经损伤、喉上神经损伤、手足抽搐、甲状腺危象等并发症；

(3) 健康指导：适当休息，避免过多或剧烈活动，指导病人自我控制情绪；指导术后病人练习颈部活动，向上、下、左、右转动，促进功能恢复，指导声音嘶哑病人作发音训练；指导病人识别各种食物的成分，对影响治疗的食品应禁食，戒烟、戒酒；指导突眼者继续保护眼睛，避免用眼过度，外出戴镜，以防强光及灰尘刺激；指导病人术后继续正确服用碘剂；嘱病人定期复查，以了解甲状腺的功能，出现心悸、手足震颤、抽搐等情况时及时就诊。

(二) 临床病例讨论及情景教学

1. **病例讨论** 一学生收集的病例如下。

病史：病人，女，35 岁，烦躁不安、畏热、消瘦 2 个月余而入院。病人于 2 个月前常工作紧张、性子急，因小事与人争吵，难以自控，期间着衣不多仍感燥热多汗，发病以来饭量有所增加，体重却较前下降，睡眠不好，常需服用安眠药，成形大便每日增为 2 次，小便无改变，近 2 个月月经较前量少。既往体健、无结核或肝炎病史、家族中无精神病或高血压病人。护理查体：体温 37.2℃，脉搏 90 次/分，呼吸 20 次/分，血压 130/70mmHg。发育及营养尚可，神情稍激动，眼球突出，眼裂增宽，瞬目减少，眼睑不能闭合，两叶甲状腺可扣及、轻度肿大、均匀，未扣及结节，无震颤和杂音，心肺无异常，腹软，肝脾未扣及。辅助检查：甲状腺摄碘率测定超过 50%。

请讨论：

(1) 该病人的诊断及诊断依据是什么？

(2) 进一步检查应包括哪些项目？

(3) 3 日后进行甲状腺次全切除术，术前和术后护理如何？

2. **情景教学**

(1) 角色扮演：学生分别扮演护士、病人及家属，模拟病人入院、手术前后的护患沟通与交流，模拟向病人及家属进行健康指导时的沟通与交流。

(2) 查体及操作：学生间相互练习甲状腺的视诊和触诊，气管的检查方法，并用语言描述甲状腺肿大的分度。

(三) 护理计划的书写

以上述护理病例为例，书写护理计划单（表2-8）：

表 2-8 护理计划单

护理诊断	护理目标	护理措施	护理评价
营养失调：低于机体需要量 与甲状腺素分泌过多，高代谢有关	病人体重稳定或增加，血生化检查正常，伤口按期愈合	• 给予高热量、高蛋白、高维生素、清淡、易消化饮食 • 勿进食富含粗纤维的食物以免增加肠蠕动而导致腹泻	病人营养需求得到满足，体重维持在正常范围内，血生化指标恢复正常，术后伤口正常愈合
有受伤的危险 与突眼致眼睑不能闭合可能导致角膜损伤有关	病人角膜未出现损伤和感染	• 注意保护眼睛，滴用眼药水 • 外出戴墨镜或眼罩以防止光、风沙的刺激 • 睡前应用油纱布覆盖眼以免角膜过度暴露，发生溃疡	病人突眼得到很好防治，未出现角膜损伤或感染

二、胃、十二指肠溃疡病人外科治疗的护理

【学习目的和要求】

（1）通过床边教学和病例讨论，学会运用护理程序方法对胃、十二指肠溃疡病人进行护理评估，并对收集的资料进行分析、整理，列出护理诊断，制订相应的护理计划，实施护理措施。

（2）了解胃大部切除术的原理、各种术式的优缺点和手术适应证；熟悉胃、十二指肠溃疡的并发症及外科治疗原则；掌握胃大部切除术的术前、术后护理措施。

（3）实践过程中能够体现出关心、爱护病人的良好医德和团结协作精神。

【学习地点】 医院普通外科病房、示教室和实验室。

【学习方法】

1. 选择病例 由普外科临床带教教师选择胃、十二指肠溃疡病例，教师对病例进行集中讲解后，指定 4～7 人一组问问病史和检查病人，再由教师补充病例的有关资料，若无合适病例，可由教师介绍典型病案。

2. 在示教室进行病例讨论与情景教学

（1）小组讨论：学生分组对病例的诊断、手术方法、术前术后护理措施进行讨论后，各组派代表汇报讨论结果，由带教教师给予指导及评价；教师结合视频讲解胃大部切除术的原理及各种术式，组织学生讨论胃大部切除术治疗溃疡病的理论依据、优缺点和胃大部切除术后常见的并发症及护理措施。

（2）角色扮演：学生分别扮演护士和病人，模拟护患交流、查体以及对病人或家属进行健康指导等场景，最后由临床带教教师总结和评价。

【学习内容】

（一）指导学生练习

1. 护理评估

（1）收集病史：包括年龄、职业、生活习惯、性格特征、药物使用情况，特别询问有无非甾体类抗炎药和皮质醇等药物服用史；病人有无上腹部或剑突下规律性、周期性疼痛，餐后延迟痛或饱胀痛，服抗酸药物的效果如何；有无症状加剧，突然出现上腹剧痛，迅速波及全腹等穿孔表现；有无大量呕血或柏油样粪，以致发生休克前期或休克等大出血表现；有无大量呕吐宿食，不含胆汁，清晨插胃管抽出大量酸臭胃液及食物残渣等幽门梗阻表现。

（2）身体评估：病人腹部有无固定、局限性的压痛；病人有无休克表现，病人是否平卧，不能翻动，有无腹肌紧张，甚至如板硬，全腹有无压痛、反跳痛；有无上腹部隆起，胃蠕动波、振水音、失水、低钠、低钾、低氯性碱中毒及营养不良，贫血、低蛋白血症等幽门梗阻体征。

（3）辅助检查：胃镜检查可明确溃疡部位，并可经活检作病理学检查及幽门螺杆菌检测；站立位腹部 X 线检查，75%～80%的病例立位或坐位可观察到膈下有游离气体；血红蛋白及红细胞数、血细胞比容进行性下降为活动性出血表现。

2．护理诊断

（1）学会应用 PES 公式提出护理诊断，用简单确切的术语阐述或描述病人的主要健康问题。例如，急性疼痛　与胃十二指肠黏膜受侵蚀、手术创伤有关；体液不足　与溃疡急性穿孔后消化液的大量丢失有关。

（2）潜在并发症是各种原因造成的并发症。例如，潜在并发症：出血、术后梗阻、十二指肠残端瘘、吻合口瘘、倾倒综合征、腹泻等。

3．护理目标　根据护理诊断提出护理目标，期望能达到的结果。例如，病人疼痛减轻或缓解；病人未发生并发症等。

4．护理措施

（1）术前护理：按时应用减少胃酸分泌、解痉及抗酸的药物；择期手术病人饮食宜少量多餐，给予高蛋白、高热量、高维生素等易消化的食物，忌酸辣、生冷、油炸、浓茶、烟酒等刺激性食品；贫血、低蛋白血症者应静脉补充足够的热量，必要时补充血浆或全血。

（2）术后护理：严密观察有无内出血、腹膜刺激征等迹象，观察腹部及伤口情况，注意有无腹痛、腹胀，伤口敷料有无渗血、渗液等；病人全麻清醒后应及早采取半卧位，有利于呼吸、循环和腹腔引流，鼓励病人早期下床活动；术后应保持胃肠减压持续引流通畅；术后给予肠外营养支持，必要时输血、血浆或白蛋白；拔除胃管后应遵循循序渐进的原则进食。

（3）术后并发症的观察、预防和护理

1）胃肠吻合口破裂或瘘：表现为体温升高，上腹部疼痛和腹膜刺激征，胃管引流量突然减少而腹腔引流管的引流量突然增加，引流管周围敷料可被胆汁浸湿；术后应保持有效的胃肠减压，以利于吻合口愈合和胃肠道功能的恢复；一旦发生瘘，对漏出量多且估计短期内瘘难以愈合时，遵医嘱给予输液纠正水、电解质及酸碱失衡，或给予肠内、肠外营养支持，促进愈合。

2）倾倒综合征：早期倾倒综合征病人可出现心悸、乏力、出汗、面色苍白等一过性血容量不足表现，主要采用饮食调整，嘱病人少食多餐，饭后平卧 20～30 分钟，避免过甜食物、减少液体摄入量并降低食物渗透浓度；晚期倾倒综合征病人为高渗食物迅速进入小肠，吸收引起高血糖，后者促使胰岛素大量释放，继而发生低血糖，表现为餐后 2～4 小时病人出现心慌、无力、眩晕、出汗等，饮食中应减少糖类含量，增加蛋白质比例，少量多餐可防止发生。

（4）健康指导：向病人及家属讲解有关疾病康复知识，学会自我情绪调整，减少溃疡病的客观因素；指导病人饮食，应少量多餐，营养丰富，定时定量，避免进食过冷、过烫刺激性食物，切勿酗酒、吸烟；告知病人及家属手术后期可能出现并发症的表现和预防措施；定期随访，如有不适及时就诊。

（二）临床病例讨论及情景教学

1．病例讨论　一学生收集的病例如下。

病史：病人，男，42 岁，3 年来经常夜间上腹不适，近半年来消瘦、乏力，昨晚喝了半斤白酒后突起上腹剧痛，呈刀割样痛，疼痛难忍，面色苍白、出冷汗，平车推入病房。护理查体：入院时体温 38℃，病人呈急性病容，表情痛苦，倦屈位、不愿移动；腹式呼吸减弱。全腹有明显的压痛、反跳痛，以上腹部明显，肝浊音界缩小、可有移动性浊音；肠鸣音减弱。实验室检查：白细胞 $1.62×10^3$/L。拟定该病人急诊行胃大部切除术。

请讨论：

（1）该病人最可能的诊断是什么？

（2）术前应进行哪些准备？

（3）术后常见的并发症有哪些？应如何预防？

2. 情景教学

（1）角色扮演：学生分别扮演护士、病人及家属，模拟病人入院、手术前后的护患沟通与交流，模拟向病人及家属进行健康指导时的沟通与交流。

（2）查体及操作：视频播放胃大部切除术的原理及毕Ⅰ式、毕Ⅱ式两种术式的区别与优缺点；学生间相互练习静脉营养液的配置及输注的方法和方式。

（三）护理计划的书写

以上述护理病例为例，书写护理计划单（表 2-9）：

表 2-9　护理计划单

护理诊断	护理目标	护理措施	护理评价
急性疼痛　与胃、十二指肠溃疡穿孔后消化液对腹膜的强烈刺激有关	病人疼痛减轻或缓解	• 术后及时采取半卧位，以利于漏出的消化液积聚于盆腔最低位，减少毒素的吸收，降低疼痛 • 术后及时应用镇静、止痛药物 • 术后 1～2 日内持续应用病人自控镇痛泵	病人疼痛减轻或缓解
潜在并发症：吻合口瘘	病人术后未发生吻合口瘘	• 术后胃肠减压持续保持通畅 • 给予合理的营养支持，促进吻合口的愈合	病人未发生吻合口瘘

三、胆管感染与胆石症病人的护理

【学习目的和要求】

（1）通过床边教学和病例讨论，学会运用护理程序方法对胆管感染与胆石症病人进行护理评估，并对收集的资料进行分析、整理，列出护理诊断，制订相应的护理计划，实施护理措施。

（2）了解胆囊结石、胆管结石的病因和辅助检查，熟悉急性胆管炎、胆管结石和急性梗阻性化脓性胆管炎的临床表现、治疗原则；掌握急性胆管炎、胆管结石和急性梗阻性化脓性胆管炎的术前和术后护理措施。

（3）实践过程中能够体现出关心、爱护病人的良好医德和团结协作精神。

【学习地点】　医院普通外科病房、示教室和实验室。

【学习方法】

1. 选择病例　由普外科临床带教教师选择急性胆管炎、胆管结石、急性梗阻性化脓性胆管炎病例，教师对病例进行集中讲解后，指定 4～7 人一组询问病史和检查病人，再由教师补充病例的有关资料，若无合适病例，可由教师介绍典型病案。

2. 在示教室进行病例讨论与情景教学

（1）小组讨论：学生分组对病例的诊断、治疗及护理措施进行讨论后，各组派代表汇报讨论结果，由带教教师给予指导及评价。带教教师应通过临床具体病例教学，培养学生的临床思维和独立思考的能力，注意引导学生抓住问题的实质，纠正不正确的观点，提出正确的观点。

（2）角色扮演：学生分别扮演护士和病人，模拟护患交流、查体及对病人或家属进行健康指导时的护患沟通与交流，最后由临床带教教师总结和评价。

【学习内容】

（一）指导学生练习

以急性胆管结石护理病例为例，指导学生运用护理程序方法为病人提供护理。

1. 护理评估

（1）收集病史：应详细询问腹痛的部位（发作性的胆绞痛多发生在右上腹或剑突下）、性质（突然发生，绞痛呈间歇性，可向背部及右肩部放射），有无恶心、呕吐，有无发热、寒战，有无黄疸出现（有则多为胆总管及壶腹部结石，注意 Charcot 三联征的意义，Charcot 三联征是结石阻塞胆总管继发胆管感染的典型表现），腹痛发作与饮食的关系（多于饱餐或进食含脂肪多的食物后出现），过去有无同样发作及蛔虫病病史；注意病人的性别与年龄，年老体弱或垂危者腹痛及腹部体征可不显著，不易真实反映病变程度；病人有无全身感染的毒血症症状。

（2）身体评估：注意巩膜、皮肤有无黄染，右上腹及剑突下有无压痛及腹肌紧张的程度；如胆囊管或胆总管下段有阻塞则可扪及肿大的胆囊；合并化脓性胆管炎，肝胆系统损害，常可出现尿少、血压下降、感染性休克等。

（3）辅助检查：血、尿常规，肝功能，凝血酶原时间，肾功能等检查；X 线检查，胆囊病变可考虑行口服法胆囊造影，术中及术后胆管造影有助于术中及术后胆管病变的诊断；B 超检查，为胆管感染和胆石症的首选检查方式。

2. 护理诊断

（1）学会应用 PES 公式提出护理诊断，用简单确切的术语阐述或描述病人的主要健康问题。例如，疼痛：与胆石突然嵌顿、胆汁排空受阻、感染及 Oddi 括约肌强烈收缩有关；体温过高　与胆管结石梗阻导致急性胆管炎有关。

（2）潜在并发症是各种原因造成的并发症。例如，潜在并发症：脓毒症、出血、感染、胆瘘等。

3. 护理目标　根据护理诊断提出护理目标。例如，病人恐惧、疼痛逐渐减轻直至消失；体液丢失得到及时补充，未发生体液不足。

4. 护理措施

（1）术前护理：体温升高者给予药物或物理降温，联合应用抗生素；长期不能进食者予胃肠外营养支持；对于能进食者鼓励进食高蛋白、高糖类、高维生素、低脂饮食；保肝治疗；术前 3 天应注射维生素 K，术前 2 天应给予抗生素；对于诊断明确的剧烈疼痛，可肌注阿托品与盐酸哌替啶，禁用吗啡。

（2）术后护理：尽早采取半卧位或斜坡卧位；维持水、电解质和酸碱平衡，及时补充晶体液和胶体液；禁食、持续胃肠减压；术后早期注意观察病人的意识、有无出血、胆汁渗漏、黄疸程度及消退情况，保持腹腔引流管引流通畅；保持 T 型管有效引流，注意观察拔管指征及进行拔管的护理。

（3）术后并发症的预防和护理：术后并发症有出血、胆瘘、感染。术后早期若病人腹腔引流管内引流出的血性液增多，或病人出现腹胀、腹痛，伴面色苍白、脉搏细速、血压下降等表现时，提示可能有腹腔内出血，应立即配合医师急救和护理；术后早期若病人出现发热、腹痛、腹胀等腹膜刺激征的表现或腹腔引流管内引流出黄绿色胆汁样液，提示可能发生胆瘘，应及时处理；术后早期采取半卧位或斜坡卧位，加强皮肤护理，保持引流管通畅，避免胆汁引流不畅以预防腹腔感染的发生。

（4）健康指导：指导病人选择低脂肪、高蛋白、高维生素易消化的食物，避免肥胖；定时进餐可减少胆汁在胆囊中储存的时间并促进胆汁酸循环，预防结石的形成；指导病人如出现腹痛、发热、黄疸时及时就诊；病人带 T 型管出院时，应告知病人留置 T 型管引流的目的，指导病人进行自我护理，包括妥善固定引流管和放置引流袋，避免举重物或过度活动以防管道脱出或胆汁反流，应采取淋浴的方式，引流管处伤口每日换药等。

（二）临床病例讨论及情景教学

1. 病例讨论　一学生收集的病例如下。

病史：病人，女，52 岁，反复发作右上腹痛、寒战、高热、黄疸 10 年，再次发病 3 小时而急诊收入院。病人 10 年来无明诱因常出现右上腹疼痛，反复发作。每年约有两次发作，伴寒战，高热，体温达 39℃，出现巩膜黄染、尿色深黄，均需要到医院采用抗生素、利胆等药物治疗才能痊愈。3 小时前又突然出现腹痛、寒战、高热。护理查体：体温 39.5℃，脉搏 110 次/分，呼吸 24 次/分，血压 90/45mmHg，急性痛苦病容，神志清楚，表情淡漠，皮肤与巩膜明显黄染，全腹均有压痛，反跳痛和腹肌紧张，以右中上腹为明显，胆囊触及并有压痛，肝可触及，肠鸣音减弱，腹穿阴性。实验室检查：白细胞 $24×10^9/L$，N92％，L8％；血小板 $120×10^9/L$。病人烦躁不安，不合作。急诊 B 超检查发现肝内外胆管扩张，左肝明显，左肝及胆总管内有强光团，其后有声影，胆总管直径 2cm。该病人拟定 2 日后在全身麻醉下行左肝外叶切除、胆总管切开取石、T 型管引流术。

请讨论：

（1）该病人可能的诊断是什么？

（2）请提出该病人进一步的治疗及护理处理措施。

（3）该病人的术前、术后护理措施包括哪些？

2. 情景教学

（1）角色扮演：学生分别扮演护士、病人及家属，模拟病人入院、手术前后的护患沟通与交流，模拟向病人及家属进行健康指导时的沟通与交流等。

（2）查体与操作：学生间相互练习胆囊触诊，腹部压痛与反跳痛的检查方法，T 型管引流的护理操作方法。

（三）护理计划的书写

以上述护理病例为例，书写护理计划单（表 2-10）：

表 2-10　护理计划单

护理诊断	护理目标	护理措施	护理评价
急性疼痛　与胆管梗阻、感染及 Oddi 括约肌痉挛有关	病人自诉疼痛缓解或得到控制	• 观察疼痛的部位、性质、发作的时间及诱因 • 给予抗炎利胆、解痉镇痛药物	病人疼痛得到缓解和控制
潜在并发症：胆瘘、出血等	病人术后未发生胆瘘、出血等并发症	• 术后妥善固定 T 型管，避免 T 型管脱出，保持 T 型管引流通畅 • 严密观察病人的生命体征，如腹腔引流管引流出过量血性液，应立即协助医师处理。改善和纠正病人的凝血功能	病人术后未发生胆瘘、出血等并发症

四、门脉高压症病人的护理

【学习目的和要求】

（1）通过床边教学和病例讨论，学会运用护理程序方法对门脉高压症病人进行护理评估，并对收集的资料进行分析、整理，列出护理诊断，制订相应的护理计划，实施护理措施。

（2）了解门脉高压症的病因、病理；熟悉门静脉的 4 个交通支扩张的临床意义；掌握门脉高压症病人的临床表现、分流术术前和术后的护理措施。

（3）实践过程中能够体现出关心、爱护病人的良好医德和团结协作精神。

【**学习地点**】　医院普通外科病房、示教室和实验室。

【**学习方法**】

1. **选择病例**　由普外科临床带教教师选择门脉高压症病人病例，教师对病例进行集中讲解后，指定 4～7 人一组询问病史和检查病人，再由教师补充病例的有关资料，若无合适病例，可由教师介绍典型病案。

2. **在示教室进行病例讨论与情景教学**

（1）小组讨论：学生分组对病例的诊断、治疗及护理措施进行讨论后，各组派代表汇报讨论结果，由带教教师给予指导及评价。带教教师应通过临床具体病例教学，培养学生的临床思维和独立思考的能力，注意引导学生抓住问题的实质，纠正不正确的观点，提出正确的观点。

（2）角色扮演：学生分别扮演护士和病人，模拟护患交流、查体及对病人或家属进行健康指导等场景，最后由临床带教教师总结和评价。

【**学习内容**】

（一）指导学生练习

1. **护理评估**

（1）收集病史：在我国门脉高压症主要由于肝炎后肝硬化导致的门静脉的高压，病人多见于中年男性，常伴有肝炎和肝硬化病史。注意病人食欲及营养情况，有无发热、黄疸、呕血、便血、黑粪、腹胀、左上腹不适，有无腹部疼痛史，有无精神异常，有无饮酒嗜好、病毒性肝炎史及血吸虫病史。

（2）身体评估：注意病人的一般营养情况，有无黄疸、皮肤出血点和蜘蛛痣、肝掌、男性乳房发育、贫血、水肿、腹水、腹壁静脉曲张，脾肿大的程度，有无痔疮等；注意肝脏大小、硬度、脾下界的位置及听诊有无摩擦音。

（3）辅助检查：包括外周血的红细胞、白细胞、血小板计数，出凝血时间，检查血清转氨酶、AFP、血浆白蛋白、球蛋白、凝血酶原时间、血清电解质、葡萄糖等；上消化道钡餐和电子胃镜可了解有无食管下段、胃底静脉曲张情况；腹部 B 超检查了解肝、脾及门静脉扩张情况，有无腹水等。

2. **护理诊断**

（1）学会应用 PES 公式提出护理诊断，用简单确切的术语阐述或描述病人的主要健康问题。例如，体液过多（腹水）与低蛋白血症、血浆胶体渗压降低、醛固酮分泌增加有关；营养失调：低于机体需要量　与肝功能损害、蛋白摄入不足、消化吸收障碍有关。

（2）潜在并发症是各种原因造成的并发症。例如，潜在并发症：上消化道大出血、肝性脑病、静脉血栓形成。

3. **护理目标**　根据护理诊断提出护理目标，期望能达到的结果。例如，病人腹水减少，尿量增加，体液平衡得到维持。

4. **护理措施**

（1）术前护理：必要时卧床休息，可减轻代谢负担，增加肝血流，保护肝功能；禁食、补液、输血以补充失血，扩充血容量，如有休克，则要建立快速静脉通道输血；给予高热量、高蛋白、高维生素、低脂肪饮食，保护肝脏治疗；有食管下段静脉曲张的病人，避免食用干硬或刺激性食物、饮食不宜过热，可选用硅胶胃管，涂抹充足的润滑油，以减少对曲张静脉的损伤；注射垂体加压素，一般用 20U，溶于 5‰ 葡萄糖液 200ml 内，20～30 分钟内经静脉滴注，必要时 4 小时后可重复使用；可应用三腔二囊管压迫止血；术前 2 日选用广谱抗生素预防感染；术前 2～3 日口服肠道制菌剂减少肠道氨的产生，防止术后肝性脑病，禁止碱性液体灌肠。

（2）术后护理：病人行门腔分流术后为防止吻合口破裂出血，48 小时内平卧位或 15°低半坡卧位，翻身动作宜轻柔，一般卧床 1 周；门腔分流术后应限制蛋白质的摄入量，每日不能多于 30g，禁忌粗糙和过热的饮食，忌烟酒；密切观察病人的生命体征，腹腔引流管引流液的颜色、性质和量，如果腹腔引流量较多且清晰应考虑低蛋白血症引起的腹水；脾切除术后 2 周内隔天应检查血小板计数，若血小板超过 $600×10^9$/L，应协助抗凝治疗，术后勿使用维生素 K 和其他止血药物；分流术后应注意观察病人的意识情况，有无性格改变、定向力减退、嗜睡与躁动交替等，观察病人有无肝性脑病的发生；术后限制蛋白质的摄入，减少血氨的产生，禁用肥皂水灌肠，减少血氨的吸收；口服新霉素或卡那霉素，以抑制肠道细菌产氨。

（3）健康指导：嘱病人进食高热量、高维生素饮食，保证足够的能量，肝功能受损较轻者，可适当给予优质高蛋白饮食（50～70g/L），肝功能受损严重及分流术后病人，限制蛋白质的摄入；对于腹水的病人，应限制水和钠的摄入；避免进食干硬、粗糙食物，以免诱发大出血；协助病人制定戒烟、戒酒计划；少喝浓茶和咖啡；避免用力咳嗽、打喷嚏、用力大便、提举重物等，避免诱发曲张静脉出血。

（二）临床病例讨论及情景教学

1. 病例讨论　一学生收集的病例如下：

病史：病人，男，41 岁，进食呛咳用力咳嗽后大量呕血，约 1000ml，色鲜红。家属诉病人患乙型肝炎 20 年，1 年前呕血一次。诊断：门脉高压症食管胃底静脉曲张破裂出血。护理查体：病人神志清楚，贫血貌，脉搏 106 次/分，呼吸 21 次/分，血压 90/46mmHg，脾大。急查血常规：红细胞、白细胞和血小板均减少。经过止血和补血措施，病人出血得到控制，病情日渐稳定。经术前准备后拟在全麻下行脾肾静脉分流术。

请讨论：

（1）该病人的术前准备包括哪些？

（2）术后应如何护理该病人？

2. 情景教学

（1）角色扮演：学生分别扮演护士、病人及家属，模拟病人入院、手术前后的护患沟通与交流，模拟向病人及家属进行健康指导时的沟通与交流等。

（2）查体及操作：学生相互间练习腹壁静脉的检查方法，蜘蛛痣、肝掌的检查方法。

（三）护理计划的书写

以上述护理病例为例，书写护理计划单（表 2-11）：

表 2-11　护理计划单

护理诊断	护理目标	护理措施	护理评价
体液不足　与食管胃底静脉曲张静脉破裂出血有关	病人体液不足得到改善，未发生再出血	• 迅速建立静脉通路，尽快备血、输血，快速扩充血容量 • 冰盐水加去甲肾上腺素胃内灌洗至回抽液清澈 • 术前不放置胃管，避免再次引起胃底曲张静脉破裂出血	病人生命体征平稳，体液平衡，未发生再出血
潜在并发症：肝性脑病	病人肝性脑病得到预防	• 术后密切观察病人的神志、性格、定向力等的变化，定时监测肝功能 • 术后病人应限制蛋白质的摄入 • 禁止碱性液体灌肠	病人肝性脑病得到预防

（孙玉倩）

第4章 神经外科病人的护理

一、颅内压增高病人的护理

【学习目的和要求】

(1) 通过床边教学和病例讨论，学会运用护理程序方法对颅内压增高病人进行护理评估，并对收集的资料进行分析、整理，列出护理诊断，制订相应的护理计划，实施护理措施。

(2) 了解颅内压增高、脑疝的病因；熟悉颅内压增高、脑疝的辅助检查和治疗要点；掌握颅内压增高的临床表现、小脑幕切迹疝和枕骨大孔疝临床表现区别、脑疝的抢救措施。

(3) 实践过程中能够体现出关心、爱护病人的良好医德和团结协作精神。

【学习地点】 医院神经外科病房、示教室和实验室。

【学习方法】

1. 选择病例 由神经外科临床带教教师选择颅内肿瘤、颅内血肿、脑挫裂伤等导致颅内压增高病例，教师对病例进行集中讲解后，指定4~7人一组询问病史和检查病人，再由教师补充病例的有关资料，若无合适病例，可由教师介绍典型病案。

2. 在示教室进行病例讨论与情景教学

(1) 小组讨论：学生分组对病例的诊断、治疗及护理措施进行讨论后，各组派代表汇报讨论结果，由带教教师给予指导及评价。带教教师应通过临床具体病例教学，培养学生的临床思维和独立思考的能力，注意引导学生抓住问题的实质，纠正不正确的观点，提出正确的观点。

(2) 角色扮演：学生分别扮演护士和病人，模拟护患交流、查体及对病人或家属进行健康指导等，最后由临床带教教师总结和评价。

【学习内容】

(一) 指导学生练习

以颅内压增高护理病例为例，指导学生运用护理程序方法为病人提供护理。

1. 护理评估

(1) 收集病史：评估病人有无外伤史、脑炎史、头颅增大情况、恶性肿瘤和全身疾病史（尿毒症、肝昏迷、毒血症）等；有无头痛、呕吐、瘫痪和麻木、癫痫、视力下降、复视、智力和记忆力减退等情况以及发病的经过。

(2) 身体评估：一般状态（神志、精神、病容、体位、步态），生命体征（血压、脉搏、呼吸、体温），头痛的部位、性质及加重头痛的因素，呕吐的性质；神经系统方面，注意头颅形态、大小、眼球活动、对光反射、眼底视乳头情况，颅神经改变、四肢肌力和肌张力、感觉（深浅感觉）、深浅反射、病理反射；病人有无嗜睡、反应迟钝等意识障碍。

(3) 辅助检查：包括腰椎穿刺（脑脊液压力、常规和生化）、脑电图、头颅X线平片、脑血管造影和CT等。

2. 护理诊断

(1) 学会应用PES公式提出护理诊断，用简单确切的术语阐述或描述病人的主要健康问题。例如，体液不足 与颅内压增高引起剧烈呕吐及应用脱水剂有关；有受伤的危险 与意识障碍、视力障碍有关。

（2）潜在并发症是各种原因造成的并发症。例如，潜在并发症：脑疝。

3．护理目标　根据护理诊断提出护理目标，期望能达到的结果。例如，病人脑组织灌注正常，未因颅内压力增高造成脑组织进一步损害。

4．护理措施

（1）一般护理：抬高床头 15°～30°，密切观察病人的意识、瞳孔、肢体功能、生命体征等状况；维持营养和水、电解质酸碱平衡；防止误吸和保持呼吸道通畅、供氧；防止诱发颅内压增高的因素（便秘、咳嗽、不良体位、灌肠等）。

（2）降低颅内压：按医嘱定时应用脱水利尿剂（高渗利尿剂和非渗透性利尿剂等），停药前逐渐减量或延长给药间隔时间；应用激素时注意有无诱发应激性溃疡出血、感染等不良反应；控制补液量，每天不超过 2000ml；冬眠低温疗法，调节室温 18～20℃，给予足量冬眠药物；注意脑脊液引流保持通畅；辅助过度换气，根据病情按医嘱给予肌松剂后，调节呼吸机各项参数，维持病人 PaO_2 在 12～13.33kPa、$PaCO_2$ 在 3.33～4.0kPa 水平为宜，过度换气时间不宜超过 24 小时，以免引脑缺血。

（3）应用抗菌药物预防和控制感染；应用止痛剂，禁用呼吸抑制剂；癫痫发作者给予抗癫痫治疗等。

（4）健康指导：指导病人应清淡饮食，不宜过多摄入钠盐；保持乐观情绪，维持稳定血压；保持排便通畅，避免用力排便；防止呼吸道感染，避免剧烈咳嗽；癫痫小发作时应积极治疗，防止癫痫大发作。

（二）临床病例讨论及情景教学

1．病例讨论　一学生收集的病例如下。

病史：一名男性乘客在一次车祸中被甩到门框上，从车中被拖出后，可间歇性睁眼、呻吟和屈曲肢体（格拉斯哥昏迷量表评分为 8 分）。瞳孔直径为 5mm，对光有反应，血压 165/85mmHg，脉搏 112 次/分，呼吸 20 次/分，呼吸规则。固定脊柱后，被转至重症监护治疗病房（intensive care unit，ICU）。在 ICU，病人未再睁眼，未做出语言反应（格拉斯哥昏迷量表评分为 5 分），手臂呈屈曲姿势，呕吐 3 次，呈喷射样。右额头皮有一处挫伤，没有其他器官损伤的体征，CT 显示大区域的额部脑挫伤伴周围水肿。医师对该病人进行了气管插管，并且放置了一根脑室引流管以测量颅内压（29mmHg，周期性升至 36mmHg）。在脑脊液引流术后，颅内压短暂降至 26mmHg。静脉快速推注 20％甘露醇溶液以降低颅内压。

请讨论：

（1）正常人的颅内压为多少？该病人的诊断可能是什么？

（2）该病人应如何护理？

（3）格拉斯哥昏迷评分法是如何对意识障碍进行评分的？

2．情景教学

（1）角色扮演：学生分别扮演护士、病人及家属，模拟入院、手术前后的护患沟通与交流，模拟向病人及家属进行健康指导时的沟通与交流。

（2）查体及操作：学生间相互练习瞳孔的检查方法，格拉斯哥昏迷评分法。相互练习脑室引流的护理操作方法。

（三）护理计划的书写

以上述护理病例为例，书写护理计划单（表 2-12）：

表 2-12　护理计划单

护理诊断	护理目标	护理措施	护理评价
有脑组织灌注无效的危险　与颅内压增高有关	病人颅内压维持在正常范围，脑组织灌注正常	• 抬高床头，减轻脑水肿，给氧，辅助过度换气，控制液体输入量 • 静脉快速滴注 20％甘露醇，记录 24 小时出入量	病人颅内压恢复正常，颅内压增高症状得到缓解
潜在并发症：脑疝	病人未出现脑疝或出现脑疝时被及时发现和处理	• 病人绝对卧床休息，清醒病人不要突然坐起，避免情绪激动 • 保持呼吸道通畅，避免胸腔内压力突然增高 • 多食粗纤维食物，防止便秘	脑疝得到预防，或出现脑疝征象能及时发现和处理

二、颅底骨折病人的护理

【学习目的和要求】

（1）通过床边教学和病例讨论，学会运用护理程序方法对颅底骨折病人进行护理评估，并对收集的资料进行分析、整理，列出护理诊断，制订相应的护理计划，实施护理措施。

（2）了解头皮损伤的分类和临床表现；熟悉颅底骨折的辅助检查和治疗要点；掌握颅底骨折的临床表现和护理措施。

（3）实践过程中能够体现出关心、爱护病人的良好医德和团结协作精神。

【学习地点】　医院神经外科病房、示教室和实验室。

【学习方法】

1. 选择病例　由神经外科临床带教教师选择颅前窝、颅中窝或颅后窝骨折病例，教师对病例进行集中讲解后，指定 4～7 人一组询问病史和检查病人，再由教师补充病例的有关资料，若无合适病例，可由教师介绍典型病案。

2. 在示教室进行病例讨论与情景教学

（1）小组讨论：学生分组对病例的诊断、治疗及护理措施进行讨论后，各组派代表汇报讨论结果，由带教教师给予指导及评价。带教教师应通过临床具体病例教学，培养学生的临床思维和独立思考的能力，注意引导学生抓住问题的实质，纠正不正确的观点，提出正确的观点。

（2）角色扮演：学生分别扮演护士和病人，模拟护患交流、查体及对病人或家属进行健康指导等，最后由临床带教教师总结和评价。

【学习内容】

以颅底骨折护理病例为例，指导学生运用护理程序方法为病人提供护理。

（一）指导学生练习

1. 护理评估

（1）收集病史：了解受伤的时间、暴力情况（性质、速度、方向、大小、数量），伤者姿势、部位和经过（受伤部位与头部关系及伤时头部状态，颅内压增高情况和神经功能受损症状发展），伤后处理经过和伤前健康状况。

（2）体格检查：检查伤口情况，包括伤口的部位、数量、大小、深浅，有无血肿、出血、骨折、异物污染、脑组织溢出或膨出；耳、鼻、口腔情况，如脑脊液漏及血块，头面部、枕部皮肤黏膜瘀斑情况，有无熊猫眼征，眼眶及咽后壁情况；神经系统检查，生命体征、意识状态、眼部情况（视力、瞳孔、眼球运动和震颤）、运动感觉功能、深浅反射、病理反射、有无视神经和嗅神经功能损害，其他脑神经情况、脑膜刺激征等；全身胸、腹、脊柱和四肢情况。

（3）辅助检查：普通 X 线片可显示颅内积气或骨折线；CT 检查有助于眼眶及视神经管骨折的诊断，能显示有无脑损伤；尿糖试纸测定以鉴别脑脊液漏；腰椎穿刺（脑脊液压力、脑脊液常规和生化）等检查。

2. 护理诊断

（1）学会应用 PES 公式提出护理诊断，用简单确切的术语阐述或描述病人的主要健康问题。例如，感知的改变　与脑神经损伤有关；有感染的危险　与脑脊液外漏有关。

（2）潜在并发症是各种原因造成的并发症。例如，潜在并发症：颅内出血、颅内压增高、颅内感染。

3. 护理目标　根据护理诊断提出护理目标，期望能达到的结果。例如，病人意识逐渐恢复，意识障碍期间生理需求得到满足。

4. 护理措施

（1）一般护理：病人绝对卧床休息，半坐卧位（利于体位引流），昏迷时可抬高床头 30°，维持固定体位至漏液停止后 3～5 天，借重力作用使脑组织移至颅底硬脑膜裂缝处，促使局部粘连而封闭漏口；密切观察病人有无颅内继发性损伤，如脑组织、脑膜、血管损伤引起的癫痫、颅内出血、继发性脑水肿、颅内压增高等；脑脊液外漏可推迟颅内压增高症状的出现，应严密观察意识、生命体征、瞳孔及肢体活动等情况，及时发现颅内压增高及脑疝的早期迹象；注意颅内低压综合征，若脑脊液外漏多，可使颅内压过低而导致颅内血管扩张，出现剧烈头痛、眩晕、呕吐、厌食、反应迟钝、脉搏细弱、血压偏低等。

（2）脑脊液外漏的护理：保持外耳道、鼻腔和口腔清洁，清洁时注意棉球不可过湿，以免液体逆流入颅；在鼻前庭或外耳道口松松地放置干棉球，随湿随换，并估计脑脊液外漏量；避免用力咳嗽、打喷嚏、擤鼻涕及用力排便；脑脊液鼻漏者不可经鼻腔吸痰或放置胃管，禁止耳、鼻滴药、冲洗和堵塞，禁忌做腰椎穿刺；密切观察有无颅内感染迹象；遵医嘱预防性应用抗生素及破伤风抗毒素。

（二）临床病例讨论及情景教学

1. 病例讨论　一学生收集的病例如下。

病史：病人，男，32 岁，因骑摩托车摔伤头部、右耳流血 13 小时入院。病人 13 小时前骑摩托车撞在砖头上摔倒，右侧头部着地，当时神志恍惚片刻，无昏迷、头痛、呕吐，右耳流血，听力下降，由他人送急诊科而入院。护理查体：体温 37.1℃，血压 120/80mmHg，脉搏 80 次/分，呼吸 20 次/分。神志清楚，痛苦面容，对答切题。右侧外耳道有陈旧性血水，乳突后有瘀斑，其余头皮未见损伤。睁眼自如，双侧眼球各方向活动好。右侧鼻唇沟变浅，右侧皱额差。右耳听力下降。其余颅神经检查未见异常。胸腹未见异常。四肢肌力及肌张力正常，深浅反射存在对称，病理反射未引出。头颅照片"右颞后线性骨折，长 4cm，并通过颅底"。

请讨论：

（1）该病人的诊断可能是什么？损伤哪个部位？

（2）目前应如何护理该病人？

2. 情景教学

（1）角色扮演：学生分别扮演护士、病人及家属，模拟病人入院、手术前后的护患沟通与交流，模拟向病人及家属进行健康指导时的沟通与交流。

（2）查体及操作：学生间相互练习脑脊液耳鼻漏的护理操作方法。

（三）护理计划的书写

以上述护理病例为例，书写护理计划单（表 2-13）：

表 2-13　护理计划单

护理诊断	护理目标	护理措施	护理评价
有感染的危险　与脑脊液外漏有关	病人未发生颅内感染	• 清洁外耳道、鼻腔和口腔，禁忌堵塞、冲洗鼻腔，禁忌作腰椎穿刺 • 严禁从鼻腔吸痰或放置鼻胃管 • 遵医嘱应用抗生素和破伤风抗毒素	病人未发生颅内感染
潜在并发症：颅内低压综合征	病人未发生颅内低压综合征	• 鼓励病人多饮水 • 可静脉滴注生理盐水，每天 1000～1500ml，避免颅内压降低	病人颅内低压综合征得到预防

三、脑损伤病人的护理

【学习目的和要求】

(1) 通过床边教学和病例讨论，学会运用护理程序方法对脑损伤病人进行护理评估，并对收集的资料进行分析、整理，列出护理诊断，制订相应的护理计划，实施护理措施。

(2) 了解脑损伤的病因与分类；熟悉脑震荡、脑挫裂伤和颅内血肿的治疗要点和辅助检查；掌握脑震荡、脑挫裂伤和颅内血肿的临床表现和护理措施。

(3) 实践过程中能够体现出关心、爱护病人的良好医德和团结协作精神。

【学习地点】　医院神经外科病房、示教室和实验室。

【学习方法】

1. 选择病例　由神经外科临床带教教师选择脑震荡、脑挫裂伤、颅内血肿等病例，教师对病例进行集中讲解后，指定 4～7 人一组询问病史和检查病人，再由教师补充病例的有关资料，若无合适病例，可由教师介绍典型病案。

2. 在示教室进行病例讨论与情景教学

(1) 小组讨论：学生分组对病例的诊断、治疗及护理措施进行讨论后，各组派代表汇报讨论结果，由带教教师给予指导及评价。带教教师应通过临床具体病例教学，培养学生的临床思维和独立思考的能力，注意引导学生抓住问题的实质，纠正不正确的观点，提出正确的观点。

(2) 角色扮演：学生分别扮演护士和病人，模拟护患交流、查体及对病人或家属进行健康指导等，最后由临床带教教师总结和评价。

【学习内容】

(一) 指导学生练习

以硬脑膜外血肿病人病例为例，指导学生运用护理程序方法为病人提供护理。

1. 护理评估

(1) 收集病史：是否有明显的外伤史，外伤的时间，血肿发现的时间、部位、单侧或双侧，有无自觉症状，血肿为急性或亚急性；曾做过何种检查和治疗，结果如何；该病人有无焦虑恐惧心理，病人家庭经济状况和社会支持情况。

(2) 身体评估：了解病人的全身情况，病人的神志、呼吸、脉搏、血压、体温的变化，是否伴有颅骨骨折、血管损伤；病人伤后昏迷程度及持续的时间，是否存在"中间清醒期"；瞳孔（大小形状和对光反射）、视乳头和眼球活动及眼震情况；有无明显颅内压增高改变和生命体征表现，如头痛、恶心呕吐、烦躁不安、淡漠、嗜睡、定向不准等症状；四肢肌力、肌张力、深浅反射和病理反射情况。

(3) 辅助检查：一般采用 CT、MRI 检查；CT 检查可见颅骨内板与脑表面之间有双凸镜形或弓形密度增高影，常伴颅骨骨折和颅内积气。

2. 护理诊断

（1）学会应用 PES 公式提出护理诊断，用简单确切的术语阐述或描述病人的主要健康问题。例如，清理呼吸道无效　与脑损伤后意识障碍有关；意识模糊/昏迷　与脑损伤、颅内压增高有关。

（2）潜在并发症是各种原因造成的并发症。例如，潜在并发症：颅内压增高、失血性休克、脑疝及癫痫发作。

3. 护理目标　根据护理诊断提出护理目标，期望能达到的结果。例如，病人意识逐渐恢复，意识障碍期间生理需求得到满足；病人能有效咳痰，保持呼吸道通畅。

4. 护理措施

（1）一般护理：现场首先急救致命性危险因素（如窒息、大出血、休克等）；维持呼吸道通畅，必要时行气管插管和气管切开；进行伤口处理；密切观察病人意识障碍的程度及有无继续加重；观察病人有无生命体征紊乱，应先测呼吸，再测脉搏，最后测血压；观察病人瞳孔的变化，同时应注意某些药物、剧痛、惊骇等对瞳孔变化的影响；观察有无脑疝的先兆；观察有无脑脊液漏。

（2）昏迷的护理：保持呼吸道通畅，昏迷病人应抬起下颌或放置口咽通气道，以免舌根后坠阻碍呼吸；短期不能清醒者，宜行气管插管或气管切开，必要时使用呼吸机辅助呼吸；抬高床头 15°～30°，减轻脑水肿；早期可采用肠外营养，逐步过渡至肠内营养支持；预防压疮、泌尿系统感染、肺部感染、暴露性角膜炎、关节痉挛、肌萎缩等并发症的护理；高热病人应采取冰帽、冰袋等积极降温措施，或采用冬眠疗法。

（3）健康指导：加强营养，进食高热量、高蛋白富含纤维素、维生素饮食，发热时多饮水，神经功能缺损者应继续坚持功能锻炼，嘱病人待伤口痊愈后方可洗头，颅骨缺损者注意保护骨窗局部，外出戴防护帽，尽量少去公共场所。

（二）临床病例讨论及情景教学

1. 病例讨论　一学生收集的病例如下。

病史：病人，男，25 岁，由于未戴安全帽在建筑工地上被高处落下的硬板砸伤右顶部，当时晕倒在地，神志不清，即被工友送入医院急诊科诊治。到急诊科时病人清醒，诉头痛，左侧肢体稍麻木。护理查体：病人神志清楚，格拉斯哥昏迷评分（GCS）为 15 分，双侧瞳孔正常，右顶部可见头皮肿胀，无裂口，左侧肢体肌力 4 级，左侧病理征阳性，余无特殊。在行 CT 检查过程中，发现病人意识障碍逐渐加重，后呼之不应，返急诊科查体发现右侧瞳孔直径约 4mm，光反应消失，左侧正常，左侧肢体偏瘫，急入脑外科治疗。

请讨论：

（1）该病人可能的诊断是什么？请说明理由？

（2）该病人最危急的并发症是什么？

（3）目前如何护理该病人？

2. 情景教学

（1）角色扮演：学生分别扮演护士、病人及家属，模拟病人入院、手术前后的护患沟通与交流，模拟向病人及家属进行健康指导时的沟通与交流。

（2）查体及操作：学生间相互练习瞳孔的检查方法、神经系统的检查方法。

（三）护理计划的书写

以上述护理病例为例，书写护理计划单（表 2-14）：

表 2-14　护理计划单

护理诊断	护理目标	护理措施	护理评价
清理呼吸道无效　与脑损伤后意识障碍有关	病人呼吸道保持通畅，呼吸平稳，未发生误吸	• 密切观察病人的意识状态，注意意识障碍程度及变化 • 及时清除呼吸道分泌物 • 昏迷病人抬起下颌，开放气道，必要时进行气管插管或气管切开，进行相应护理	病人呼吸道保持通畅，呼吸平稳，未发生误吸
潜在并发症：脑疝	病人未发生脑疝	• 立即备皮，进行开颅血肿清除术术前准备 • 积极采取措施降低颅内压 • 术后密切观察病情变化，判断血肿清除效果	病人未发生脑疝

（孙玉倩）

第 5 章 胸外科病人的护理

一、胸部损伤病人的护理

【学习目的和要求】

（1）通过床边教学和病例讨论，学会运用护理程序方法对胸部损伤病人进行护理评估，并对收集的资料进行分析、整理，列出护理诊断，制订相应的护理计划，实施护理措施。

（2）了解肋骨骨折、血胸的病因、病理和辅助检查；熟悉肋骨骨折、气胸、血胸的临床表现和治疗要点；掌握气胸的急救处理原则、胸腔闭式引流的指征、护理方法和拔除指征。

（3）实践过程中能够体现出关心、爱护病人的良好医德和团结协作精神。

【学习地点】 医院胸外科病房、示教室和实验室。

【学习方法】

1. 选择病例 由胸外科临床带教教师选择肋骨骨折或气胸等病例，教师对病例进行集中讲解后，指定 4～7 人一组询问病史和检查病人，再由教师补充病例的有关资料，若无合适病例，可由教师介绍典型病案。

2. 在示教室进行病例讨论与情景教学

（1）小组讨论：学生分组对病例的诊断、治疗及护理措施进行讨论后，各组派代表汇报讨论结果，由带教教师给予指导及评价。带教教师应通过临床具体病例教学，培养学生的临床思维和独立思考的能力，注意引导学生抓住问题的实质，纠正不正确的观点，提出正确的观点。

（2）角色扮演：学生分别扮演护士和病人，模拟护患交流、查体及对病人或家属进行健康指导等场景，最后由临床带教教师总结和评价。

【学习内容】

（一）指导学生练习

以气胸护理病例为例，指导学生运用护理程序方法为病人提供护理。

1. 护理评估

（1）收集病史：向病人或目击者询问受伤时间，了解受伤部位，伤后病人有无昏迷、恶心呕吐、咯血等，在现场采取了哪些救治措施；该病人是否有胸闷、胸痛、呼吸困难、烦躁、意识障碍、窒息等症状；了解病人以往是否有心肺疾病，特别是慢性支气管炎、肺气肿、哮喘、冠心病、风湿性心脏病等；了解病人胸部损伤后的情绪变化，有无焦虑或恐惧，病人及家属对损伤及其预后的认知程度如何，治疗费用的来源、家庭经济情况以及工作环境状况等。

（2）身体评估：密切观察病人的生命体征是否平稳，神志是否清楚，肢体活动是否受限，特别是呼吸和循环功能的变化，病人有无发绀、皮下气肿、患侧胸部饱满、呼吸活动度降低、气管移位、颈静脉怒张、听诊呼吸音减弱、胸壁伤口处能否听到空气出入胸膜腔的吹风声等体征；观察判断病人有无内脏损伤，是否存在活动性出血、空腔脏器是否破裂等。

（3）辅助检查：胸腔穿刺测压是判定气胸种类的简易而可靠的方法；胸部 X 线检查可了解胸膜腔气量的多少、肺萎陷压缩的程度、有无其他合并症及纵隔移位程度；血气分析能判断有无呼吸衰竭及程度。

2. 护理诊断

（1）学会应用 PES 公式提出护理诊断，用简单确切的术语阐述或描述病人的主要健康问题。

例如，气体交换障碍　与胸部损伤、疼痛和肺萎陷有关。

（2）潜在并发症是各种原因造成的并发症。例如，潜在并发症：胸腔或肺部感染。

3．护理目标　根据护理诊断提出护理目标，期望能达到的结果。例如，病人能维持正常的呼吸功能，呼吸平稳；病人疼痛得到缓解或控制，自述疼痛减轻。

4．护理措施

（1）紧急处理：张力性气胸在危急状况下可用一粗针头在伤侧第2肋间锁骨中线处刺入胸膜腔，进行排气减压，在病人的转送过程中，于插入针的针栓处，缚扎一橡胶手指套，将指套顶端剪一1cm开口，可起活瓣作用，在呼气时能张开裂口排气，吸气时闭合，防止空气进入；大口径的开放性气胸应立即用无菌敷料如凡士林纱布加棉垫封盖伤口，再用胶布或绷带包扎固定，使开放性气胸变为闭合性气胸，并迅速转运医院，做好清创手术准备。

（2）一般护理：密切观察病人的呼吸、血压、心率、意识等变化，重视胸部和腹部体征以及肢体活动等情况，警惕多发性损伤，尤其是胸腹联合伤；及时清除呼吸道血液等异物，对咳嗽无力、不能有效排痰者，进行气管插管或气管切开，给氧；发生低血容量性休克时，迅速建立静脉通路，补充血容量，通过补充血容量或抗休克处理，病情无明显好转且出现胸膜腔活动性出血征象者，迅速协助医师做好剖胸止血的准备；咯血或咳泡沫样血痰者，常提示肺、支气管损伤严重，应鼓励咳出支气管内积血，减少肺不张的发生，大量咯血时，行体位引流以防止窒息；定时给予止痛药物，以免疼痛限制呼吸；胸带包扎胸廓病人，注意调整胸带的松紧度；安慰病人保持镇静，增强病人的安全感，使病人具备信心，积极配合治疗。

（3）胸腔闭式引流及护理：引流管的安放位置选在锁骨中线第2肋间或腋中线第3肋间，置管时病人取坐位或半卧位，引流管可选用质地较软、管径为1cm的胶管；随时检查引流装置是否密闭及引流管有无脱落，搬动病人或更换引流瓶时，需双重钳闭引流管，以防空气进入，引流管连接处脱落或引流瓶损坏，应立即用手捏闭管道并行双钳夹闭胸腔闭式引流导管，更换引流装置；定时挤压胸膜腔引流管，防止引流管阻塞、扭曲，注意观察长玻璃管中的水柱波动情况。胸腔闭式引流术后48～72小时后考虑拔管。

（4）健康指导：向病人说明深呼吸、有效咳嗽的意义，鼓励病人在胸痛的情况下积极配合治疗；胸部损伤后出现肺容积显著减少或严重肺纤维化的病人，活动后可能出现气短症状，嘱咐病人戒烟并减少或避免刺激物的吸入；指导病人进行患侧肩关节锻炼，损伤恢复期间胸部仍有轻微疼痛，活动不适时疼痛可能会加重，但不影响上肢功能锻炼；嘱病人定期来院复诊。

（二）临床病例讨论及情景教学

1．病例讨论　一学生收集的病例如下。

病史：病人，男性，32岁。病人于30分钟前在施工中不慎被两块水泥板挤压左胸部，伤后立即出现胸痛、呼吸困难、痰中带血就诊。护理查体：脉搏120次/分，呼吸30次/分，血压90/60mmHg。神志清楚，双瞳孔等圆等大，对光反射灵敏，胸部皮下可见瘀斑，左胸廓稍膨隆，语颤消失，叩诊呈鼓音，呼吸音消失，气管明显向右侧偏移。右胸壁4～5肋前局部肿胀，按之有压痛，用手挤压前后胸部，局部疼痛加重，并有骨擦音。心音略弱，律齐。腹部未见异常。X线检查：可见左胸腔内大量气体，左肺被压缩于肺门，左肋膈角少量液体，纵隔明显右移，右4～5肋可见骨折线，立即进行左侧胸膜腔穿刺抽气和胸腔闭式引流。入院诊断：① 胸部闭合性损伤；②左侧张力性气胸；③右肋骨骨折。

请讨论：

（1）针对该病人的情况，现场应采取哪些急救处理措施？

（2）应如何护理该病人？

2. 情景教学

（1）角色扮演：学生分别扮演护士、病人及家属，模拟入院、手术前后的护患沟通与交流，模拟向病人及家属进行健康指导时的沟通与交流等。

（2）查体及操作：学生间相互练习胸部体格检查方法，观看胸腔闭式引流置管术手录像，相互练习胸腔闭式引流的护理操作方法。

（三）护理计划的书写

以上述护理病例为例，书写护理计划单（表 2-15）：

表 2-15　护理计划单

护理诊断	护理目标	护理措施	护理评价
气体交换障碍　与胸部损伤、疼痛、胸廓活动受限或肺萎陷有关	病人能维持正常的呼吸功能，呼吸平稳	• 立即配合医师进行左侧胸膜腔穿刺抽气和胸腔闭式引流，做好胸腔闭式引流的护理 • 及时给予病人吸氧，协助病人有效咳嗽排痰，同时按压伤口，减少震动引起的疼痛	病人呼吸功能恢复正常，无气促、呼吸困难或发绀等
潜在并发症：肺部感染	病人的病情变化能被及时发现和处理，胸腔或肺部未发生感染	• 密切监测病人的体温变化及痰液性状，如病人出现畏寒、高热或咳脓痰等感染征象，及时配合医师处理 • 按时、按量应用抗生素	病人未发生胸腔或肺部感染

二、肺癌病人的护理

【学习目的和要求】

（1）通过床边教学和病例讨论，学会运用护理程序方法对肺癌病人进行护理评估，并对收集的资料进行分析、整理，列出护理诊断，制订相应的护理计划，实施护理措施。

（2）了解肺癌的病因和病理分类；熟悉肺癌的临床表现、诊治原则；掌握肺癌病人手术前、手术后的护理。

（3）实践过程中能够体现出关心、爱护病人的良好医德和团结协作精神。

【学习地点】　医院胸外科病房、示教室和实验室。

【学习方法】

1. 选择病例　由胸外科临床带教教师选择肺癌病例，教师对病例进行集中讲解后，指定 4～7 人一组询问病史和检查病人，再由教师补充病例的有关资料，若无合适病例，可由教师介绍典型病案。

2. 在示教室进行病例讨论与情景教学

（1）小组讨论：学生分组对病例的诊断、治疗及护理措施进行讨论后，各组派代表汇报讨论结果，由带教教师给予指导及评价。带教教师应通过临床具体病例教学，培养学生的临床思维和独立思考的能力，注意引导学生抓住问题的实质，纠正不正确的观点，提出正确的观点。

（2）角色扮演：学生分别扮演护士和病人，模拟护患交流、查体及对病人或家属进行健康指导等，最后由临床带教教师总结和评价。

【学习内容】

（一）指导学生练习

以肺癌病人护理病例为例，指导学生运用护理程序方法为病人提供护理。

1. 护理评估

（1）收集病史：应充分了解病人的健康状况，居住在农村还是城市，有无长期大量吸烟及毒生化学物质接触史；了解病人是否从事接触石棉、砷、铬、煤焦油等工作；了解病人是否有肺结核、矽肺、尘肺等慢性肺病疾病史，是否有家族遗传史，是否有免疫功能降低，代谢活动、内分泌功能失调等疾病；评估病人是否有焦虑不安、愤怒、沮丧、绝望等心理反应。

(2) 身体评估：包括病人身体的一般状况，如有无咳嗽、脓痰、血痰或痰中带血，咯血、胸痛、体重下降、贫血、恶病质以及是否有恶心、呕吐等；是否有肿瘤压迫所致症状，如声带麻痹、声音嘶哑、颈部、锁骨上淋巴结肿大、面部、颈部、上肢和上胸部静脉怒张，组织水肿，同侧臂痛、上肢运动障碍和同侧膈肌麻痹，胸膜腔积液等。

(3) 辅助检查：胸部 X 线检查是诊断肺癌的一个重要手段；CT 及 MRI 容易发现微小病灶和 X 线检查不易发现的隐蔽区；纤维支气管镜检查对中心型肺癌的诊断价值高；还包括痰脱落细胞学检查。

2. 护理诊断

(1) 学会应用 PES 公式提出护理诊断，用简单确切的术语阐述或描述病人的主要健康问题。例如，气体交换障碍　与肺组织病变，手术、麻醉、呼吸道分泌物潴留、肺换气功能降低等因素有关；清理呼吸道无效　与术后疼痛、痰液黏稠不易咳出有关。

(2) 潜在并发症是各种原因造成的并发症。例如，潜在并发症：出血、感染、肺不张、急性肺水肿。

3. 护理目标　根据护理诊断提出护理目标。例如，病人恢复正常的气体交换功能；病人营养状况改善等。

4. 护理措施

(1) 术前护理：病人术前应戒烟，咳痰量多者记录痰量；伴有肺部炎症的病人，应联合应用抗生素、支气管扩张剂、祛痰剂等药物；术前指导病人进行腹式呼吸训练和咳嗽训练，可先轻轻地进行肺深处咳嗽，将痰引至大气管时，再用力咳出，咳嗽后要休息片刻以恢复体力。

(2) 术后护理：

1) 麻醉清醒、血压平稳后改为半卧位，肺叶切除病人可取侧卧位，一侧全肺切除病人，避免完全侧卧，以防止纵隔移位压迫健侧肺，可采取 1/4 侧卧位；术后密切监测血压、心率、呼吸等变化，注意有无血容量不足和心功能不全的发生。

2) 呼吸道护理：术后带气管插管返回病房的病人，应严密观察导管的位置，防止滑出或移向一侧支气管，造成通气量不足；观察呼吸深度、频率、动脉血氧饱和度的变化；鼓励并协助深呼吸及咳嗽，每 1~2 小时叩背排痰 1 次，痰液黏稠时可采用超声雾化吸入，在吸入液体中加入抗生素、激素效果更佳。

3) 胸腔闭式引流护理：定时观察胸腔闭式引流是否通畅，术后早期特别注意观察引流量。当病人翻身时，注意保护引流管避免牵拉、受压或外脱。

4) 术后上肢功能康复训练：适时早期活动可促进呼吸运动、防止肺不张和患侧肩关节僵硬及手臂挛缩。

5) 术后并发症预防及护理：术后 48 小时内要协助病人深呼吸、咳痰及床上运动，避免发生肺不张或肺感染；避免补液过快、过多发生肺水肿；高龄、冠心病病人要及时去除并发心律失常的诱因，防止发生心律失常；放射治疗的病人应注意放射照射剂量，防止发生放射性肺损伤。

(3) 健康指导：指导病人预防呼吸道感染，术后一段时间内避免出入公共场所或与上呼吸道感染者接触，避免与烟雾、化学刺激物接触，万一发生呼吸道感染，应尽早返院就医；鼓励病人戒烟；若病人出现伤口疼痛、剧烈咳嗽及咯血等症状时，应返院治疗。

(二) 临床病例讨论及情景教学

1. 病例讨论　一学生收集的病例如下。

病史：病人，男，40 岁，吸烟 20 多年，干咳近 2 年，痰中带血丝 1 个月就诊。胸片示右上肺一 2.5cm×3.0cm 肿块，不规则，同侧锁骨上淋巴结肿大。病人入院后在全麻下行右上肺叶切除加淋巴结清扫术，术后病人自述疼痛、胸闷、咳嗽。护理查体：体温 37.1℃，脉搏 100 次/分，呼吸 22 次/分，血压 100/60mmHg。病人性格开朗，对疾病情况及防治了解较少。

请讨论：

（1）该病人目前主要的护理诊断/问题是什么？

（2）如何护理该病人？

（3）对于该病人如何进行健康指导？

2. 情景教学

（1）角色扮演：学生分别扮演护士、病人及家属，模拟入院、手术前后的护患沟通与交流，模拟向病人及家属进行健康指导时的沟通与交流等。

（2）查体及操作：学生间相互练习胸部体格检查的方法，练习胸腔闭式引流的护理操作方法。

（三）护理计划的书写

以上述护理病例为例，书写护理计划单（表 2-16）：

表 2-16　护理计划单

护理诊断	护理目标	护理措施	护理评价
气体交换障碍　与肺组织病变、麻醉、肿瘤阻塞支气管、肺换气功能降低等因素有关	病人恢复正常的气体交换功能	• 指导并劝导病人戒烟，给氧 • 支气管分泌物较多者行体位引流、超声雾化吸入，注意痰液的性质和量 • 指导病人练习腹式呼吸、有效咳嗽和排痰，练习使用深呼吸训练器	病人呼吸功能改善，无气促、发绀等征象
营养失调：低于机体需要量　与肿瘤引起机体代谢增加、手术创伤有关	病人营养状况得到改善	• 为病人提供引起食欲、均衡饮食 • 术前伴营养不良者，应给予肠内或肠外营养，改善病人的营养状况	病人的营养状况得到改善

三、乳房疾病病人的护理

【**学习目的和要求**】

（1）通过床边教学和病例讨论，学会运用护理程序方法对乳房疾病病人进行护理评估，并对收集的资料进行分析、整理，列出护理诊断，制订相应的护理计划，实施护理措施。

（2）了解乳房囊性增生病、乳管内乳头状瘤、乳房纤维腺瘤的临床表现及处理；熟悉急性乳腺炎的临床表现及护理，乳房的检查方法；掌握乳腺癌的临床表现及术前、术后护理。

（3）实践过程中能够体现出关心、爱护病人的良好医德和团结协作精神。

【**学习地点**】　医院普通外科病房、示教室和实验室。

【**学习方法**】

1. 选择病例　由普外科临床带教教师选择乳腺癌或乳房囊性增生病病例，教师对病例进行集中讲解后，指定 4～7 人一组询问病史和检查病人，再由教师补充病例的有关资料，若无合适病例，可由教师介绍典型病案。

2. 在示教室进行病例讨论与情景教学

（1）小组讨论：学生分组对病例的诊断、治疗及护理措施进行讨论后，各组派代表汇报讨论结果，由带教教师给予指导及评价。带教教师应通过临床具体病例教学，培养学生的临床思维和独立思考的能力，注意引导学生抓住问题的实质，纠正不正确的观点，提出正确的观点。

（2）角色扮演：学生分别扮演护士和病人，模拟护患交流、查体及对病人或家属进行健康指导等，最后由临床带教教师总结和评价。

【学习内容】

(一) 指导学生练习

以乳腺癌病人护理病例为例，指导学生运用护理程序方法为病人提供护理。

1. 护理评估

(1) 收集病史：询问发现乳房肿块的时间、部位、大小、活动性、肿块变大的速度和自觉症状；了解病人的生育史、哺乳史、以往有无乳房外伤史、有无乳头血性分泌物，是否在妊娠期和哺乳期；曾做过何种检查和治疗，结果如何；病人有无焦虑或恐惧心理，病人家庭经济状况和社会支持情况、夫妻关系如何，丈夫对手术的态度，对即将失去一侧或双侧乳房有无心理准备等。

(2) 身体评估：两侧乳房是否对称、乳房外形有无改变、是否有乳头凹陷和乳头不对称；乳房肿块的时间、部位、大小、活动度、硬度、界限情况；局部皮肤是否有酒窝征、橘皮样改变、湿疹、溃疡；两侧腋窝、锁骨上下淋巴结情况，淋巴结的数目、大小、硬度、活动度、孤立还是融合；上臂是否有水肿；是否有胸痛、咳嗽、气急、腰背痛、病理性骨折或肝肿大、黄疸等远处转移等表现。

(3) 辅助检查：钼靶 X 线摄片是早期发现乳腺癌的最有效方法，还包括乳腺导管造影、针刺细胞学检查、免疫诊断、B 超检查、红外线扫描等。

2. 护理诊断

(1) 学会应用 PES 公式提出护理诊断，用简单确切的术语阐述或描述病人的主要健康问题。例如，自我形象紊乱　与乳腺癌切除术造成乳房缺失和术后瘢痕形成有关。

(2) 潜在并发症是各种原因造成的并发症。例如，潜在并发症：上肢淋巴水肿。

3. 护理目标　根据护理诊断提出护理目标，期望能达到的结果。例如，病人能够积极面对自我形象的变化；手术创面愈合良好，患侧上肢肿胀减轻或消失。

4. 护理措施

(1) 术前护理：做好病人的心理护理，护理人员应有针对性地进行心理护理，鼓励病人表述手术创伤对自己今后角色的影响，告知病人今后行乳房重建的可能性，取得丈夫的理解、支持和关心，并能接受妻子手术后身体形象的改变；术前严格备皮，对手术范围大、需要植皮的病人，除常规备皮外，同时做好供皮区的皮肤准备。

(2) 术后护理：术后麻醉清醒后取半卧位，患肢内收位；乳腺癌扩大根治术病人需要注意呼吸，及时发现气胸（胸闷、呼吸困难），鼓励病人深呼吸防止肺部并发症；注意胸带加压包扎的松紧度应以能容纳一手指、维持正常血运、不影响病人呼吸为宜；密切观察皮瓣颜色、患侧上肢远端血循环情况，若绷带松脱，应及时重新加压包扎；维持有效的负压引流，注意引流的量、颜色，注意有无出血；应注意不可在患肢量血压、注射及抽血，患肢负重不宜过大，不使用强力洗涤剂，不宜戴首饰或手表，以预防患侧上肢肿胀，抬高、按摩、适当活动患肢，或使用弹力绷带，以利于淋巴回流；指导病人作患肢功能锻炼：包括术后 24 小时内活动手指及腕部，术后 1~3 日进行上肢肌肉的等长收缩，术后 4~7 日鼓励病人用患侧手洗脸、刷牙、进食等，术后 1~2 周开始作肩关节活动。

(3) 健康指导：指导病人术后近期避免用患侧上肢搬动、提取重物，继续行功能锻炼；术后 5 年内应避免妊娠；术后放疗期间应注意保护皮肤，出现放射性皮炎时及时就诊；化疗期间应定期检查肝、肾功能；向佩戴义乳或假体的病人介绍假体的作用和应用，避免衣着过度紧身；嘱 20 岁以上的女性应每月乳房自我检查一次，绝经后妇女宜在每月固定时间到医院体检，40 岁以上乳腺癌术后病人应每年行钼靶 X 线摄片检查，以早期发现乳腺癌或乳腺癌复发征象。

(二) 临床病例讨论及情景教学

1. 病例讨论　一学生收集的病例如下。

病史：病人，女，42 岁，半年前无意中发现左乳腺外上方有一豆粒大小的肿物，无疼痛，乳头无溢液,未引起注意。此后,肿物逐渐增大,生长速度较快,但无局部红、肿、热、痛,乳头无溢液。自觉肿物增大至拇指头大小,到医院就诊,门诊以"左乳腺肿物"收外科住院治疗。病人发病后无乳腺周期性疼痛,无明显体重减轻,睡眠及饮食良好,二便正常。护理查体:病人神志清楚,巩膜无黄染,眼睑无苍白,无贫血貌,颈部及锁骨上浅表淋巴结无肿大。双侧乳头不对称,左侧略抬高,左侧乳房外上象限可见局限性凹陷,表面可见橘皮样外观;在乳房外上象限可触及一直径 2.5cm 肿物,质地较硬,边界欠清楚,表面不光滑,活动度尚可,与胸肌无粘连,左侧腋窝可触及 2 个 1.5cm×1.5cm 肿大的淋巴结,活动良好,无粘连,右侧腋窝未触及肿大淋巴结。其余检查未见异常。肿块穿刺细胞学诊断为左乳腺癌,拟手术治疗入院。入院后病人胃纳欠佳,沉闷不语。护士了解到其女儿刚上初中,担心自己的工作前途和女儿的学习状况。病人入院后 1 周在会诊麻醉下行左乳腺癌根治术,术后胸壁伤口包扎良好,手术部位皮瓣下放置负压引流,术日即开始患侧手指及腕部的功能锻炼。

请讨论:

(1) 该病人目前主要存在的护理问题是什么?

(2) 术后应如何护理该病人?

(3) 请为该病人制订患肢功能锻炼计划。

2. 情景教学

(1) 角色扮演:学生分别扮演护士、病人及家属,模拟病人入院、手术前后的护患沟通与交流,模拟向病人及家属进行健康指导时的沟通与交流等。

(2) 查体与操作:学生间相互练习:① 乳房自检方法:乳房检查可以早期发现乳房疾病,一般在月经后 7~10 天进行,应选择在光线明亮处,注意环境的隐私性,自检者放松胸部,双臂下垂,进行视诊、触诊等自我检查;② 手指爬墙运动:双脚分开直立于墙前,肘弯曲,手掌与肩同高贴在墙上,手指弯屈沿墙壁渐渐向上爬行,直至手臂完全伸直为止,然后手臂再向下移动回原位;③ 画圈运动:取一根绳子,一端系在门柄上,另一端握于手中,面门而立,以画圆圈的方式转动绳子做圆周运动,由小到大,由慢至快;④ 滑轮运动:在高于头部的横杆上搭一根绳子,双手各持一端,先用健侧手将绳子往下拉,使患侧手臂(模拟)抬高,直至到达稍感不适的位置,然后抬高健侧手臂使患侧手臂自然下降。

(三) 护理计划的书写

以上述护理病例为例,书写护理计划单(表 2-17):

表 2-17　护理计划单

护理诊断	护理目标	护理措施	护理评价
自我形象紊乱　与手术后乳房缺失有关	病人能够积极面对自我形象的改变	• 有针对性地对病人进行心理护理,降低病人的焦虑和担心 • 取得配偶及家人的支持 • 指导病人正确佩戴义乳	病人接受手术所致乳房外形的改变
有组织完整性受损的危险　与留置引流管、患肢淋巴引流不畅或感染有关	病人创面愈合良好,患肢肿胀减轻或消失	• 胸带包扎松紧适度,使皮瓣紧贴胸壁,保持皮下引流管通畅。促进皮瓣愈合 • 避免在患肢测血压、抽血和静脉输液 • 抬高和按摩患肢,促进淋巴回流,保持患肢皮肤清洁干燥	病人创面愈合良好,患肢未出现肿胀和感染

(孙玉倩)

第6章　泌尿外科病人的护理

一、泌尿系统损伤病人的护理

【学习目的和要求】

(1) 通过床边教学和病例讨论，学会运用护理程序方法对泌尿系统损伤病人进行护理评估，并对收集的资料进行分析、整理，列出护理诊断，制订相应的护理计划，实施护理措施。

(2) 了解肾损伤、膀胱损伤的病理和分类；熟悉肾损伤、膀胱损伤、尿道损伤的辅助检查和治疗要点；掌握肾损伤、膀胱损伤、尿道损伤的临床表现和术前、术后护理措施。

(3) 实践过程中能够体现出关心、爱护病人的良好医德和团结协作精神。

【学习地点】　医院泌尿外科病房、示教室和实验室。

【学习方法】

1. 选择病例　由泌尿外科临床带教教师选择肾损伤、膀胱损伤或尿道损伤病例，教师对病例进行集中讲解后，指定4～7人一组询问病史和检查病人，再由教师补充病例的有关资料，若无合适病例，可由教师介绍典型病案。

2. 在示教室进行病例讨论与情景教学

(1) 小组讨论：学生分组对病例的诊断、治疗及护理措施进行讨论后，各组派代表汇报讨论结果，由带教教师给予指导及评价。带教教师应通过临床具体病例教学，培养学生的临床思维和独立思考的能力，注意引导学生抓住问题的实质，纠正不正确的观点，提出正确的观点。

(2) 角色扮演：学生分别扮演护士和病人，模拟护患交流、查体及对病人或家属进行健康指导等场景，最后由临床带教教师总结和评价。

【学习内容】

(一) 指导学生练习

以尿道损伤护理病例为例，指导学生运用护理程序方法为病人提供护理。

1. 护理评估

(1) 收集病史：了解尿道损伤的部位（前尿道或后尿道损伤）、时间及受伤的原因、暴力的性质、强度和作用部位，是开放性损伤还是闭合性损伤，曾做过何种检查和治疗，结果如何。

(2) 身体评估：尿道口是否有出血、疼痛，有无排尿困难或不能排尿；会阴部有无血肿、瘀斑点及尿外渗，有无腹膜炎的症状和体征；是否伴有休克（骨盆骨折所致后尿道损伤常合并大出血），运动障碍，心肺腹部检查是否正常，是否存在尿潴留或肾积水。

(3) 辅助检查：血常规检查，失血较多者可有红细胞和血红蛋白减少、血细胞比容降低；继发感染时，白细胞增多、中性粒细胞分类增多甚至出现核左移；尿常规检查，尿中红细胞增多，绝大多数病人有不同程度的肉眼血尿；骨盆平片可发现骨盆骨折和其他骨折，尿道造影可显示尿道损伤的部位和程度，尿道断裂时可见对比剂外漏。

2. 护理诊断

(1) 学会应用PES公式提出护理诊断，用简单确切的术语阐述或描述病人的主要健康问题。例如，组织灌流量改变　与创伤、骨盆骨折损伤血管出血、尿外渗有关。

(2) 潜在并发症是各种原因造成的并发症。例如，潜在并发症：感染　与创伤及长期留置导尿管有关。

3. 护理目标　根据护理诊断提出护理目标，期望能达到的结果。例如，病人的有效循环血量得以维持；病人未发生并发症，或并发症得到及时发现和处理。

4. 护理措施

（1）术前护理：密切观察病情，定时观察病人的意识、生命体征情况，记录尿量，以便及早发现病情变化和并发症的发生；遵医嘱给予静脉输液，必要时输血或血液制品，以维持体液、电解质及酸碱平衡。

（2）术后护理：术后血压平稳后改为半卧位，尽早床上活动，逐渐离床活动；观察敷料是否固定，有无血性渗出；术后疼痛明显者应用止痛剂；留置膀胱造瘘管者，应加强对膀胱造瘘管的护理，鼓励病人多饮水，防止感染和膀胱结石形成，给予间断或持续膀胱冲洗，长期留置膀胱造瘘管者，应每周更换引流装置；尿道会师术后发生尿道狭窄者，指导病人定期进行尿道扩张术。

（3）健康指导：嘱病人多饮水，多排尿，起到内冲洗的作用；骨盆骨折致尿道损伤者，要正确指导病人床上活动，以免造成骨折移位或引起其他副损伤；指导病人进行功能锻炼，以免长期卧床造成肌肉萎缩；出院后观察排尿情况，如有异常及时复诊；指导病人定期来医院进行尿道扩张，改善排尿困难。

（二）临床病例讨论及情景教学

1. 病例讨论　一学生收集的病例如下。

病史：病人，男，20 岁，翻越椅背时会阴部受到骑伤，局部疼痛，肿胀，尿道口滴血，伤后 8 小时没有排尿，急诊入院。护理查体：体温 37.3℃，血压 120/80mmHg，脉搏 82 次/分，发育正常，营养中等、神志清楚、合作，痛苦病容，皮肤巩膜无黄染，双肾未扪及，双输尿管走行区无压痛，下腹膨隆，尿道口有血迹，B 超证实为充盈膀胱，导管不能插入，尿常规检查红细胞满视野。

请讨论：

（1）该病人损伤的部位可能是哪里？

（2）目前该病人最适宜的治疗方式是什么？

（3）目前应如何护理该病人？

2. 情景教学

（1）角色扮演：学生分别扮演护士、病人及家属，模拟病人入院、查体及手术前后的护患沟通与交流，模拟向病人及家属进行健康指导时的沟通与交流。

（2）查体及操作：学生间相互练习膀胱叩诊的方法，并用语言描述尿潴留时膀胱叩诊的方法。

（三）护理计划的书写

以上述护理病例为例，书写护理计划单（表 2-18）：

表 2-18　护理计划单

护理诊断	护理目标	护理措施	护理评价
排尿困难　与尿道损伤引起的局部水肿或尿道断裂有关	病人尿液能排出体外，不发生尿潴留	• 立即留置尿管，导尿失败者应经手术留置尿管引流尿液 • 妥善固定尿管，防止尿管脱落 • 连续间断注射生理盐水冲洗尿管，防止血块堵塞尿管	病人尿液能排出体外，未发生尿潴留
潜在并发症：感染	病人未发生感染	• 严格无菌操作，定期更换引流袋，保持伤口清洁干燥，及时更换敷料 • 鼓励病人多饮水，冲洗尿道	病人未发生感染

二、泌尿系统结石病人的护理

【学习目的和要求】

(1) 通过床边教学和病例讨论，学会运用护理程序方法对泌尿系统结石病人进行护理评估，并对收集的资料进行分析、整理，列出护理诊断，制订相应的护理计划，实施护理措施。

(2) 了解肾、输尿管、膀胱结石的病因与发病机制；熟悉肾、输尿管、膀胱结石的实验室及其他检查与治理要点；掌握肾、输尿管、膀胱结石的临床表现和护理措施。

(3) 实践过程中能够体现出关心、爱护病人的良好医德和团结协作精神。

【学习地点】 医院泌尿外科病房、示教室和实验室。

【学习方法】

1. 选择病例　由泌尿外科临床带教教师选择肾、膀胱、输尿管结石病例，教师对病例进行集中讲解后，指定 4~7 人一组询问病史和检查病人，再由教师补充病例的有关资料，若无合适病例，可由教师介绍典型病案。

2. 在示教室进行病例讨论与情景教学

(1) 小组讨论：学生分组对病例的诊断、治疗及护理措施进行讨论后，各组派代表汇报讨论结果，由带教教师给予指导及评价。带教教师应通过临床具体病例教学，培养学生的临床思维和独立思考的能力，注意引导学生抓住问题的实质，纠正不正确的观点，提出正确的观点。

(2) 角色扮演：学生分别扮演护士和病人，模拟护患交流、查体及对病人或家属进行健康指导等，最后由临床带教教师总结和评价。

【学习内容】

(一) 指导学生练习

以肾结石为例，指导学生运用护理程序方法为病人提供护理。

1. 护理评估

(1) 收集病史：了解病人的年龄、职业、饮食和生活习惯、饮食特点及饮水习惯；既往有无结石病史，有无代谢及遗传性疾病、有无甲状腺功能亢进症、痛风、长期卧床病史；止痛药物的使用情况。

(2) 身体评估：评估疼痛的部位和程度、血尿的特点、伴随症状及生命体征的变化；肾绞痛的发作情况；病人的排尿情况、尿量和尿液颜色的变化、尿石的排出情况；评估病人是否有腰部隐痛，腰部触及包块等尿路梗阻的表现；了解病人的营养状态，有无继发感染。

(3) 辅助检查：尿常规检查有镜下血尿或肉眼血尿；B 超检查可发现有无结石以及结石的位置、数量，并可发现 X 线阴性结石，同时可了解有无肾积水等肾脏结构的改变；泌尿系统平片能发现 95% 以上的结石；排泄性尿路造影和逆行性肾盂造影可发现各种类型的结石。

2. 护理诊断

(1) 学会应用 PES 公式提出护理诊断，用简单确切的术语阐述或描述病人的主要健康问题。例如，急性疼痛　与结石刺激引起的炎症、损伤及平滑肌痉挛有关；排尿型态改变　与结石或血块引起尿路梗阻有关。

(2) 潜在并发症是各种原因造成的并发症。例如，潜在并发症：感染。

3. 护理目标　根据护理诊断提出护理目标，期望能达到的结果。例如，病人自述疼痛减轻，舒适感增强；病人能复述尿石症的预防知识，并采取有利于预防结石的生活方式。

　　4. 护理措施

　　（1）术前护理：鼓励指导病人多活动，多饮水，病情允许的情况下可鼓励病人适当做一些跳跃或其他体育运动，以促进较小结石移动或排除体外；疼痛时指导病人分散注意力，深呼吸，必要时应用解痉镇痛药物；调整体位，肾盏等上段小结石病人及体外碎石术后病人取健侧卧位头高脚低位，以促进碎石排出体外，并于每次排尿于玻璃瓶或金属盆内，或用纱布过滤尿液，观察是否有结石排出；实施经皮肾镜手术者，手术前还需练习俯卧位和呼吸控制；特殊手术前准备遵医嘱执行。

　　（2）体外冲击波碎石术后护理：鼓励病人每日饮水 3000ml 以上，必要时静脉补液，以增加尿量，每次排尿应观察碎石排出情况；碎石经过输尿管排出时常出现剧烈绞痛，嘱病人勿紧张，必要时应用解痉镇痛药；碎石术后观察血尿情况，嘱病人勿惊慌；输尿管"石街"形成者需用输尿管肾镜或其他方法治疗，向病人进行相应的健康宣教。

　　（3）术后护理：所有病人手术后均有不同程度的血尿，应卧床休息 1～2 天，肾盂切开取石和肾实质切开取石术术后病人应绝对卧床休息，术后第 3 天可指导病人床上活动，翻身、取半卧位等；根据结石成分分析，指导病人调整饮食结构，预防结石复发；手术后应先夹闭肾造瘘管，使肾盂内压力升高，压迫创面小血管，减少出血，2～4 小时后停止夹闭，开放引流；瘘管要妥善固定，防止牵拉和脱落，观察肾造瘘管有无漏尿、敷料潮湿，保持引流通畅，嘱病人多饮水，多排尿。

　　（4）健康指导：指导病人多饮水，尤其是睡前或夜间饮水更好，每天在 2000ml 以上，多利尿，促进结石排出；体外冲击碎石术后指导病人观察排石情况；含钙结石病人，多进食含纤维丰富的食物，限制牛奶、豆制品等食物，尿酸结石病人不宜进食动物内脏；指导病人多活动以促进结石排出；肾实质或肾盂切开取石术病人术后绝对卧床，防止继发性出血。

　　（二）临床病例讨论及情景教学

　　1. 病例讨论　一学生收集的病例如下。

　　病史：病人，男，40 岁。右侧腰痛伴血尿 3 个月。3 个月前，病人右腰部胀痛，持续性，活动后出现血尿并伴轻度尿急、尿频、尿痛。去医院就诊，反复化验，尿中有较多红细胞、白细胞，给予抗炎治疗。1 个月前 B 超发现右肾积水，来医院就诊。腹部 X 线未见异常，静脉尿路造影示右肾中度积水，各肾盏成囊状扩张，输尿管显影，左肾正常。发病以来，病人食欲及大便正常。近 2 年来有时双足趾红肿痛，疑与痛风，未做进一步检查。否认肝炎、结核等病史，吸烟 30 余年，1 包/天。护理查体：腹平软，肝脾未触及，右肾区压痛（一）、叩痛（＋），输尿管走行平脐水平处有深压痛。

　　请讨论：

　　（1）该病人可能的诊断是什么？

　　（2）目前该病人主要的护理措施是什么？

　　（3）如何预防该病的发生？

　　2. 情景教学

　　（1）角色扮演：学生分别扮演护士、病人及家属，模拟病人入院、查体及手术前后护理时的护患沟通与交流，模拟向病人及家属进行健康指导时的沟通与交流。

　　（2）查体及操作：学生间相互练习泌尿外科的体格检查，练习膀胱冲洗的护理操作方法。

　　（三）护理计划的书写

　　以上述护理病例为例，书写护理计划单（表 2-19）：

表 2-19　护理计划单

护理诊断	护理目标	护理措施	护理评价
急性疼痛　与结石刺激引起的炎症、损伤及平滑肌痉挛有关	病人自述疼痛减轻，舒适感增强	• 嘱病人卧床休息，局部热敷，指导病人深呼吸，放松以减轻疼痛 • 应用解痉止痛药物，并观察疼痛的缓解情况	病人的疼痛程度减轻
知识缺乏　缺乏预防尿石症的知识	病人能够复述尿石症的预防知识	嘱病人大量饮水、多活动，进行饮食指导，合理选择药物预防结石的形成	病人能够复述尿石症的预防知识

三、泌尿系统梗阻病人的护理

【学习目的和要求】

(1) 通过床边教学和病例讨论，学会运用护理程序方法对泌尿系统梗阻病人进行护理评估，并对收集的资料进行分析、整理，列出护理诊断，制订相应的护理计划，实施护理措施。

(2) 了解前列腺增生的病因和发病机制，熟悉前列腺增生症、肾积水病人的辅助检查和治疗要点；掌握前列腺增生的临床表现和术前、术后护理。

(3) 实践过程中能够体现出关心、爱护病人的良好医德和团结协作精神。

【学习地点】　医院泌尿外科病房、示教室和实验室。

【学习方法】

1. 选择病例　由泌尿外科临床带教教师选择前列腺增生症、肾积水病人病例，教师对病例进行集中讲解后，指定 4~7 人一组询问病史和检查病人，再由教师补充病例的有关资料，若无合适病例，可由教师介绍典型病案。

2. 在示教室进行病例讨论与情景教学

(1) 小组讨论：学生分组对病例的诊断、治疗及护理措施进行讨论后，各组派代表汇报讨论结果，由带教教师给予指导及评价。带教教师应通过临床具体病例教学，培养学生的临床思维和独立思考的能力，注意引导学生抓住问题的实质，纠正不正确的观点，提出正确的观点。

(2) 角色扮演：学生分别扮演护士和病人，模拟护患交流、查体及对病人或家属进行健康指导等场景，最后由临床带教老师总结和评价。

【学习内容】

(一) 指导学生练习

以前列腺增生症为例，指导学生运用护理程序方法为病人提供护理。

1. 护理评估

(1) 收集病史：了解病人的年龄、职业、吸烟史、饮酒史、饮食有无特殊嗜好，平日的饮水习惯，有无定时排尿习惯，有无故意憋尿和提前排尿的习惯；有无因长期排尿困难导致腹压增高而引起腹股沟疝、内痔、脱肛等情况；有无其他慢性病史，如高血压、糖尿病、脑血管等疾病等。

(2) 身体评估：前列腺增生引起的症状取决于梗阻的程度、病变发展速度、是否合并感染等情况，评估病人的尿频和排尿困难情况，有无排尿费力、排尿延迟、尿流变细、射程变短、尿线中断、尿末滴沥等，有无血尿、膀胱刺激症状，有无尿潴留、尿失禁、肾积水等。

(3) 辅助检查：血常规、尿常规、血生化、肝肾功能、血脂等各项检查情况；B超显示前列腺大小；尿流动力学检查能提示是否存在膀胱出口梗阻以及评估膀胱逼尿肌功能；直肠指检可触摸到增大的前列腺，腺体表面光滑，质韧有弹性，边缘清楚，中间沟变浅或消失。

2．护理诊断

（1）学会应用 PES 公式提出护理诊断，用简单确切的术语阐述或描述病人的主要健康问题。例如，排尿障碍　与膀胱出口梗阻有关；急性疼痛　与逼尿肌功能不稳定、尿导管刺激、膀胱痉挛有关。

（2）潜在并发症是各种原因造成的并发症。例如，潜在并发症：TUR 综合征、出血、尿失禁。

3．护理目标　根据护理诊断提出护理目标，期望能达到的结果。例如，病人恢复正常排尿；病人诉疼痛减轻或消失。

4．护理措施

（1）术前护理：完善手术前检查，备皮、备血，手术前日晚进流食、灌肠，术日晨禁饮食和水。

（2）术后护理：手术切口疼痛是手术后的正常病理生理反应，应尽早给予止痛治疗，增加病人的舒适度；妥善固定各种管道防止病人躁动时脱落和意外拔出导管；进行膀胱冲洗护理，准确记录冲洗液的颜色、温度，调整膀胱冲洗速度，减少对膀胱黏膜的刺激，防止发生膀胱痉挛、膀胱填塞等并发症；注意观察引流液性状，有鲜血流出或剧烈疼痛、导管堵塞或病人感到不适，流出量少于灌入量，同时伴有腹痛、腹胀等异常情况应停止冲洗，查找原因，及时解除；消除下尿路炎症，妥善固定导管，个体化调整冲洗液温度、冲洗速度和冲洗方法以预防膀胱痉挛的发生，一旦发生膀胱痉挛，应用解痉镇痛、镇静药物或给予利多卡因膀胱灌注来缓解膀胱痉挛的发作；病人如出现烦躁、恶心、呕吐、抽搐，严重者甚至出现脑水肿、肺水肿、心力衰竭等临床表现，应警惕发生 TUR 综合征，一旦出现 TUR 综合征应立即遵医嘱给予利尿剂、脱水剂并加强安全护理，防止意识障碍及躁动病人发生坠床等损伤。

（3）健康指导：指导病人不要因为怕排尿而故意限制饮水，平日要多饮水，多排尿，以减少感染和结石的发生；不要故意憋尿，避免受凉、饮酒、劳累等，以免发生急性尿潴留；前列腺切除术后 1～2 个月内避免跑步等剧烈活动，防止前列腺手术创面继发性出血；前列腺切除术后病人若有尿失禁或遗尿现象，可指导病人进行盆底肌锻炼。

（二）临床病例讨论及情景教学

1．病例讨论　一学生收集的病例如下。

病史：病人，男，76 岁。18 个月前无明显诱因出现尿频，日间排尿 3～4 次，夜间排尿 5～6 次。1 个月前病人自觉排尿困难加重而来我院。门诊以"前列腺增生"收住院。护理查体：神志清醒，精神正常，体温 36.3℃，脉搏 72 次/分，呼吸 18 次/分，血压 136/74mmHg。直肠指检：前列腺 2 度增生。

入院后给予留置导尿引流尿液。进行常规术前检查，排除手术禁忌证，于入院后第 4 日在连续硬膜外麻醉下行经尿道前列腺电切术，术中出血约 20ml，放置三腔球囊导尿管一根，术后安返病房。给予持续吸氧，监测心电、血压和血氧饱和度，给予静脉补液，应用抗生素预防感染，三腔尿管接生理盐水持续膀胱冲洗，病人偶诉下腹部疼痛。术后 2 天，冲洗液转为清亮，改为间断冲洗，术后第 4 日停膀胱冲洗。

请讨论：

（1）该病人手术后最常见的并发症是什么？原理是什么？

（2）目前该病人主要的护理措施是什么？

（3）对于该病人如何制订健康指导计划？

2．情景教学

（1）角色扮演：学生分别扮演护士、病人及家属，模拟病人入院、查体及手术前后护理时的护患沟通与交流,模拟向病人及家属进行健康指导时的沟通与交流。

(2)查体及操作:学生间相互练习泌尿外科体格检查及膀胱冲洗的护理操作方法。

(三)护理计划的书写

以上述护理病例为例,书写护理计划单(表 2-20):

表 2-20 护理计划单

护理诊断	护理目标	护理措施	护理评价
急性疼痛 与逼尿肌功能不稳定,膀胱痉挛有关	病人诉疼痛减轻或消失	• 及时安慰病人,嘱病人放松,缓解紧张焦虑情绪 • 术后留置硬脊膜外麻醉导管者可注射小剂量吗啡,也可生理盐水内加入维拉帕米冲洗膀胱	病人主诉腹痛减轻或消失
潜在并发症:TUR 综合征	病人未发生 TUR 综合征	• 膀胱冲洗的过程中要密切观察电解质的变化 • 持续引流通畅以保持膀胱内低压力,进而减少冲洗液的吸收	病人未发生 TUR 综合征

(孙玉倩)

第 7 章　骨外科病人的护理

一、骨折病人的护理

【学习目的和要求】

（1）通过床边教学和病例讨论，学会运用护理程序方法对骨折病人进行护理评估，并对收集的资料进行分析、整理，列出护理诊断，制订相应的护理计划，实施护理措施。

（2）了解骨折愈合的过程及影响骨折愈合的因素；熟悉骨折的一般症状、体征及专有体征；掌握骨折的早期、晚期并发症及骨折的急救原则。

（3）实践过程中能够体现出关心、爱护病人的良好医德和团结协作精神。

【学习地点】　医院骨外科病房、示教室和实验室。

【学习方法】

1. 选择病例　由骨外科临床带教教师选择上下肢骨折、脊柱骨折、骨盆骨折病例，教师对病例进行集中讲解后，指定 4～7 人一组询问病史和检查病人，再由教师补充病例的有关资料，若无合适病例，可由教师介绍典型病案。

2. 在示教室进行病例讨论与情景教学

（1）小组讨论：学生分组对病例的诊断、治疗及护理措施进行讨论后，各组派代表汇报讨论结果，由带教教师给予指导及评价。带教教师应通过临床具体病例教学，培养学生的临床思维和独立思考的能力，注意引导学生抓住问题的实质，纠正不正确的观点，提出正确的观点。

（2）角色扮演：学生分别扮演护士和病人，模拟护患交流、查体及对病人或家属进行健康指导等，最后由临床带教教师总结和评价。

【学习内容】

（一）指导学生练习

以脊柱骨折护理病例为例，指导学生运用护理程序方法为病人提供护理。

1. 护理评估

（1）收集病史：要详细询问病人有无严重的外伤病史，如高空坠落，重物创击胸、腰、背部等；了解受伤的方式、受伤时的姿势、受伤部位、伤后有无感觉及运动障碍等；颈椎骨折的病人可有头颈部疼痛、活动受限、局部有明显的压痛、叩击痛；胸腰椎损伤后，因腰背部肌肉痉挛、局部疼痛，病人无法站立，或站立时腰背部无力、疼痛加重，站立及翻身困难；由于腹膜后血肿的刺激，病人可出现腹胀、腹痛、肠蠕动减慢等症状；脊柱骨折有脊髓损伤者可出现感觉、运动丧失的截瘫或四肢瘫。

（2）身体评估：评估病人的呼吸、血压、脉搏、体温和意识情况；了解病人有无尿潴留或尿失禁，有无便秘或大便失禁；检查脊柱时暴露面要足够，必须用手指从上至下逐个按压棘突，如发现位于中线部位的局部肿胀和明显的局部压痛，提示后柱已有损伤；胸腰段脊柱骨折常可摸到后凸畸形；检查病人的躯体痛觉。

（3）辅助检查：X 线摄片是首选的检查方法，检查脊柱骨折的部位、类型，椎体移位及损伤情况，老年人必须注明摄片部位应包括下胸椎（$T_{10\text{-}12}$）在内；CT 检查小关节情况及椎管的变化；MRI 检查脊髓有无受压、出血情况；肌电图测量肌肉的电传导情况，了解脊髓的完整性水平。

2. 护理诊断

(1) 学会应用 PES 公式提出护理诊断，用简单确切的术语阐述或描述病人的主要健康问题。例如，有失用综合征的危险　与脊柱骨折长期卧床有关。

(2) 潜在并发症是各种原因造成的并发症。例如，潜在并发症：脊髓损伤。

3. 护理目标　根据护理诊断提出护理目标，期望能达到的结果。例如，病人呼吸道通畅能够维持正常呼吸功能；病人能有效排便。

4. 护理措施

(1) 术前护理：病人受伤后，需急救者应立即抢救，病情稳定后再行搬运，搬运时必须保持脊柱水平位，避免因骨折部位的异常活动而加重骨折及周围组织的损伤，采用滚动法及平托法，将病人放于硬板床上，胸腰椎骨折者可在相应的部位垫枕，以保持脊柱伸直位，定时采用轴线翻身法给予翻身，预防压疮，改善病人的舒适度；保持牵引的有效性，不随意增加牵引的重量，指导病人活动未制动的关节，颅骨牵引者应抬高床头，牵引期间注意观察局部皮肤情况，预防压疮；对于胸腰椎骨折病人，应在保持复位的情况下，尽早功能锻炼，以增加脊柱的稳定性；术前 3 日根据手术的部位不同而进行各种训练，如颈椎前路手术者需做气管推移试验，胸腰椎手术需进行俯卧位适应训练，同时为适应卧床及减少并发症应指导病人进行床上大小便训练及深呼吸有效咳嗽训练。

(2) 术后护理：病人术后 24 小时内应尽量减少活动次数，颈椎手术者应在颈部两旁放沙袋，勿使颈部旋转；定时翻身，应每 2～3 小时翻身 1 次，注意保持头颈胸在同一水平位；鼓励病人加强营养，对于颈椎前路手术者，局部水肿可引起吞咽与进食困难，应注意观察；颈椎手术后应注意观察病人有无声音嘶哑、饮水呛咳、颈部增粗、口唇发绀等情况，以判断有无喉上、喉返神经损伤及发生呼吸困难和窒息，注意观察病人四肢的感觉和运动情况，与术前做好对比，以了解病情恢复情况；注意观察引流管引流情况，当引流液澄清或上层清下层为血性且量多时，提示有脑脊液漏发生，应立即停止引流，给予病人去枕平卧头低足高位；制订术后功能锻炼计划，嘱病人循序渐进行功能练习，如仰卧位锻炼法，俯卧位锻炼法，上肢用哑铃或拉力器来锻炼胸背部肌肉及上肢的力量。

(3) 健康指导：指导病人进行功能练习，预防肌萎缩和关节僵硬；指导病人在工作生活中注意保持正确的姿势；告知病人颈托、围腰等支具使用的方法及时间、注意事项等；指导家属参与治疗、护理、康复，促进病人早日回归社会。

(二) 临床病例讨论及情景教学

1. 病例讨论　一学生收集的病例如下。

病史：病人，男，23 岁，不慎从 3.5m 高处跌落，后颈部、肩部着地，昏迷 5 分钟后苏醒，主诉头部、颈部疼痛，四肢不能活动，失去感觉。1 小时后急送医院。护理查体：神志清楚，枕部及后颈部肿胀、压痛，双肩胛、后背部以下，前胸第 2 肋以下皮肤感觉完全消失，四肢肌力 0 级，腹壁反射、提睾反射、膝反射均消失，MRI、X 线摄片检查显示 C_4 椎体前脱位。医师建议行骨牵引治疗。

请讨论：

(1) 其同事迅速拦了辆的士将病人送往医院，请问这一做法是否妥当？

(2) 为保持有效牵引，应采用哪些护理措施？

(3) 骨牵引常见的并发症有哪些？如何预防？

2. 情景教学

(1) 角色扮演：学生分别扮演护士、病人及家属，模拟病人入院、手术前后的护患沟通与交流，模拟向病人及家属进行健康指导时的沟通与交流等。

(2) 查体与操作：学生相互间练习脊柱的检查方法、石膏及包扎技术、小夹板使用技术、轴线翻身技术。

（三）护理计划的书写

以上述护理病例为例，书写护理计划单（表 2-21）：

表 2-21　护理计划单

护理诊断	护理目标	护理措施	护理评价
有皮肤完整性受损的表现	与活动障碍和长期卧床有关	• 定时轴线翻身，间歇性解除局部压迫，避免造成皮肤损伤 • 保持床单位清洁，平整干燥，有条件时可使用气垫床	病人皮肤保持完好，未发生压疮
潜在并发症：脊髓损伤	病人未发生脊髓损伤	• 密切观察病人肢体感觉、运动、反射等情况，及时发现脊髓损伤征象 • 尽量减少搬动病人，搬运时保持病人脊柱的中立位	病人未发生脊髓损伤

二、骨与关节感染病人的护理

【学习目的和要求】

（1）通过床边教学和病例讨论，学会运用护理程序方法对骨与关节感染病人进行护理评估，并对收集的资料进行分析、整理，列出护理诊断，制订相应的护理计划，实施护理措施。

（2）了解急、慢性血源性骨髓炎，化脓性关节炎，骨与关节结核的病因与发病机制；熟悉急、慢性血源性骨髓炎，化脓性关节炎，骨与关节结核的实验室、辅助检查和治疗要点；掌握急、慢性血源性骨髓炎，骨与关节结核的临床表现及护理措施。

（3）实践过程中能够体现出关心、爱护病人的良好医德和团结协作精神。

【学习地点】　医院骨外科病房、示教室和实验室。

【学习方法】

1. 选择病例　由骨外科临床带教教师选择急、慢性血源性骨髓炎，化脓性关节炎或骨与关节结核的病例，教师对病例进行集中讲解后，指定 4～7 人一组询问病史和检查病人，再由教师补充病例的有关资料，若无合适病例，可由教师介绍典型病案。

2. 在示教室进行病例讨论与情景教学

（1）小组讨论：学生分组对病例的诊断、治疗及护理措施进行讨论后，各组派代表汇报讨论结果，由带教教师给予指导及评价。带教教师应通过临床具体病例教学，培养学生的临床思维和独立思考的能力，注意引导学生抓住问题的实质，纠正不正确的观点，提出正确的观点。

（2）角色扮演：学生分别扮演护士和病人，模拟护患交流、查体及对病人或家属进行健康指导等，最后由临床带教教师总结和评价。

【学习内容】

（一）指导学生练习

以急性血源性骨髓炎病人护理病例为例，指导学生运用护理程序为病人提供护理。

1. 护理评估

（1）收集病史：详细询问病人有无其他部位感染史，如疖、痈、扁桃体炎等；有无受伤史和手术史，病情长短，采取过哪些治疗措施，治疗效果如何，疾病有无反复。

（2）身体评估：评估病人有无高热、寒战、脉速、口干、头痛、烦躁不安、呕吐、意识障碍或惊厥等全身中毒或休克症状；了解疼痛的部位、性质和持续时间，诱发和缓解的因素；评估局部有无红、肿、热、痛，患部皮肤温度增高，有无深压痛；有无窦道；周围肌肉有无痉挛，关节是否处于屈曲位，有无关节强直。局部制动及固定效果；肢体的感觉和运动动能有无改变。

(3) 辅助检查：X线摄片检查有无异常，有无虫蛀样骨破坏，并向髓腔扩散，有无骨密质变薄、死骨形成，有无病理性骨折；白细胞计数、中性粒细胞比例等；分层穿刺或关节穿刺抽出液体的量和性质；涂片检查是否发现脓细胞；CT检查可提前发现骨膜下脓肿；MRI和ECT检查可在发病48小时后确认骨组织是否存在急性感染。

2. **护理诊断** 学会应用PES公式提出护理诊断，用简单确切的术语阐述或描述病人的主要健康问题。例如，组织完整性受损 与化脓性感染和骨质破坏有关；体温过高，与化脓性感染有关。

3. **护理目标** 根据护理诊断提出护理目标，期望能达到的结果。例如，病人感染得到控制，创面愈合；病人疼痛减轻或消失；病人体温维持在正常范围内。

4. **护理措施**

(1) 术前护理：定时测量体温，观察热型变化，应用物理降温或遵医嘱应用降温药物；患肢制动，必要时用牵引或石膏固定患肢于功能位，以防止炎症扩散、关节畸形和病理性骨折，移动患肢时动作轻柔，做好支撑，以防发生继发损伤；遵医嘱正确应用止痛药物和抗生素，在应用抗生素前做细菌培养和药物敏感试验，采血应在寒战高热期进行，以便获得阳性结果。

(2) 术后护理：妥善固定引流管，密切观察引流液的颜色、性状和量，保持引流管通畅，患肢应适当活动，利于脓液流出；术后早期应快速滴入冲洗液，以免血块堵塞引流管；每2小时翻身一次，按摩受压部位及骨隆突处，有石膏或牵引固定时，要保持松紧度适宜，在易于卡压部位垫好棉垫，预防局部受压，形成压疮；病人长期卧床，患肢活动受限，可导致废用性肌肉萎缩、关节畸形，指导病人进行肌肉等长收缩锻炼，每日100～500次，循序渐进，按摩患肢肌肉，主动活动患处远端关节。

(3) 健康指导：加强营养，注意休息，提高机体抵抗力；加强患肢功能练习，以最大限度恢复患肢功能；当局部疼痛或伤口愈合后又出现红、肿、热、痛时要及时复诊；出院后继续按医嘱联合足量应用抗生素，应密切注意药物副作用和毒性反应，一旦出现，应立即停药并就诊。

(二) 临床病例讨论及情景教学

1. **病例讨论** 一学生收集的病例如下。

病史：患儿，男，8岁，无创伤史，发热，体温38.7℃，左肱二头肌局部红肿、疼痛。2日后影像学检查正常，白细胞10.0×10^9/L，血清CRP水平明显上升，为106mg/L（正常水平<20mg/L）。该儿童被送入院。3日后白细胞只有4.1×10^9/L，CRP水平上升至384mg/L，红细胞沉降速率为66mm/h（正常值<20mm/h）。MRI显示肱骨近端周围大量水肿。获取组织标本及血液培养标本诊断为急性化脓性骨髓炎。采用静滴克林霉素控制感染，同时使用头孢呋辛治疗合并的肺炎。

入院前两天，儿童状况持续恶化，之后开始恢复。第二天克林霉素治疗转为口服治疗，头孢呋辛在第7天停用。该儿童在第11天出院，CRP为113mg/L，血沉为11mm/h。第20天，恢复良好，CRP水平正常，停用克林霉素。患儿无发热。

请讨论：

(1) 护士在为该患儿做血培养时应注意什么？

(2) 护士应如何护理该患儿？

2. **情景教学**

(1) 角色扮演：学生分别扮演护士、患儿及家属，模拟患儿入院、手术前后的护患沟通与交流，模拟向病人及家属进行健康指导时的沟通与交流等。

（2）查体及操作：学生间相互练习下肢骨骼肌的等长收缩和舒张运动。

（三）护理计划的书写

以上述护理病例为例，书写护理计划单（表 2-22）：

表 2-22　护理计划单

护理诊断	护理目标	护理措施	护理评价
体温过高　与化脓性感染有关	患儿体温维持在正常范围内	• 嘱患儿卧床休息，可用冰袋、酒精擦浴、药物降温，避免高热惊厥的发生 • 及时抽取血培养，按时按量应用抗生素，同时警惕双重感染的发生	患儿体温维持在正常范围内
疼痛　与化脓性感染和手术有关	患儿疼痛减轻或消失	• 患肢制动，抬高患肢 • 当移动患侧肢体时，动作轻稳，做好支撑与支托，减少刺激。合理应用镇痛药	患儿疼痛减轻或消失

三、骨肿瘤病人的护理

【学习目的和要求】

（1）通过床边教学和病例讨论，学会运用护理程序方法对骨肿瘤病人进行护理评估，并对收集的资料进行分析、整理，列出护理诊断，制订相应的护理计划，实施护理措施。

（2）了解骨软骨瘤、骨肉瘤的病因及发病机制；熟悉骨软骨瘤、骨肉瘤的实验室及其他检查和治疗要点；掌握骨肉瘤、骨软骨瘤的临床表现、护理措施和健康指导。

（3）实践过程中能够体现出关心、爱护病人的良好医德和团结协作精神。

【学习地点】　医院骨外科病房、示教室和实验室。

【学习方法】

1. 选择病例　由骨外科临床带教教师选择骨肉瘤、骨软骨瘤病例，教师对病例进行集中讲解后，指定 4～7 人一组询问病史和检查病人，再由教师补充病例的有关资料，若无合适病例，可由教师介绍典型病案。

2. 在示教室进行病例讨论与情景教学

（1）小组讨论：学生分组对病例的诊断、治疗及护理措施进行讨论后，各组派代表汇报讨论结果，由带教教师给予指导及评价。带教教师应通过临床具体病例教学，培养学生的临床思维和独立思考的能力，注意引导学生抓住问题的实质，纠正不正确的观点，提出正确的观点。

（2）角色扮演：学生分别扮演护士和病人，模拟护患交流、查体及对病人或家属进行健康指导等，由临床带教教师总结和评价。

【学习内容】

（一）指导学生练习

以骨肉瘤病人护理病例为例，指导学生运用护理程序方法为病人提供护理。

1. 护理评估

（1）收集病史：了解病人的年龄、性别、职业、生活环境和习惯，特别注意有无发生肿瘤的相关因素，如长期接受化学致癌物质、放射线等；有无外伤和骨折史；评估病人是否有食欲缺乏、低热和肢体疼痛、肿胀等病史；肢体疼痛的性质、程度，加重或缓解的相关因素，应用止痛药是否有效；既往有无其他部位肿瘤史，家族中有无类似病史者。

（2）身体评估：病人骨端近关节处是否可触及局限性压痛的肿块，肿块增长的速度如何，患处是否存在皮肤发亮、皮温升高和表面静脉怒张；肢体有无肿胀、肢体有无畸形，关节活动是否受限，有无病理性骨折发生；病人有无消瘦、体重下降、营养不良和贫血等恶病质表现，有无肺转移，病人是否能耐受手术和化学治疗。

（3）辅助检查：血沉、血清碱性磷酸酶和血钙是否升高；X线检查有无长骨干骺端偏心性溶骨性、成骨性或混合性骨破坏，骨膜下如产生新骨，呈现出三角形的骨膜反应阴影或垂直呈放射样排列的日光射线现象；CT和MRI检查能清晰显示肿瘤的破坏范围及软组织受侵犯范围；活检组织的病理学检查是确诊骨肿瘤的手段。

2. 护理诊断

（1）学会应用PES公式提出护理诊断，用简单确切的术语阐述或描述病人的主要健康问题。例如，躯体活动障碍　与疼痛、关节功能受限及制动有关；自我形象紊乱　与手术和化疗引起的副作用有关。

（2）潜在并发症是各种原因造成的并发症。例如，潜在并发症：伤口出血，病理性骨折。

3. 护理目标　根据护理诊断提出护理目标，期望能达到的结果。例如，病人关节活动得到恢复或重建；病人能正确面对自我形象改变；病人无病理性骨折发生或发生后得到及时发现和处理。

4. 护理措施

（1）术前护理：对病人进行心理疏导，讲解有关骨肿瘤的知识及目前保肢治疗方面的进展；对于保肢手术的病人，要将其患肢置于功能位并抬高制动，以利于血液回流；对石膏托外固定的肢体摆放应以舒适为宜，防止石膏断裂或局部软组织受压迫；避免下肢负重，防止发生病理性骨折；密切观察肢体远端的指（趾）感觉、活动、有无麻木、疼痛等，以了解肢体神经、血管是否受到压迫或损伤；采用非药物疗法或镇痛药物进行止痛治疗；做好化疗前的准备工作，化疗期间的护理及化疗并发症的观察与护理。

（2）术后护理：术后病人取平卧位，患肢抬高，有利于静脉回流，预防肢体肿胀；严密监测病人的生命体征、意识、患肢远端皮温、感觉和运动情况；引流管接负压装置，保持通畅，严密观察引流性质、量并记录；做好截肢术后的护理，截肢术后病人床旁应常规备止血带，防止结扎线脱落引起的大出血，或备沙袋以便压迫止血；应密切观察截肢术后肢体残端的渗血情况、切口引流的颜色、性质和引流量，对于渗血较多者，可加压止血，若出血量较大，应立即扎止血带止血；注意引导病人注视残肢，促进其心理接受截肢的现实；对于幻肢痛持续时间长的病人，可轻敲残端，或用理疗、封闭、神经阻断的方法消除幻肢痛；截肢术后残肢置于功能位，防止关节屈曲挛缩，鼓励病人早期进行上肢及健肢活动，增加肌力，以利于以后用拐杖行走；伤口拆线后，可进行残肢的功能练习。

（3）健康指导：为病人进行心理指导，指导病人自我调节情绪，确保心理健康；指导家属为病人提供心理支持，使病人坚强面对现实；指导病人每日摄入足够的营养；向病人及家属介绍治疗进展的前景，指导病人及家属按计划坚持康复锻炼，避免过早负重导致病理性骨折；教会病人使用义肢的方法，使病人具备基本的自理能力和必要的劳动能力，减少对他人的依赖，提高生活质量；督促病人按时用药和坚持接受化疗；定期复查，以了解肿瘤切除骨修复情况，并指导病人随时复诊指征。

（二）临床病例讨论及情景教学

1. 病例讨论　一学生收集的病例如下。

病史：病人，男，54岁，右大腿肿胀伴疼痛1年。病人于1年前体力劳动后自觉右小腿下段持续性针扎样疼痛，无压痛。2个月后出现进行性增大的质硬肿块，边界不清，活动度差，皮肤表面可见明显的静脉，局部皮温显著升高，压痛，无水肿，无发痒，无皮肤感觉障碍，无发热寒战。行走后疼痛加剧，跛行。病人于8个月前就诊后行X线、CT、MRI检查，诊断为"胫骨恶性肿瘤"，病人尚未做好手术准备，给予止痛药、中药口服治疗，症状无好转。近来，疼痛加重，夜间疼痛明显，剧烈不能忍受，肿块继续增大，今为求进一步诊断和治疗而就诊，门诊拟"右股骨下段骨肿瘤"收治入院。病人患病以来，神志清楚，精神可，食欲下降，睡眠可，二便正常，一年内体重下降十余斤。

请讨论：

（1）该病人入院后，护士进行的护理评估包括哪些？

（2）经明确诊断后，该病人定于下周行右下肢截肢术，应做哪些术前准备？

（3）术后应如何护理残肢？

2. 情景教学

（1）角色扮演：学生分别扮演护士、病人及家属，模拟病人入院、手术前后的护患沟通与交流，模拟向病人及家属进行健康指导时的沟通与交流等。

（2）查体及操作：学生间相互练习残肢功能锻炼的方法，拐杖、轮椅的正确使用方法。

（三）护理计划的书写

以上述护理病例为例，书写护理计划单（表2-23）：

表 2-23　护理计划单

护理诊断	护理目标	护理措施	护理评价
躯体活动障碍　与疼痛、关节功能障碍及制动有关	病人关节活动得到恢复或重建	• 协助病人采取舒适卧位，尽量减少诱发或加重疼痛的护理操作 • 告知病人缓解疼痛的措施，如缓慢翻身和改变体位等，进行药物止痛	病人关节活动得到恢复或重建
潜在并发症：病理性骨折	病人未发生病理性骨折或发生后得到及时发现和处理	• 搬运病人时避免暴力，注意保护患肢 • 功能锻炼要循序渐进，不要急于下地行走，防止跌倒，若发生骨折，应局部石膏固定和牵引	病人未发生病理性骨折或发生后得到及时发现和处理

（孙玉倩）

第8章　外科各专科护理操作技术及考核标准

一、手术区皮肤的准备

见表 2-24。

表 2-24　手术区皮肤的准备

步骤	操作流程	考核标准要求	得分
准备（15分）	操作者准备：着装整洁（衣、帽、鞋），洗手，戴口罩	服装、鞋帽整洁 洗手	4
	用物准备：托盘、弯盘、备皮刀具、肥皂水棉球及镊子（肥皂水和软毛刷）、橡胶单、治疗巾、纱布、棉签、汽油、手电筒、脸盆（盛热水）毛巾	用物齐全	11
实施（70分）	核对医嘱，向病人解释	核对医嘱、解释清楚	6
	关门窗，围屏风，暴露，注意保暖	操作正确	8
	铺橡胶单、治疗巾	操作正确	2
	用肥皂水纱布（棉球）涂局部皮肤	操作正确	5
	手用纱布绷紧皮肤，另一手持安全刀剃毛，刀架与皮肤成45°剃净毛发，顺序从左到右，从上到下	用纱布 绷紧皮肤 持安全刀角度正确 剃毛顺序正确 剃净毛发	20
	用温毛巾擦净备皮区皮肤	用温毛巾	5
	腹部手术用松节油（汽油）棉签清除脐孔污垢，再用清水洗净	用松节油 用清水清洗	5
	剃毕用手电筒仔细检查	用手电筒检查	5
	撤出橡胶单、治疗巾，整理床单位	操作正确	5
	整理用物，用物分类处理。将剃刀架洗净、揩干放入消毒溶液中浸泡备用	处理正确	6
	洗手	洗手	3
评价（15分）	动作轻巧、稳当、准确，无皮肤破损，无重复，符合各手术区备皮范围	操作熟练 皮肤无破损，范围合理	7
	时间：7分钟	在规定时间内完成操作	3
	提问：各手术区备皮范围	回答完整	5

二、手术人员无菌准备

见表 2-25。

表 2-25　手术人员无菌准备

步骤	操作流程	考核标准要求	得分
准备（13分）	更换洗手衣、裤、鞋，戴好口罩及帽子，剪短指甲，并除去甲缘下积垢	服装、鞋帽整洁 洗手	4
	用物准备：肥皂、无菌毛刷、消毒肥皂液、无菌小毛巾、75％乙醇一桶或其他消毒液若干、手术衣、无菌手套	用物齐全	9

续表

步骤	操作流程	考核标准要求	得分
实施（75 分）	**刷手法**		
	肥皂刷手法		
	用肥皂及流水清洗一遍手臂	操作正确	2
	用无菌毛刷蘸煮过的肥皂水刷洗手和臂，从手指尖到肘上 10cm 处，两臂交替刷洗，特别注意甲缘、甲沟、指蹼等处的刷洗	刷手顺序正确	10
	一次刷完后，手指朝上肘朝下，用清水冲洗手臂上的肥皂水	冲洗姿势正确	4
	反复刷洗 3 遍，共约 10 分钟	刷手遍数正确	4
	用无菌毛巾从手到肘部擦干手臂，擦过肘部的毛巾不可再擦手部	无菌毛巾用法正确	4
	将手和前臂浸泡在 70% 乙醇内 5 分钟，浸泡范围到肘上 6cm 处	浸泡的时间、范围正确	8
	洗手消毒完毕，保持拱手姿势，手臂不应下垂，也不可再接触未经消毒的物品。否则，即应重新洗手	手臂姿势不正确、无污染	8
	碘而康刷手法		
	肥皂水擦洗双手、前臂至肘上 10cm，3 分钟，清水冲净，用无菌纱布擦干，用浸透 0.5% 碘而康的纱布球涂擦手和前臂一遍	操作正确	10
	穿无菌手术衣		
	将手术衣轻轻抖开	持手术衣正确	2
	提起衣领两角，注意勿将衣服外面对向自己或触碰到其他物品或地面	提手术衣衣领未污染手术衣	6
	将两手插入衣袖内，两臂前伸，让其他人员协助穿上	穿手术衣正确	3
	最后双臂交叉提起腰带向后递，由其他人员在身后将带系紧	系手术衣方法正确	4
	戴无菌手套		
	取出手套夹内无菌滑石粉包，轻轻敷擦双手，使之干燥光滑	涂擦滑石粉方法正确	2
	自手套夹内捏住手套套口翻折部，将手套取出	取手套方法正确	2
	将手插入右手手套内，注意勿触及手套外面	未触及手套外面	2
	再用已戴好手套的手指插入另一只手套的翻折部，帮助另一只手插入手套内。已戴手套的手不可触碰未戴手套的手	操作正确	2
	将手套翻折部翻回盖住手术衣袖口。用无菌盐水冲净手套外面的滑石粉	操作正确	2
评价及提问（12 分）	操作熟练，符合无菌原则	操作熟练符合无菌原则	4
	时间：8 分钟	在规定时间内完成操作	3
	提问：注意事项	回答完整	5

三、医护手术配合基本操作

见表 2-26。

表 2-26　医护手术配合基本操作

步骤	操作流程	考核标准要求	得分
准备（13分）	操作者准备：着装整洁（衣、帽、鞋），洗手，戴口罩	服装、鞋帽整洁 洗手	4
	用物准备：手术刀（刀柄、刀片）、血管钳、结扎缝合线、缝合针、持针器、手术镊、纱布、换药碗、弯盘	用物齐全	9
实施（75分）	**准备无菌桌**		
	把手术包、敷料包放于器械桌上，用手打开包布（双层无菌巾），只接触包布的外面，由里向外展开，保持手臂不穿过无菌区	打包正确 包布未污染 未跨越无菌区	9
	用持物钳打开桌布，然后铺双层大单，先铺对侧，后铺近侧，垫在桌面的无菌巾共厚6层，铺无菌单应下垂30cm	铺单方法正确 无菌巾厚度正确 无菌单下垂适度	9
	打开无菌包	无菌包未污染	2
	护士穿好无菌手术衣及戴无菌手套后，将器械按使用先后次序及类别排列整齐放在无菌桌上	器械排列整齐	5
	安装刀片（图2-1）		
	左手持刀柄，右手持持针器夹刀片中部	持刀方法正确	4
	将刀片槽形孔狭窄处的边缘对准刀柄头的两侧，顺刀片槽，向下推刀片，刀片端的斜面必须与刀柄头端斜面平行	安装刀片方法正确	4
	穿针		
	左手持针，右手持持针器夹针针鼻端1/2与1/3交界处，递交左手	持持针器方法正确	4
	将线端理好，用线剪剪成斜面，粗线可先将线拉紧后再剪，或压成扁平状穿入针孔	穿针方法正确	4
	线过孔7～8cm后，将线折回卡进持针器尖缝中，再根据所需线的长度将线卡断或剪断	操作正确	4
	卡线		
	左手持持针器，右手拇指与示指捏住断线处	操作正确	4
	中指向下压线，示指向上猛弹，线即卡断	卡线正确	4
	持针器传递（图2-2）		
	右手持持针器中上部，将线置于手掌中或手背后	持持针器方法正确	4
	针鼻向下，将持针器柄用轻微拍击动作递至医师摊开的掌心中	传递持针器方法正确	4
	血管钳松钳及传递		
	用右手松钳时，将拇指及第四指套入柄环内，捏紧使扣环分开，再将拇指内旋即可；用左手松钳时，拇指及示指持一柄环，第三、四指顶住另一柄环，二者相对用力，即可松开（图2-3）	松钳方法正确	6
	右手持血管钳，弯度转向示指。用轻微拍击动作，将钳柄递入医师摊开的掌心中	传递血管钳方法正确	4
	手术镊的持法		
	用拇指对示指与中指，执二镊脚中、上部（图2-3）	持镊方法正确	4
评价（12分）	操作熟练，符合无菌原则	操作熟练 符合无菌原则	4
	时间：8分钟	在规定时间内完成操作	3
	提问：注意事项	回答完整	5

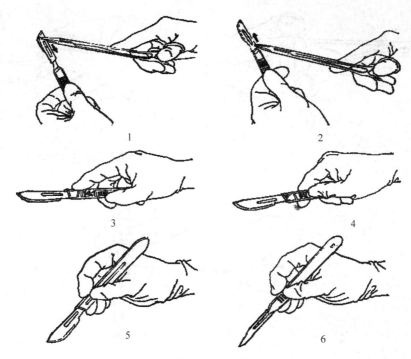

图 2-1　手术刀的装卸法、执刀法

安装刀片：左手持刀柄，右手拿持针器夹刀片中部→将刀片槽形孔狭窄处的边缘
对准刀柄头的两侧→顺刀片槽向下推刀片→刀片端的斜面必须与刀柄头端斜面平行。

手术刀的装卸法（1～2）；执刀法（3～6）

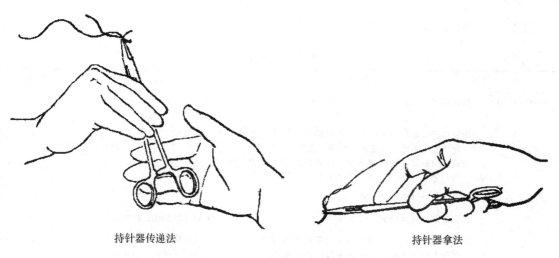

持针器传递法　　　　　　　　　　　　　　　　　持针器拿法

图 2-2　持针器传递法、持针器拿法

纫针：右手拿起持针器→夹针（中、后 1/3 交界处）→交持针器于左手→纫线→线过针孔 6～9cm 后，
将线折回卡进持针器尖缝中→根据所需线的长度将线卡断或剪断

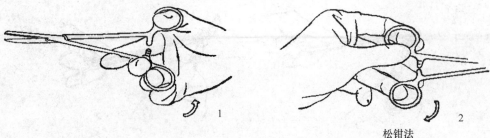

松钳法
1.右手松钳 2.左手松钳

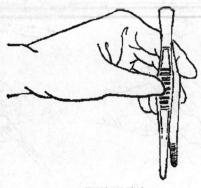

外科镊的持法

图 2-3 松钳法、外科镊持法

四、换药

见表 2-27。

表 2-27 换药

步骤	操作流程	考核标准要求	得分
准备（15分）	操作者准备：着装整洁（衣、帽、鞋），洗手，戴口罩	服装、鞋帽整洁 洗手	4
	用物准备：常用外用药物、各种伤口引流物、酒精棉球、盐水棉球、引流物、胶布、绷带、棉签等 换药包内放置：换药碗1个、无齿镊2把、剪刀、敷料、弯盘1个	用物齐全	11
实施（70分）	核对、解释（必要时镇静、止痛）	核对病人、解释清楚	5
	充分暴露（注意保暖，体位舒适）	采取保暖措施、摆舒适体位	5
	揭除伤口敷料：用手揭去固定的胶布和外层敷料，污面向上放于弯盘内，用镊子揭除内层敷料，必要时用盐水湿润后揭下	敷料污面向上 使用镊子揭除内层敷料	10
	清理伤口，更换引流物：右手镊子接触伤口，左手镊子专用于夹取无菌物品，两镊不可相碰。用酒精棉球消毒伤口周围皮肤2次，方向正确，盐水棉球轻轻拭去伤口内脓液或分泌物，根据伤口正确选用药物纱布或引流物	镊子用法正确 酒精棉球消毒方法正确 用盐水棉球 选用引流物正确	20
	包扎伤口：盖上无菌纱布，以胶布粘贴固定（粘贴方向应与肢体长轴垂直），胶布不宜固定时用绷带包扎	无菌纱布覆盖正确 胶布固定正确	10
	将病人卧于舒适体位、整理床单位	操作正确	5

续表

步骤	操作流程	考核标准要求	得分
实施（70分）	敷料：倒入污物桶，集中焚毁	污物处理正确	3
	刀剪：消毒液浸泡后洗净再浸泡消毒	刀剪处理正确	5
	碗镊：消毒液浸泡后洗净再高压灭菌	碗镊处理正确	5
	洗手	洗手	2
评价及提问（15分）	动作轻巧、熟练、准确	操作熟练	5
	符合无菌操作原则	符合无菌操作原则	5
	提问：注意事项，理论知识	回答正确	5

五、T型引流管的护理

见表2-28。

表 2-28　T型引流管的护理

步骤	操作流程	考核标准要求	得分
准备（15分）	操作者准备：着装整洁（衣、帽、鞋），洗手，戴口罩	服装、鞋帽整洁 洗手	4
	用物准备：治疗巾、手套、碘伏、酒精棉球、纱布、棉签、引流袋、换药包内放置换药碗1个、弯盘一个、止血钳1把、无齿镊2把、剪刀等	用物齐全	11
实施（75分）	核对、解释	核对病人、解释清楚	4
	局部铺治疗巾，戴手套	操作正确	2
	协助病人摆好体位，暴露T型管及右腹壁，注意遮挡病人（注意保暖，体位舒适）	注意保暖，体位舒适	4
	揭除伤口敷料：用手揭去固定的胶布和外层敷料，污面向上放于弯盘内，用镊子揭除内层敷料	外层敷料放置方法正确 揭除内层敷料方法正确	10
	右手镊子接触伤口，左手镊子专用于夹取无菌物品，两镊不可相碰。用酒精棉球消毒伤口周围皮肤2次，方向正确	镊子用法正确 左手镊子未污染 酒精棉球消毒方向正确 酒精棉球消毒次数正确	20
	包扎伤口：盖上无菌纱布，以胶布粘贴固定	包扎伤口方法正确	4
	止血钳夹管，用无菌纱块分离引流接头，用棉签蘸碘伏消毒接头及周围	用止血钳夹管 分离接头方法正确 消毒方法正确	9
	连接引流袋接头，引流袋挂于床边，打开夹管，检查引流是否通畅	引流袋挂于床旁 打开夹管 检查引流通常情况	6
	向病人交代注意事项。指导病人翻身、活动时不可牵拉引流管，T型管不可受压、扭曲、折叠	操作方法正确	5
	观察和记录 (1) 引流管是否通畅 (2) 引流液性质、颜色、量、有无沉淀物 (3) 病情变化	观察和记录项目正确	4
	整理用物、床单位，物归原处、垃圾分类处理	用物处理方法正确	2
	洗手	洗手	5
评价（10分）	动作轻巧、熟练、准确	操作熟练	5
	符合无菌操作原则	符合无菌原则	5

六、胸腔闭式引流的护理

见表 2-29、图 2-4、图 2-5。

表 2-29　胸腔闭式引流的护理

步骤	操作流程	考核标准要求	得分
准备（13分）	操作者准备：着装整洁（衣、帽、鞋），洗手，戴口罩	服装、鞋帽整洁 洗手	4
	用物准备：无菌胸腔引流瓶、塑胶连接管、血管钳 2 把、胶布、无菌生理盐水、别针	用物齐全	9
实施（75分）	备齐用物，携至床旁，查对床号、姓名，向病人及家属解释引流的目的及注意事项，取得合作	核对病人、解释清楚	8
	打开无菌胸腔引流瓶，倒入无菌生理盐水，使长管下端浸入水面以下 3～4cm，妥善固定，在引流瓶的水平线处作标记，并注明日期和水量	液体倒入方法正确 长管下端浸入水面距离适度 作标记	15
	用两把血管钳双重夹闭胸膜腔引流管，将其与引流瓶长管上的塑料管连接	夹闭引流管方法正确 连接牢固	10
	自上而下检查确认无误后，松开血管钳	检查 松钳	8
	观察引流管是否通畅，妥善固定，密切观察病人的反应	观察项目正确	8
	将引流瓶放于安全处，保持引流瓶低于胸腔引流平面 60～100cm	引流瓶放置正确	8
	定时自上而下挤压胸管、引流管，并避免管道扭曲、受压、滑脱及阻塞（口述）	口述正确	8
	整理床单位及用物，交代注意事项	用物处理正确	4
	记录引流液性质、量及病人反应	记录	4
	洗手	洗手	2
评价（12分）	操作熟练，引流管固定妥当	操作正确	4
	引流通畅，保持密闭和无菌状态	引流管保持完好状态	3
	提问：注意事项。	回答完整	5

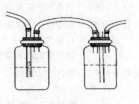
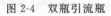
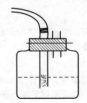

图 2-4　双瓶引流瓶　　　图 2-5　单瓶引流瓶

七、膀胱冲洗的护理

见表 2-30。

表 2-30　膀胱冲洗的护理

步骤	操作流程	考核标准要求	得分
准备（13分）	操作者准备：着装整洁（衣、帽、鞋），洗手，戴口罩	服装、鞋帽整洁 洗手	4
	用物准备：无菌生理盐水、治疗盘、治疗巾、输液器、治疗碗、无菌手套、注射器、酒精棉球、输液架及血管钳	用物齐全	9
实施（74分）	备齐用物，携至床旁，核对床号、姓名，向病人交代及向家属解释冲洗目的	核对病人、解释清楚	4
	遮挡病人，并协助取合适卧位，露出导尿管	操作正确	6
	戴好手套，铺治疗巾	戴手套方法正确 铺治疗巾方法正确	8
	将生理盐水挂于输液架上，连接输液器，排气，夹闭输液器	操作正确	8
	将导尿管与尿袋接头分离，反折尿管置于无菌巾内	操作正确	4
	用酒精棉球消毒导尿管外口，注意导尿管末端不被污染	消毒方法正确 导尿管外端未污染	10
	打开输液管道，连接输液器和导尿管，使冲洗液缓慢注入膀胱，每次 200～300ml，每天 3～4 次	输液器连接方法正确 注入量、次数正确	10
	观察尿流速度、色泽及浑浊度	观察项目正确	8
	冲洗完毕，用酒精棉球消毒导尿管外口及尿袋接口，接好尿袋并固定	操作正确	8
	整理用物，洗手	用物处理正确、洗手	8
评价（13分）	操作熟练，符合无菌原则	操作熟练 符合无菌原则	4
	各导管连接严密，固定妥当，导尿管通畅	导尿管状态完好	4
	提问：注意事项、目的	回答完整	5

（孙玉倩）

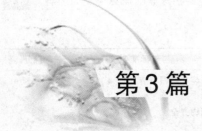

第3篇　内科护理学临床见习实习内容

第1章　呼吸内科病人的护理

一、慢性支气管炎病人的护理

【学习目的和要求】

（1）通过床边教学和病例讨论，学会运用护理程序方法对慢性支气管炎病人进行护理评估，并对收集的资料进行分析、整理，列出护理诊断，制定相应的护理计划，实施护理措施。

（2）熟悉慢性支气管炎病人护理。

（3）实践过程中能够体现出关心、爱护病人的良好医德和团结协作精神。

【学习地点】　医院呼吸内科病房、示教室。

【学习方法】

1. **选择病例**　由呼吸内科临床带教教师选择慢性支气管炎病例，教师对病例进行集中讲解后，指定3～5人一组询问病史和检查病人，再由教师补充病例的有关资料，若无合适病例，可由教师介绍典型病案。

2. **在示教室进行病例讨论与情景教学**

（1）小组讨论：学生分组对病例的诊断、治疗及护理措施进行讨论后，各组派代表汇报讨论结果，由带教教师给予指导及评价。

（2）角色扮演：学生分别扮演护士和病人，模拟护患交流、查体及对病人或家属进行健康指导等，最后由临床带教教师总结和评价。

【学习内容】

（一）指导学生练习

以慢性支气管炎病人护理病例为例，指导学生运用护理程序为病人提供护理。

1. **护理评估**

（1）收集病史：病人发作时是否伴有咳嗽、咳痰、喘息症状及痰液的性质及痰量，是否伴有血痰；发病的持续时间；曾做过何种检查和治疗；对所用药物的名称、剂量、用法、疗效、不良反应等知识的掌握情况；询问病人是否吸烟；询问病人发病是否与寒冷季节或气候变化有关；询问病人职业性质和工作环境中有无接触职业粉尘和化学物质；是否接触尘埃、尘螨、真菌、细菌、花粉及化学气体等过敏原。心理-社会状况：了解病人有无焦虑及恐惧心理，病人及家庭的经济状况和社会支持情况。

（2）身体评估：检查病人有无桶状胸；语颤是否减弱；叩诊肺部是否有过清音，心浊音界是否缩小，肺下界和肝浊音界是否下降；听诊两肺呼吸音是否减弱，呼气是否延长，是否可闻及干性啰音和湿性啰音。

（3）辅助检查：包括各种常规检查、X线检查、痰液检查、血液检查、肺功能检查等。

2. 护理诊断

（1）学会应用 PES 公式提出护理诊断，用简单确切的术语阐述或描述病人的主要健康问题。例如，气体交换受损　与气道阻塞、分泌物过多、呼吸肌疲劳和肺泡呼吸面积减少有关；清理呼吸道无效　与分泌物过多、痰液黏稠及咳嗽无效有关。

（2）潜在并发症是各种原因造成的并发症。例如，潜在并发症：肺性脑病、自发性气胸、酸碱失衡及电解质紊乱。

3. 护理目标　根据护理诊断提出护理目标，期望能达到的结果。例如，病人呼吸困难缓解，能进行有效呼吸；病人诉咳痰频率、痰量减少，咳痰颜色变浅。

4. 护理措施

（1）给予舒适体位，如：抬高床头半坐位，高枕卧位；遵医嘱给予持续低流量吸氧 2～3L/min；病人呼吸困难，发绀时，绝对卧床休息，做好生活护理；鼓励病人适度床边活动，以增加肺活量。

（2）保持病室空气清新，温度保持在 18～22℃，湿度保持在 50%～70%，吸烟者劝其戒烟；鼓励病人咳出痰液，保持呼吸道通畅，必要时吸痰；指导病人采用体位引流法促进痰液排出，每日 1～3 次，每次 15～30 分钟。体位引流应在餐前 1 小时进行，引流时注意观察病人的反应，严防窒息。对年老体弱者应慎用；痰液黏稠者使用雾化吸入；缺氧明显者给予吸氧；鼓励病人多饮水维持足够的液体入量。

（3）健康指导：指导病人和家属了解疾病的相关知识，积极配合康复治疗；加强管理环境因素：消除及避免烟雾、粉尘和刺激性气体的吸入；制定有效的生活计划；保持口腔清洁；加强体育锻炼，增强体质，提高免疫能力。

（二）临床病例讨论及情景教学

1. 病例讨论　一学生收集的病例如下。

病史：病人，男，89 岁，以"反复咳嗽咳痰 30 年，加重 3 天"为主诉入院。30 余年来病人每逢冬春季节或天气转凉时易出现咳嗽咳痰，痰液呈浆液泡沫性，白天较轻，晚间睡前及清晨起床后有阵咳，每年发病持续时间 3 个月以上。反复住院治疗。多次胸片检查提示慢性支气管炎。给予抗炎、化痰等治疗后症状可改善。3 天前病人受凉后咳嗽咳痰较剧烈，痰液呈白色黏痰，伴有咽干，流涕。护理查体：体温 36℃，脉搏 90 次/分，呼吸 20 次/分，血压 150/70mmHg。病人桶状胸，双肺呼吸音低，呼气相延长，双肺可闻及少许湿性啰音；辅助检查：X线检查示肺气肿表现，肺功能检查，降低。

请讨论：

（1）该病人的诊断及诊断依据是什么？

（2）进一步检查应包括哪些项目？

（3）如何护理该病人？

2. 情景教学

（1）角色扮演：学生分别扮演护士、病人及家属，模拟入院时的护患沟通与交流，模拟向病人及家属进行健康指导时的沟通与交流等。

（2）查体：学生间相互练习胸部的视诊和触诊，呼吸音的听诊方法等。

（三）护理计划的书写

以上述护理病例为例，书写护理计划单（表 3-1）。

表 3-1 护理计划单

护理诊断	护理目标	护理措施	护理评价
气体交换受损　与气道阻塞、分泌物过多、呼吸肌疲劳和肺泡呼吸面积减少有关	病人诉气促症状有所减轻，呼吸节律平稳	·给予舒适体位 ·遵医嘱给予持续低流量吸氧 ·病人呼吸困难，发绀时，绝对卧床休息 ·鼓励病人适度床边活动	病人呼吸困难缓解，能进行有效呼吸，病人呼吸频率及心率平稳
清理呼吸道无效　与分泌物过多、痰液黏稠及咳嗽无效有关	病人诉咳痰频率、痰量减少，咳痰颜色变浅。病人能够进行有效咳痰。家属学会了叩背的正确方法	·保持病室空气清新 ·鼓励病人咳出痰液，保持呼吸道通畅 ·指导病人有效的咳嗽 ·指导病人采用体位引流法促进痰液排出 ·痰液黏稠者使用雾化吸入	痰量减少，并能够进行有效的咳嗽，排出痰液

二、慢性阻塞性肺气肿病人的护理

【学习目的和要求】

（1）通过床边教学和病例讨论，学会运用护理程序方法对慢性阻塞性肺气肿病人进行护理评估，并对收集的资料进行分析、整理，列出护理诊断，制定相应的护理计划，实施护理措施。

（2）熟悉慢性阻塞性肺气肿病人护理。

（3）实践过程中能够体现出关心、爱护病人的良好医德和团结协作精神。

【学习地点】　医院呼吸内科病房、示教室和医生办公室。

【学习方法】

1. 选择病例　由呼吸内科临床带教教师选择慢性阻塞性肺气肿病例，教师对病例进行集中讲解后，指定4～7人一组询问病史和检查病人，再由教师补充病例的有关资料，若无合适病例，可由教师介绍典型病案。

2. 在示教室进行病例讨论与情景教学

（1）小组讨论：学生分组对病例的诊断、治疗及护理措施进行讨论后，各组派代表汇报讨论结果，由带教教师给予指导及评价。

（2）角色扮演：学生分别扮演护士和病人，模拟护患交流、查体及对病人或家属进行健康指导等，最后由临床带教教师总结和评价。

【学习内容】

（一）指导学生练习

以慢性阻塞性肺气肿病人护理病例为例，指导学生运用护理程序为病人提供护理。

1. 护理评估

（1）收集病史：①患病及治疗经过：发作时是否伴有咳嗽、咳痰、喘息症状及痰液的性质及痰量，是否伴有血痰；是否伴有气短或呼吸困难，该症状在什么情况下加重；曾做过何种检查和治疗。②病因及诱发因素：询问病人是否吸烟；询问病人发病是否与寒冷季节或气候变化有关；询问病人职业性质和工作环境中有无接触职业粉尘和化学物质；是否吸入大气中的有害气体；是否有过病毒、细菌感染症状。③心理-社会状况：了解病人有无焦虑及恐惧心理，病人及家庭的经济状况和社会支持情况。

（2）身体评估：检查病人有无桶状胸；语颤是否减弱；叩诊肺部是否有过清音，心浊音界是否缩小，肺下界和肝浊音界是否下降；听诊两肺呼吸音是否减弱，呼气是否延长，是否可闻及干性啰音和湿性啰音。

（3）辅助检查：包括各种常规检查、肺功能检查、胸部 X 线检查、胸部 CT 检查、血气检查、痰化验等。

2. 护理诊断

（1）学会应用 PES 公式提出护理诊断，用简单确切的术语阐述或描述病人的主要健康问题，例如，清理呼吸道无效　与肺部感染、痰液黏稠有关；气体交换受损　与肺部感染、通气与换气功能障碍有关。

（2）潜在并发症是各种原因造成的并发症。例如，潜在并发症：肺性脑病、自发性气胸、呼吸衰竭等。

3. 护理目标　根据护理诊断提出护理目标，期望能达到的结果。例如，病人诉咳痰频率、痰量减少，咳痰颜色变浅。病人能够进行有效咳痰，掌握了雾化吸入的方法和会使用舒利迭。家属学会了叩背的正确方法；病人呼吸困难缓解，能进行有效呼吸。

4. 护理措施

（1）嘱病人多饮水，每日 1500～2000ml，遵医嘱每天给予雾化吸入，指导病人使用舒利迭，观察药物的药效和不良反应，对于不良反应要及时给予处理。

（2）观察气促的情况，以及氧疗的效果。卧床休息，嘱病人采取半坐卧位，遵医嘱持续低流量给氧（2L/min）。指导病人进行缩唇呼吸、腹式呼吸，并及时评价病人的掌握情况和效果。进行心理护理。

（3）健康指导：指导病人和家属了解、适应慢性病，熟悉疾病及其治疗知识，正确对待疾病，鼓励病人自我护理；避免诱发因素，注意保暖，戒烟酒，避免接触吸烟人群或环境；长期家庭氧疗时间：每天吸氧＞15 小时，氧流量：1～2L/min。指导病人及家属了解氧疗的目的、注意事项；注意安全：供氧装置周围严禁烟火；导管须每天更换，以防堵塞；监测氧流量：防止随意调高氧流量；防止感染：氧疗装置定期更换、清洁、消毒。

（二）临床病例讨论及情景教学

1. 病例讨论　一学生收集的病例如下。

病史：病人，男，68 岁，以"咳嗽咳痰　胸闷气促 10 天"为主诉入院。反复咳嗽、咳痰、气促 10 余年，加重 10 余天。既往史：吸烟 40 余年，日均 20 支。现戒烟 1 年余。喝酒嗜好 20 余年，约每日半斤。护理查体：体温 36.3℃，脉搏 101 次/分，呼吸 25 次/分，血压 158/86mmHg，桶状胸，胸式呼吸为主，两侧呼吸运动对称，呼吸运动不受限。双肺呼吸音粗，双肺呼吸音减弱。辅助检查：X 线检查可见肺野透光度增强，膈下降，膈顶平坦，膈及胸廓运动减弱。

请讨论：

（1）该病人的诊断及诊断依据是什么？

（2）进一步检查应包括哪些项目？

（3）如何护理该病人？

2. 情景教学

（1）角色扮演：学生分别扮演护士、病人及家属，模拟入院时的护患沟通与交流，模拟向病人及家属进行健康指导时的沟通与交流等。

（2）查体：学生相互间练习胸部的视诊和触诊。

（三）护理计划的书写

以上述护理病例为例，书写护理计划单（表3-2）。

表 3-2　护理计划单

护理诊断	护理目标	护理措施	护理评价
清理呼吸道无效　与肺部感染、痰液黏稠有关	病人诉咳痰频率、痰量减少，咳痰颜色变浅。病人能够进行有效咳痰，掌握了雾化吸入的方法和会使用舒利迭。家属学会了叩背的正确方法	• 嘱病人多饮水 • 指导病人有效咳痰的方法 • 遵医嘱每天给予雾化吸入 • 嘱病人做好口腔护理 • 密切观察痰液的颜色、量及性状 • 观察药物的药效和不良反应	病人诉咳痰频率、痰量减少，咳痰颜色变浅。病人能够进行有效咳痰，掌握了雾化吸入的方法和会使用舒利迭。家属学会了叩背的正确方法
气体交换受损　与肺部感染、通气与换气功能障碍有关	病人呼吸困难缓解，能进行有效呼吸	• 观察气促的情况 • 嘱病人采取半坐卧位 • 遵医嘱持续低流量给氧 • 遵医嘱用药，观察药效和不良反应 • 指导病人进行缩唇呼吸、腹式呼吸 • 心理护理	病人呼吸困难缓解，能进行有效呼吸

三、支气管哮喘病人的护理

【学习目的和要求】

（1）通过床边教学和病例讨论，学会运用护理程序方法对支气管哮喘病人进行护理评估，并对收集的资料进行分析、整理，列出护理诊断，制定相应的护理计划，实施护理措施。

（2）熟悉支气管哮喘病人的观察要点及急性发作期和稳定期的护理。

（3）实践过程中能够体现一切以病人为中心的良好医德和团结协作精神。

【学习地点】　医院呼吸内科病房、示教室。

【学习方法】

1. 选择病例　由呼吸内科临床带教教师选择支气管哮喘病例，教师对病例进行集中讲解后，指定 4～6 人一组询问病史和检查病人，再由教师补充病例的有关资料，若无合适病例，可由教师介绍典型病案。

2. 在示教室进行病例讨论与情景教学

（1）小组讨论：学生分组对病例的诊断、治疗及护理措施进行讨论后，各组派代表汇报讨论结果，由带教教师给予指导及评价。

（2）角色扮演：学生分别扮演护士和病人，模拟护患交流、查体及对病人或家属进行健康指导等，最后由临床带教教师总结和评价。

【学习内容】

（一）指导学生练习

以支气管哮喘病人护理病例为例，指导学生运用护理程序为病人提供护理。

1. 护理评估

（1）收集病史：患病及治疗经过，询问病人发作时的症状，如喘息、呼吸困难、胸闷或咳嗽的程度、持续时间、诱发或缓解因素。了解既往和目前的检查结果、治疗经过和病人的病情程度。了解病人对所用药物的名称、剂量、用法、疗效、不良反应等知识的掌握情况，尤其是病人能否掌握药物吸入技术，是否进行长期规律的治疗，是否熟悉哮喘急性发作先兆和正确处理方法，急性发作时有无按医嘱治疗等。评估疾病对病人日常生活和工作的影响程度。评估与哮喘有关的病因和诱因：有无接触变应原；有无主动或被动吸烟；有无进食虾蟹、鱼、牛奶、蛋类等食物；有无受凉、气候变化、剧烈运动、妊娠等诱发因素；有无激动、紧张、烦躁不安、焦虑等精神因素；有无哮喘家族史。心理-社会情况：应注意评估病人有无烦躁、焦虑、恐惧等心理反应。评估家属对疾病知识的了解程度、对病人关心程度、经济情况和社区医疗服务状况等。

（2）身体评估

1）一般状态：评估病人的生命体征和精神状态；有无失眠；有无嗜睡、意识模糊等意识状态改变；有无痛苦面容。观察呼吸频率和脉率的情况，有无奇脉。

2）皮肤和黏膜：观察口唇、面颊、耳郭等皮肤有无发绀；唇舌是否干燥、皮肤弹性是否降低。

3）胸部体征：胸部有无过度膨胀，观察有无辅助呼吸肌参与呼吸和散凹征出现。听诊肺部有无哮鸣音、呼吸音延长，有无胸腹反常运动。但应注意轻度哮喘或非常严重哮喘发作时，可不出现哮鸣音。

（3）辅助检查：①血常规有无嗜酸粒细胞增高、中性粒细胞增高；动脉血气分析有无 PaO_2 降低，$PaCO_2$ 是否增高，有无呼吸性酸中毒、代谢性碱中毒；②肺功能检查：有无 FEV_1、$FEV_1/FVC\%$、VC 等下降，有无残气量、功能残气量、肺总量增加，有无残气量/肺总量比值增高；③X 线检查：有无肺透亮度增加。若出现肺纹理增多和炎性浸润阴影，提示并发感染。注意观察有无气胸、纵隔气肿、肺不张等并发症的征象。

2. 护理诊断

（1）学会应用 PES 公式提出护理诊断，用简单确切的术语阐述或描述病人的主要健康问题，例如，气体交换受损与支气管痉挛、气道炎症、气道阻力增加有关；清理呼吸道无效　与支气管黏膜水肿、分泌物增多、痰液黏稠、无效咳嗽有关。

（2）潜在并发症是各种原因造成的并发症。例如，潜在并发症：肺性脑病、自发性气胸、呼吸衰竭等。

3. 护理目标　根据护理诊断提出护理目标，期望能达到的结果。例如，病人呼吸困难缓解，能进行有效呼吸；能够进行有效的咳嗽，排出痰液。

4. 护理措施

（1）环境与体位：有明确过敏原者，应尽快脱离。提供安静、舒适、温湿度适宜的环境，保持室内清洁、空气流通；缓解病人的紧张情绪；观察哮喘发作的前驱症状，哮喘发作时，观察病人意识状态，呼吸频率、节律、深度及辅助呼吸肌是否参与呼吸运动等；监测呼吸音、哮喘音变化，监测动脉血气分析和肺功能情况，了解病情和治疗效果。

（2）氧疗护理：遵医嘱给予鼻导管或面罩吸氧，吸氧流量为每分钟 1～3L，吸入氧浓度一般不超过 40%。如哮喘严重发作，经一般药物治疗无效，或病人出现神志改变，$PaO_2 < 60mmHg$，$PaCO_2 > 50mmHg$ 时，应准备进行机械通气。

（3）补充水分：应鼓励病人每天饮水 2500～3000ml，以补充丢失的水分，稀释痰液，重症者应建立静脉通道，遵医嘱及时、充分补液，纠正水、电解质和酸碱平衡紊乱；痰液黏稠者可定时给予蒸汽或氧气雾化吸入，指导病人进行有效咳嗽、协助叩背有利于痰液排出。

（4）提供清淡、易消化、足够热量的饮食，避免食用硬、冷、油煎食物。若能找出与哮喘发作有关的食物，如鱼、虾、蟹、蛋类、牛奶等，应避免使用。戒酒、戒烟；口腔与皮肤护理：应每天以温水擦浴，勤换衣服和床单，保持皮肤的清洁、干燥和舒适。协助并鼓励病人咳嗽后用温水漱口，保持口腔清洁。

（5）健康指导：指导病人增加对哮喘的激发因素、发病机制、控制目的和效果的知识，以提高病人在治疗中的依从性；避免诱发因素：积极查找过敏原，常见为吸入某些植物花粉、屋尘、螨、真菌孢子、动物皮屑、食物中的鱼虾或接触油漆染料等；自我监测病情：支气管哮喘病人应学会在家中使用峰流速仪监测病情变化，进行病情严重程度的评定。肺功能是作为诊断哮喘、分析病情严重程度、指导用药的一项重要指标；指导病人或家属掌握正确的药物吸入技术，遵医嘱使用 β_2 受体激动剂和（或）糖皮质激素吸入剂。

（二）临床病例讨论及情景教学

1. 病例讨论　一学生收集的病例如下：

病史：病人，女，65 岁，主诉为慢性咳嗽、咳痰、呼吸困难 50 余年，加重 1 周伴发热入院。入院时体温 37.5℃，脉搏 110 次/分，呼吸 23 次/分，血压 135/90mmHg，喘息貌，端坐位，大汗，两肺可闻及哮鸣音，口唇及四肢末梢发绀。辅助检查：CT 检查示两下肺感染较前加重，动脉血气示 I 型呼吸衰竭。

请讨论：

（1）该病人的诊断及诊断依据是什么？

（2）进一步检查应包括哪些项目？

（3）根据相应护理诊断提供哪些护理措施？

2. 情景教学

（1）角色扮演：学生分别扮演护士、病人及家属，模拟入院时的护患沟通与交流，模拟向病人及家属进行健康指导时的沟通与交流等。

（2）查体：学生相互间练习哮喘病人的视诊和听诊，气管的检查。

（三）护理计划的书写

以上述护理病例为例，书写护理计划单（表 3-3）。

表 3-3　护理计划单

护理诊断	护理目标	护理措施	护理评价
气体交换受损　与支气管痉挛、气道炎症、气道阻力增加有关	病人呼吸困难缓解，能进行有效呼吸	• 室内避免湿度过高，有过敏原。病人采取舒适体位 • 观察呼吸困难程度，监测动脉血气分析和水、电解质、酸碱平衡情况 • 长期持续低流量吸氧	病人能够进行有效呼吸，呼吸困难症状有所缓解。生命体征平稳，呼吸频率及节律正常
清理呼吸道无效　与支气管黏膜水肿、分泌物增多、痰液黏稠、无效咳嗽有关	能够进行有效的咳嗽，排除痰液	• 保持室内空气清新 • 给予病人高热量、高蛋白、高维生素的饮食，每天饮水 1500ml • 密切观察咳嗽咳痰情况 • 促进有效排痰	痰液量减少，易于咳出

四、肺结核病人的护理

【学习目的和要求】

（1）通过床边教学和病例讨论，学会运用护理程序方法对肺结核病人进行护理评估，并对收集的资料进行分析、整理，列出护理诊断，制定相应的护理计划，实施护理措施。

（2）对肺结核病人进行健康教育。

【学习地点】　呼吸内科病房、示教室。

【学习方法】

1. 选择病例　由呼吸内科临床带教教师选择肺结核病例，教师对病例进行集中讲解后，指定 4～6 人一组询问病史和检查病人，再由教师补充病例的有关资料，若无合适病例，可由教师介绍典型病案。

2. 在示教室进行病例讨论与情景教学

(1) 小组讨论：学生分组对病例的诊断、治疗及护理措施进行讨论后，各组派代表汇报讨论结果，由带教教师给予指导及评价。

(2) 角色扮演：学生分别扮演护士和病人，模拟护患交流、查体及对病人或家属进行健康指导等，最后由临床带教教师总结和评价。

【学习内容】

(一) 指导学生练习

以肺结核病人护理病例为例，指导学生运用护理程序为病人提供护理。

1. 护理评估

(1) 收集病史：询问病人有无与结核病人的接触史、生活史及其他疾病史；了解家中有无肺结核病人，是否与病人长期居住、工作、学习等，尤其是与结核病人密切接触的儿童；有无糖尿病、硅沉着病、麻疹、胃大部切除、感染艾滋病等病史；近期内有无长期使用肾上腺皮质激素或免疫抑制剂等药物；儿童要询问卡介苗接种史、结素试验结果。3 岁以内结素试验阳性、15 岁以内强阳性以及近期结素试验阳转者，都应进一步检查。

(2) 身体评估：有无咳嗽、咳痰、胸痛、咯血等症状；有无全身中毒症状，如乏力、午后低热、食欲减退、体重减轻和夜间盗汗等。

(3) 辅助检查：包括痰结核菌检查、X 线检查、结核菌素试验（结素试验）、纤维支气管镜检查、免疫学诊断和基因诊断。

2. 护理诊断

(1) 学会应用 PES 公式提出护理诊断，用简单确切的术语阐述或描述病人的主要健康问题，例如，体温过高：与结核菌在肺部引起的肺部感染有关；营养失调：低于机体需要量 与长期低热，代谢率增高，发热、药物反应所致食欲不佳有关；活动无耐力：与长期低热，咳嗽，慢性消耗性疾病，体重逐渐下降，营养消耗过多，摄入量不足有关。

(2) 潜在并发症是各种原因造成的并发症。例如，潜在并发症：肺性脑病、自发性气胸、呼吸衰竭等。

3. 护理目标　根据护理诊断提出护理目标，期望能达到的结果。例如，病人的体温保持正常，病人无发热感觉，病人的呼吸、心率在正常范围；病人体重增加，恢复基础水平，白蛋白、血红蛋白值在正常范围内；活动后未出现呼吸困难、心悸、不安等症状。病人能进行适当的户外活动，无气促，疲乏无力感觉。

4. 护理措施

(1) 一般护理：保持病室内空气新鲜，病室温度适宜在 18～22℃，湿度控制在 50%～70%；鼓励病人多喝水或选择喜欢的饮料，同时进食清淡易消化的高蛋白、高热量饮食；嘱病人进高蛋白、高热量、高脂肪、含维生素丰富的食物，少量多餐；嘱病人卧床休息，尽量减少不必要的活动，减少能量消耗；与病人共同制定活动计划，循序渐进地增加活动量：床上→床边→下床→走动→户外，以不感到疲劳为宜。

(2) 健康指导：嘱病人遵医嘱服用药物，不能随意停药、漏服、多服等；指导病人进食富含营养的食物；病人出院后要注意身、心休息，应该休息半年左右；指导病人不要随地吐痰，咳嗽，打喷嚏要用手纸轻轻捂住口鼻，去公共场所尽量戴口罩，餐具、被褥等一定要单独使用，并定期消毒；餐具应煮沸 2～5 分钟，被褥应常放在日光下曝晒。家里有儿童者或老年人要和他们分室居住。

（二）临床病例讨论及情景教学

1. 病例讨论　一学生收集的病例如下。

病史：病人，男，55 岁，咳嗽、咳痰，疲乏无力，夜间盗汗，午后低热伴面颊潮红 2 个月余而入院。既往身体健康，有吸烟史，平均 10 支/日。近两月来夜间咳嗽加重，痰液量不多，偶有血丝，易咳出。护理查体：体温 37.5℃，脉搏 90 次/分，呼吸 20 次/分，血压 130/70mmHg。发育及营养尚可，痰涂片阳性，胸部 CT 示：右上肺野有一直径 3.5cm 空洞，外周有浸润灶。

请讨论：

(1) 该病人的诊断及诊断依据是什么？

(2) 进一步检查应包括哪些项目？

(3) 根据护理诊断采取哪些相应护理措施？

2. 情景教学

(1) 角色扮演：学生分别扮演护士、病人及家属，模拟入院的护患沟通与交流，模拟向病人及家属进行健康指导时的沟通与交流等。

(2) 查体：学生相互间练习肺部疾病的听诊，呼吸道的检查。

（三）护理计划的书写

以上述护理病例为例，书写护理计划单（表 3-4）。

表 3-4　护理计划单

护理诊断	护理目标	护理措施	护理评价
营养失调　与长期低热，代谢率增高，发热、药物反应所致食欲不佳有关	病人体重增加，恢复基础水平，白蛋白、血红蛋白值在正常范围内	• 嘱病人进高蛋白、高热量、高脂肪、含维生素丰富的食物，少量多餐 • 嘱病人卧床休息，尽量减少不必要的活动，减少能量消耗 • 发热病人遵医嘱给予对症处理 • 每周称体重	病人营养状况良好，饮食摄入量充足，活动耐力增加
体温过高　与结核菌在肺部引起的肺部感染有关	病人的体温保持正常，病人无发热感觉，病人的呼吸、心率在正常范围	• 保持病室内空气新鲜 • 根据病情选择合适的降温方法，卧床休息，限制活动量 • 鼓励病人多喝水或选择喜欢的饮料，同时进食清淡易消化的高蛋白、高热量饮食 • 密切观察体温及病情变化	病人的生命体征平稳，呼吸型态正常
活动无耐力	活动后未出现呼吸困难、心悸、不安等症状。病人能进行适当的户外活动，无气促、疲乏无力感觉	• 监测病人活动前后病情变化的情况 • 加强巡视，协助病人做好生活护理及卫生处置 • 嘱病人多进高蛋白、高热量、高脂肪、高维生素的食物 • 与病人共同制定活动计划	病人日常活动耐受水平的改变

（郭继芳　庄雅娟　毕艳杰　孙玉倩）

第 2 章　循环内科病人的护理

一、心力衰竭病人的护理

【学习目的和要求】

（1）通过床边教学和病例讨论，学会运用护理程序方法对心力衰竭病人进行护理评估，列出护理诊断，制定相应的护理计划，实施护理措施。

（2）掌握慢性心力衰竭病人的临床表现及治疗原则、护理要点，并熟悉急性肺水肿的抢救方法。

【学习地点】　医院心血管内科病房、示教室。

【学习方法】

1. 选择病例　由心内科临床带教教师选择慢性心力衰竭的病例，对病例进行集中讲解后，指定 3～5 人一组进病房询问病史和检查病人，再由教师补充病例的有关资料。

2. 在示教室进行病例讨论与情景教学

（1）小组讨论：学生分组对病例的诊断、治疗及护理措施进行讨论后，各组派代表汇报讨论结果，由带教教师给予指导及评价。

（2）角色扮演：学生分别扮演护士和病人，模拟护患交流、查体及对病人或家属进行健康指导等，最后由临床带教教师总结和评价。

【学习内容】

（一）指导学生练习

以慢性心力衰竭病人护理病例为例，指导学生运用护理程序为病人提供护理。

1. 护理评估

（1）收集病史：①病人有无心力衰竭的病因和诱因。②病人发病时有无呼吸困难、咳嗽、咳痰或痰中带血；有无疲乏、头晕、失眠等。有无恶心、呕吐、食欲不振、腹胀、身体低垂部位水肿。③心理-社会状况。

（2）身体评估

1）一般状态：①生命体征；②意识和精神状况；③体位：是否采取半卧位或端坐位。

2）心肺：心脏是否扩大，心率是否加快，有无心尖部舒张期奔马律、病理性杂音等。两肺有无湿性啰音或哮鸣音。

3）其他：有无皮肤黏膜发绀；有无颈静脉怒张、肝颈静脉反流征阳性等。

（3）辅助检查：胸部 X 线、超声心动图、放射性核素、磁共振显像都可提示心脏大，左心衰竭时有肺瘀血征象、肺动脉段膨出，右心衰竭时可见腔静脉扩张等；创伤性血流动力学监测、心电图等。

2. 护理诊断　学会应用 PES 公式提出护理诊断，描述病人的主要健康问题，例如，气体交换受损　与左心衰竭致肺瘀血有关；体液过多　与右心衰竭致体静脉瘀血、水钠潴留，低蛋白血症有关。

3. 护理目标　根据护理诊断提出护理目标，期望能达到的结果。例如，病人呼吸困难明显改善，发绀消失，肺部啰音消失，能叙述洋地黄中毒的表现，一旦发生，能得以发现和控制。

4. 护理措施

（1）根据病人的心功能分级制定活动量：Ⅰ级应照常活动，但应避免重的体力劳动和剧烈运动。Ⅱ级应适当限制体力活动，保证有充足的睡眠和休息。Ⅲ级的病人需严格限制一般体力活动。Ⅳ级应绝对卧床休息。

（2）饮食：控制钠盐的摄入，轻度心力衰竭的病人应限制食盐在 5g/d 以下；中度心力衰竭限制食盐在 2.5~3g/d 以下，重度心力衰竭限制食盐在 1g/d 以下。大量利尿的病人，可不必严格限制食盐；保持大便通畅，情绪稳定，避免过多、过快输液。

（3）用药护理：及时发现洋地黄类药物毒性反应，胃肠道反应最常见，食欲不振是出现最早的中毒症状；神经系统症状，头痛、失眠、眩晕、幻觉、黄视、绿视、红视或视物模糊、闪光等；心律失常，是洋地黄中毒最严重的表现，以快速心律失常多见；注意解释，给药前向病人解释洋地黄治疗的必要性及其中毒表现。一旦发生药物中毒，立即停用洋地黄为首要措施，有低血钾者应给予补充钾盐，暂停排钾利尿剂；纠正心律失常，快速型心律失常首选苯妥英钠或利多卡因。

（二）临床病例讨论及情景教学

1. 病例讨论 一学生收集的病例如下。

病史：病人，男，60 岁，3 年前出现劳累性呼吸困难等症状。近年来呼吸困难加重，夜间不能平卧，常憋醒。查体：血压 140/80mmHg，颈静脉怒张，心界向两侧扩大，心率 108 次/分，心律齐，可闻及 S3，肝脏增大，双侧下肢凹陷性水肿。心脏 B 超提示节段性室壁运动减弱。

请讨论：

（1）病人最可能的诊断是什么？

（2）提出该病人主要的护理诊断。

2. 情景教学

（1）角色扮演：学生分别扮演护士、病人及家属，模拟入院时及健康指导时的护患沟通与交流。

（2）查体：学生相互间练习触摸对方的肝脏，按压对方的双下肢，观察对方的呼吸情况，并用语言描述出心力衰竭的分级。

（三）护理计划的书写

以上述护理病例为例，书写护理计划单（表 3-5）。

表 3-5　护理计划单

护理诊断	护理目标	护理措施	护理评价
气体交换受损　与左心衰竭致肺瘀血有关	病人呼吸困难明显改善	• 休息与体位：嘱病人卧床休息，根据病情需要取半卧或端坐位 • 给氧：间断或持续吸入 • 遵医嘱用药 • 密切观察病情变化 • 用药护理：ACEI、β受体阻滞剂 • 终末期心力衰竭的护理：临终关怀	病人呼吸困难减轻或消失，发绀消失，肺部啰音消失，血气指标恢复正常
体液过多　与右心衰竭致体静脉瘀血、水钠潴留、低蛋白血症有关	病人水肿减轻或消失	• 休息与体位：卧床休息，注意保护皮肤 • 饮食护理　给予低盐高蛋白易消化饮食 • 病情监测　记录 24 小时液体出入量 • 用药护理	能说出低盐饮食的重要性和服用利尿剂的注意事项，水肿，腹水减轻或消失
活动无耐力　与心排血量下降有关	能说出限制最大活动量的指征，遵循活动计划，主诉活动耐力增加	• 制定活动计划Ⅰ级、Ⅱ级、Ⅲ级、Ⅳ级 • 监测活动过程中反应	疲乏，气急，虚弱感消失，活动时无不适感，活动耐力增加

二、心律失常病人的护理

【学习目的和要求】

（1）通过床边教学和病例讨论，学会运用护理程序方法对心律失常病人进行护理评估，列出护理诊断，制定护理计划，实施护理措施。

（2）熟悉心律失常病人的临床表现及治疗原则、诊断要点、护理要点。

【学习地点】　医院心血管内科病房、示教室。

【学习方法】

1. 选择病例　由心内科临床带教教师选择以心律失常护理病例为例，教师对病例进行集中讲解后，指定 3～5 人一组进病房询问病史和检查病人，再由教师补充病例的有关资料。

2. 在示教室进行病例讨论，情景教学

（1）小组讨论：学生分组对病例的诊断、治疗及护理措施进行讨论后，各组派代表汇报讨论结果，由带教教师给予指导及评价。

（2）角色扮演：学生分别扮演护士和病人，模拟护患交流、查体及对病人或家属进行健康指导等，最后由临床带教教师总结和评价。

【学习内容】

（一）指导学生练习

以心律失常病人护理病例为例，指导学生运用护理程序为病人提供护理。

1. 护理评估

（1）收集病史：①询问病人的既往史和现病史，有无不适感觉，引起心律失常的原因和诱发因素；了解心律失常的类型、发作频率、持续时间、治疗效果以及对病人日常生活的影响。②询问病人是否因心律失常引起的胸闷、心悸、乏力等不适而紧张不安，过于注意自己的脉搏。

（2）身体评估：病人是否因心律失常引起的胸闷、心悸、乏力等不适而紧张不安，过于注意自己的脉搏；心动过速发作时，病人有无恐惧感；严重房室传导阻滞病人生活自理的程度；安装人工心脏起搏器者对手术及自我护理认识如何，有无情绪低落、信心不足。

（3）辅助检查：心电图检查；动态心电图通过 24 小时连续心电图记录可能记录到心律失常的发作；运动试验在心律失常发作间歇时诱发心律失常，因而有助于间歇发作心律失常的诊断。

2. 护理诊断

（1）活动无耐力：与心律失常导致心排血量减少有关；

（2）有受伤的危险：与心律失常引起晕厥有关。

3. 护理目标　根据护理诊断提出护理目标，期望能达到的结果。例如，病人活动耐力增加；焦虑情绪减轻或控制，积极配合治疗；心律失常的危险征兆能被及时发现并得到处理，未发生猝死。

4. 护理措施

（1）一般护理：应保证病人充足的休息和睡眠，休息时避免左侧卧位，以防左侧卧位时感觉到心脏搏动而加重不适；给予富含纤维素的食物，以防便秘；避免饱餐及摄入刺激性食物，如咖啡、浓茶等。

（2）病情观察：连续监测心率、心律变化，及早发现危险征兆，病人出现频发多源性室性期前收缩、室性心动过速、三度房室传导阻滞时应及时通知医生并配合处理。监测电解质变化，尤其是血钾的变化。

（3）用药护理：应用抗心律失常药物时，密切观察药物的效果及不良反应，防止毒副作用的发生。

（4）介入治疗的护理：向病人介绍介入治疗（如心导管射频消融术或心脏起搏器安置术）的目的及方法，以消除病人的紧张心理，使病人主动配合治疗。并做好介入治疗的相应护理。

（5）健康指导：向病人讲解心律失常的原因及常见诱发因素，如情绪紧张、过度劳累、急性感染、寒冷刺激、不良生活习惯（吸烟、饮浓茶和咖啡）等；指导病人劳逸结合，有规律生活，避免精神紧张、刺激；改变不良饮食习惯，戒烟、酒，避免浓茶、咖啡、可乐等刺激性食物；保持大便通畅，避免排便用力而加重心律失常；说明病人所用药物的名称、剂量、用法、作用及不良反应，嘱病人坚持服药，不得随意增减药物的剂量或种类；教会病人及家属测量脉搏的方法，心律失常发作时的应对措施及心肺复苏术，以便于自我监测病情和自救。对安置心脏起搏器病人，讲解自我监测与家庭护理方法；定期复查心电图和随访，发现异常及时就诊。

（二）临床病例讨论及情景教学

1. 病例讨论　一学生收集的病例如下。

病史：病人，女，26岁，突然发作心悸30分钟，心率160次/分，第一心音强度一致。ECG：心室率160次/分，节律规则，QRS波群形态正常，QRS波群后可见逆行P′波。

请讨论：

（1）该病人最可能的诊断是什么？

（2）如何进行治疗？

2. 情景教学

（1）角色扮演：学生分别扮演护士、病人及家属，模拟入院时的护患沟通与交流。

（2）查体：学生互相做心电图，能说出心电图的特点。

（三）护理计划的书写

以上述护理病例为例，书写护理计划单（表3-6）。

表3-6　护理计划单

护理诊断	护理目标	护理措施	护理评价
活动无耐力　与心律失常导致心排血量减少有关	病人活动耐力增加	• 体位：常采取高枕或半卧位或其他舒适体位 • 休息与活动：保持情绪稳定，保证充分的休息与睡眠 • 给氧 • 用药护理：严格按医嘱用药，注意药物的作用和副作用 • 密切观察病情，生命体征	病人活动耐力增强，并能采取适当措施，减缓心排血量减少引起的不适
焦虑　与心律失常反复发作，对治疗缺乏信心有关	焦虑/恐惧明显好转，能积极配合治疗	• 鼓励病人/家属表达对本病感受 • 为病人安排安静、舒适的环境，避免不良刺激 • 心律失常复发时，及时采取有效措施使病人产生安全感 • 针对病人/家属顾虑，做好耐心解释，并告诉病人/家属，坚持治疗	焦虑/恐惧减轻。能自我调节不良心态

三、冠心病病人的护理

【学习目的和要求】

（1）通过床边教学和接触病人，熟悉冠心病的病因、类型，掌握其临床表现及治疗原则、诊断要点、护理要点。

（2）学会运用护理程序对冠心病病人进行护理评估，列出护理诊断，制定相应的护理计划，实施护理措施。

【学习地点】　医院心血管内科病房、示教室。

【学习方法】

1. 选择病例　由心内科临床带教教师选择冠心病病人的病例，教师对病例进行集中讲解后，指定 3～5 人一组进病房询问病史和检查病人，再由教师补充病例的有关资料。

2. 在示教室进行病例讨论与情景教学

（1）小组讨论：学生分组对病例的诊断、治疗及护理措施进行讨论后，各组派代表汇报讨论结果，由带教教师给予指导及评价。

（2）角色扮演：学生分别扮演护士和病人，模拟护患交流、查体及对病人进行健康指导等，最后由临床带教教师总结和评价。

【学习内容】

（一）指导学生练习

以心绞痛病人护理病例为例，指导学生运用护理程序为病人提供护理。

1. 护理评估

（1）收集病史：本次发病的特点，患病及治疗经过，诱发及危险因素情况；了解疼痛的部位、性质及持续时间，观察抗心绞痛药物的疗效及不良反应，警惕心肌梗死的发生。

（2）身体评估：检查疼痛的部位、程度、性质、时间、有无规律等；监测病人的脉搏、血压、心律、心率、呼吸变化。

（3）辅助检查：心电图检查，注意有无形态、节律等变化；心脏超声、心脏核素检查；冠状动脉造影、CT 检查；心脏生化标志物的检查。

2. 护理诊断

（1）学会应用 PES 公式提出护理诊断，用简单确切的术语阐述或描述病人的主要健康问题。例如，疼痛　与心肌缺血、缺氧有关；活动无耐力　与心肌氧的供需失调有关。

（2）潜在并发症：心肌梗死。

3. 护理目标　根据护理诊断提出护理目标。例如，病人疼痛消失或减轻等；病人活动后无乏力出现。

4. 护理措施

（1）休息与活动：心绞痛发作时立即停止活动，就地休息，不稳定型心绞痛应卧床休息，并密切观察；安慰病人，解除紧张不安情绪，以减少心肌耗氧量。

（2）合理饮食，给予低脂肪、低胆固醇、低热量、适量纤维素的饮食。进食不宜过饱，避免暴饮暴食，控制食盐摄入量<5g/d，戒烟酒，不饮浓茶和咖啡；保持大便通畅，避免用力大便。必要时使用缓泻剂或开塞露塞肛。

（3）病人胸痛时给予中等流量的间断吸氧，心绞痛严重时，遵医嘱舌下含服或静脉滴注硝酸甘油等，若服药后 3～5 分钟仍不缓解，可再服 1 次或通知医生进行处理；用药时注意滴速和血压的变化。

（4）健康指导：指导病人避免诱发心绞痛的因素，纠正不良的生活方式，如避免高脂肪、高胆固醇、高盐饮食；避免情绪过度激动和精神高度紧张；戒烟酒，不饮浓茶和咖啡；避免寒冷刺激；避免长时间洗澡或淋浴等；告诉病人疼痛发作时的处理方法，随身携带"保健盒"。

（二）临床病例讨论及情景教学

1．病例讨论　一学生收集的病例如下。

病史：病人，男，49岁，身高178cm，体重90kg，在搬运瓷砖过程中自感胸部压迫性疼痛，面色苍白，出冷汗，疼痛持续时间约2分钟，即刻停止工作，休息后疼痛缓解。病人随即到医院急诊科就诊。护理查体：体温36.3℃、脉搏78次/分、呼吸22次/分、血压90/60mmHg。

请讨论：

（1）该病人最可能的诊断是什么？

（2）如何进行治疗？

（3）根据此病人提出主要的护理诊断及护理措施？

2．情景教学

（1）角色扮演：学生分别扮演护士、病人，并进行护患沟通与交流，模拟向病人或家属进行健康指导。

（2）查体：学生之间相互听诊、相互做心电图，并进行图形的识别描述。

（三）护理计划的书写

以护理病例为例，书写护理计划单（列出主要护理问题）（表3-7）。

表3-7　护理计划单

护理诊断	护理目标	护理措施	护理评价
疼痛：胸痛　与心肌缺血缺氧有关	病人胸痛减轻或消失	• 休息与活动：心绞痛发作时立即停止活动，卧床休息，或协助病人采取舒适的体位 • 心理护理：安慰病人，与病人讨论可能的诱发因素 • 给氧 • 用药护理：遵医嘱用药，并注意药物的不良反应和副作用 • 疼痛的观察：评估疼痛的部位、性质、程度、持续时间	无胸痛症状
活动无耐力　与心肌氧的供需失调有关	自主活动时无不适感觉	• 活动受限程度：观察和评估病人由于心绞痛发作而带来的活动受限程度 • 制订活动计划：缓解期病人一般不需要卧床休息，根据病人的活动能力制订活动计划 • 活动方式选择：鼓励病人参与适当的体力劳动和体育锻炼，但避免重体力活动、竞赛活动、屏气用力动作 • 观察与处理活动中不良反应：如出现异常情况应立即停止活动，并给予含服硝酸甘油、吸氧等处置	病人活动耐力增强，并能采取适当措施减少心肌耗氧量

四、原发性高血压病人的护理

【学习目的和要求】

（1）通过床边教学和病例讨论，学会运用护理程序方法对原发性高血压疾病病人进行护理评估，列出护理诊断，制定相应的护理计划，实施护理措施。

（2）熟悉原发性高血压的护理，掌握血压水平分类和定义。

【学习地点】　医院心内科病房、示教室。

【学习方法】

1. 选择病例　由心内科临床带教教师选择原发性高血压病例，教师对病例进行集中讲解后，指定 3～5 人一组询问病史和检查病人，再由教师补充病例的有关资料。

2. 在示教室进行病例讨论与情景教学

(1) 小组讨论：学生分组对病例的诊断、治疗及护理措施进行讨论后，各组派代表汇报讨论结果，由带教教师给予指导及评价。

(2) 角色扮演：学生分别扮演护士和病人，模拟护患交流、查体及对病人或家属进行健康指导等，最后由临床带教教师总结和评价。

【学习内容】

(一) 指导学生练习

以原发性高血压病人护理病例为例，指导学生运用护理程序为病人提供护理。

1. 护理评估

(1) 收集病史：询问病人家族史、饮食、体重指数、服用药物以及高血压的临床表现，血压变化情况，如高血压初期血压呈波动性，可因情绪、体力活动等因素影响暂时性升高，但仍可自行下降至正常，随着疾病迁延，血压逐渐呈稳定和持久性升高。

(2) 身体评估：病人有无头痛、头晕、心悸、耳鸣、后颈部疼痛等症状；有无心、脑、肾等器官受损时的相应症状；心脏听诊能否闻及主动脉瓣第二心音亢进及收缩期杂音。

(3) 辅助检查：心电图检查；血常规、尿常规、血生化检查；肾功能检查；超声心动图检查及眼底检查等。

2. 护理诊断

(1) 学会应用 PES 公式提出护理诊断，用简单确切的术语阐述或描述病人的主要健康问题。如疼痛：头痛　与血压升高有关；有受伤的危险　与头晕和视物模糊有关。

(2) 潜在并发症：高血压危重症、脑血管意外等。

3. 护理目标　根据护理诊断提出护理目标。例如，病人头痛、头晕的症状体征消失；病人未出现受伤。

4. 护理措施

(1) 保证合理的休息及睡眠，避免劳累，提倡适当的体育活动，尤其对心率偏快的轻度高血压病人，进行有氧代谢运动效果较好，如骑自行车、跑步、做体操及打太极拳等，严重高血压病人应卧床休息，高血压危象者则应绝对卧床；根据病人特点，有针对性地进行心理疏导，避免病人发生激动、焦虑及抑郁等。

(2) 饮食护理：应选用低盐、低热能、低脂、低胆固醇、清淡易消化饮食，鼓励病人多食水果、蔬菜、戒烟、控制饮酒、咖啡、浓茶等刺激性饮料。对服用排钾利尿剂的病人应注意补充含钾高的食物，如蘑菇、香蕉、橘子等。肥胖者应控制体重。

(3) 血压监测：血压持续增高的病人，应每日测量血压 2～3 次，必要时测立、坐、卧位血压，掌握血压变化规律。如血压波动过大，要警惕脑出血的发生。如在血压急剧增高的同时，出现头痛、视物模糊、恶心、呕吐、抽搐等症状，应考虑高血压脑病的发生。如出现端坐呼吸、喘憋、发绀、咳粉红色泡沫痰等，应考虑急性左心衰竭的发生。出现上述各种表现时均应立即送医院进行紧急救治。

(4) 用药护理：服用降压药应从小剂量开始，逐渐加量，同时，密切观察疗效，如血压下降过快，应调整药物剂量。在血压长期控制稳定后，可按医嘱逐渐减量，不得随意停药。某些降压药物可引起体位性低血压，在服药后应卧床 2～3 小时，必要时协助病人起床，待其坐起片刻，无异常后，方可下床活动。

(5) 健康指导：指导病人不要吃辛辣、过咸、油腻等食物；要正确选择降压药物，按时服药。应注意控制情绪，不可以发怒和情绪过于激动，保持平和心态。

(二) 临床病例讨论及情景教学

1. 病例讨论　一学生收集的病例如下。

病史：病人，男，58 岁，驾驶员。5 年前体检时发现血压 150/95mmHg，间断用药，由于无不适症状而未引起重视。近 1 年来，时感头胀痛、头晕、眼花、耳鸣，在驾驶、情绪激动、紧张时明显。平素体健，喜食动物脂肪及内脏、高盐饮食。护理查体：体温 36.4℃，脉搏 70 次/分，呼吸 21 次/分，血压 160/100mmHg，身高 171cm，体重 81kg，营养良好。

请讨论：

(1) 该病人考虑为何医疗诊断？

(2) 简述其治疗要点。

(3) 根据此病人提出主要的护理诊断及护理措施。

2. 情景教学

(1) 角色扮演：学生分别扮演护士、病人，并进行护患沟通与交流，模拟向病人或家属进行健康指导。

(2) 查体：学生之间相互测量血压，并相互介绍测量血压的注意事项。

(三) 护理计划的书写

以上述病例为例，书写护理计划单（列出主要护理问题）（表 3-8）。

表 3-8　护理计划单

护理诊断	护理目标	护理措施	护理评价
疼痛：头痛　与血压升高有关	病人头痛减轻或消失	• 减少诱发或加重头痛的因素 • 指导病人使用放松技术 • 用药护理	病人头痛消失
有受伤的危险　与头晕和视物模糊有关	病人未出现受伤	• 避免受伤，病人有头晕、眼花、耳鸣等症状时应卧床休息 • 避免潜在的危险因素，如剧烈运动、迅速改变体位、活动场所光线暗、病室内有障碍物、地面滑、厕所无扶手等，必要时病床加床挡	病人未受伤

（陈桂芝　周云慧　张卫红　孙玉倩）

第 3 章　消化内科病人的护理

一、急性胃炎病人的护理

【学习目的和要求】

（1）通过床边教学和病例讨论，学会运用护理程序方法对颈部疾病病人进行护理评估，并对收集的资料进行分析、整理，列出护理诊断，制定相应的护理计划，实施护理措施。

（2）熟悉急性胃炎的护理。

【学习地点】　医院示教室。

【学习方法】

1. 选择病例　带教教师选择急性胃炎病例，教师对病例进行集中讲解后，指定 4～7 人一组询问病史和检查病人，教师补充病例的有关资料。

2. 在示教室进行病例讨论与情景教学

（1）小组讨论：学生分组对病例的诊断、治疗及护理措施进行讨论，各组派代表汇报讨论结果，由带教教师给予指导及评价。

（2）角色扮演：学生分别扮演护士和病人，模拟护患交流、查体及对病人或家属进行健康指导等，最后由带教教师给予总结和评价。

【学习内容】

（一）指导学生练习

以急性胃炎病人护理病例为例，指导学生运用护理程序为病人提供护理。

1. 护理评估

（1）收集病史：① 急性胃炎的主要表现：上腹部不适、疼痛、烧灼感、食欲减退、上消化道出血等症状。② 询问病人：第一次诊断是通过什么检查确定的，是否已服用抑酸药、胃黏膜保护剂，反应如何？起病时有何自觉症状，做过何种检查和治疗，有无口腔、咽、喉部慢性疾病，慢性肝、胆、胰疾病手术史有无焦虑及恐惧，经济状况和社会支持情况。

（2）身体评估：包括腹部压痛症状、脉搏、血压、心律、心率等情况。

（3）辅助检查：粪便检查、胃镜、B 超等。

2. 护理诊断

（1）学会应用 PES 公式提出护理诊断，用简单确切的术语阐述或描述病人的主要健康问题。例如，营养失调：低于机体需要量　与食欲不振、胃酸缺乏、消化不良有关。

（2）潜在并发症：上消化道出血。

3. 护理目标　根据护理诊断提出护理目标，期望能达到的结果，如病人腹痛缓解。

4. 护理措施

（1）急性发作期应卧床休息；恢复期病人生活要有规律，避免过度劳累，注意劳逸结合。

（2）饮食护理：急性发作期病人可给予无渣、半流质的温热饮食，如病人有少量出血可给予牛奶、米汤等，以中和胃酸，利于黏膜的恢复；剧烈呕吐、呕血的病人应禁食，进行静脉补充营养；恢复期给予高热量、高蛋白、高维生素、易消化的饮食，避免食用过咸、过甜、辛辣、生冷等刺激性食物；定时进餐、少量多餐、细嚼慢咽，养成良好的饮食卫生习惯。如胃酸缺乏者可酌情食用酸性食物，如山楂、食醋、浓肉汤、鸡汤。

（3）疼痛的护理：遵医嘱给予局部热敷、按摩、针灸或给止痛药物等缓解疼痛。

（4）健康指导：告知病人及家属病因，指导正确用药，进食规律，避免过冷、过热、辛辣刺激性食物；指导病人精神放松，消除症状反复发作而产生紧张、焦虑、恐惧心理，保持情绪稳定，从而增强病人对疼痛的耐受性；指导病人，掌握有效的自我护理和保健，减少本病的复发次数。

（二）临床病例讨论及情景教学

1. 病例讨论　一学生收集的病例如下。

病史：病人，女，35 岁，上腹疼痛、烧灼感、食欲减退，间断呕吐 3 日入院。病人近 3 日进食后上腹痛、反酸、烧灼感、呕吐。既往体健、无结核或肝炎病史、家族中无精神病或高血压病人。体检：体温 36.2℃，脉搏 80 次/分，呼吸 20 次/分，血压 120/70mmHg，发育及营养可，腹软，腹部压痛、无反跳痛肌紧张，心肺正常，肝脾未及。辅助检查：胃镜示胃黏膜多发性糜烂、水肿。

请讨论：

（1）该病人的诊断及诊断依据是什么？

（2）进一步检查应包括哪些项目？

2. 情景教学

（1）角色扮演：学生分别扮演护士、病人及家属，模拟入院时的护患沟通与交流，模拟向病人及家属进行健康指导时的沟通与交流等。

（2）查体：学生相互间练习腹部查体。

（三）护理计划的书写

以上述护理病例为例，书写护理计划单（表 3-9）。

表 3-9　护理计划单

护理诊断	护理目标	护理措施	护理评价
营养失调：低于机体需要量　与摄入减少有关	• 病人摄入量增加 • 病人热量摄入适宜	• 高热量、高蛋白、清淡、易消化饮食 • 制订饮食计划 • 创造良好环境	病人食欲增加
舒适的改变　与疼痛有关	病人疼痛减轻、舒适度增加	• 室内清洁、安静、舒适、安全 • 找出可引起疼痛加重或减轻的原因 • 与医师商议疼痛的治疗方法	病人疼痛缓解

二、肝硬化病人的护理

【学习目的和要求】

（1）通过床边教学和病例讨论，学会运用护理程序方法对肝硬化病人进行护理评估，并对收集的资料进行分析、整理，列出护理诊断，制定相应的护理计划，实施护理措施。

（2）熟悉肝硬化失代偿期的观察及相应的护理。

【学习地点】　医院示教室。

【学习方法】

1. 选择病例　带教教师选择肝硬化失代偿期病例，教师对病例进行集中讲解后，指定 4～7 人一组询问病史和检查病人，教师补充病例的有关资料。

2. 在示教室进行病例讨论与情景教学

（1）小组讨论：学生分组对病例的诊断、治疗及护理措施进行讨论后，各组派代表汇报讨论结果，由带教教师给予指导及评价。

（2）角色扮演：学生分别扮演护士和病人，模拟护患交流、查体及对病人或家属进行健康指导等，最后由带教教师总结和评价。

【学习内容】

（一）指导学生练习

以肝硬化失代偿期病人的护理病例为例，指导学生运用护理程序为病人提供护理。

1. 护理评估

（1）收集病史：肝硬化失代偿期临床表现是肝功能减退和门静脉高压。向病人询问本病的有关病因，例如，有无肝炎或输血史、大量长期饮酒史、心力衰竭、胆道疾病史等，注意病人的心理，有无个性、行为的改变，评估病人及家属对疾病的认识程度及态度、经济状况和社会支持程度。

（2）身体评估：精神状态，定向力；营养、是否水肿；有无肝病面容、黄染、出血点、蜘蛛痣、肝掌。

（3）辅助检查：腹水检查，B超、造影、CT等检查。

2. 护理诊断

（1）学会应用 PES 公式提出护理诊断，用简单确切的术语阐述或描述病人的主要健康问题。例如，营养失调：低于机体需要量　与肝功能减退、门静脉高压症引起食欲减退、消化和吸收障碍有关。

（2）潜在并发症：上消化道出血、感染等。

3. 护理目标　根据护理诊断提出护理目标。例如，病人能描述营养不良的原因，遵循饮食计划，保证营养物质摄入。

4. 护理措施

（1）卧床休息，代偿期病人可参加轻体力活动，避免过度疲劳。失代偿期病人，应卧床休息。

（2）饮食护理：提供高热量、高蛋白、高维生素、易消化的食物，忌酒，免食入粗糙、尖锐或刺激性食物；根据病情变化及时更改饮食，如血氨偏高者应限制或禁食蛋白质，待病情好转后再逐渐增加蛋白质摄入量；有腹水时应给予低盐或无盐饮食，进水量限制在每日约 1000ml；对于剧烈恶心、呕吐的病人及进食甚少或不能进食者，可遵医嘱给予静脉补充足够的营养。

（3）腹水的护理：轻度腹水者可采取平卧位，以增加肝、肾血流量，大量腹水者可取半卧位；做好皮肤护理，每日可用温水擦浴。衣着宜宽大柔软、易吸汗，床铺应平整洁净；腹腔穿刺放腹水后注意观察穿刺部位是否有溢液，应缚紧腹带，防止腹穿后腹内压骤降。

（4）病情监测：注意有无呕血及黑粪，有无精神行为异常表现，若出现异常，应及时报告医生，以便采取紧急措施。

（5）健康指导：教育健康人群避免酗酒，病毒性肝炎病人积极治疗以防止发生肝硬化；指导病人制订合理的营养膳食，如低钠饮食，注意增加病人的食欲，避免含钠量高的食物及饮料等；指导病人正确服用利尿剂，教会其观察药物疗效及不良反应；指导病人及亲属注意观察常见的并发症，如病人出现性格、行为改变或呕血黑粪等上消化道出血症状时，应及时就诊。

（二）临床病例讨论及情景教学

1. 病例讨论　一学生收集的病例如下。

病史：病人，男，40 岁，10 年前患过乙型肝炎。近 3 年全身乏力、食欲不振，常有齿龈出血，鼻出血，半年来间断出现腹胀，下肢水肿和少尿。近 3 天腹胀明显，腹部持续隐痛，发热。

查体：体温 38.6℃，脉搏 94 次/分，呼吸 20 次/分，血压 120/70mmHg。面色灰暗黝黑，巩膜轻度黄染。蛙形腹，腹壁静脉显露。可见肝掌。腹水检查：淡黄色，比重 1.021，蛋白 38g/L。HBsAg（＋），HBeAg（－），血浆总蛋白 64g/L、白蛋白 30g/L。

请讨论：

（1）该病人诊断什么疾病？

（2）还需要做哪些检查？如何护理？

2. 情景教学

（1）角色扮演：学生分别扮演护士、病人及家属，模拟入院、护患沟通与交流，模拟向病人及家属进行健康指导的沟通与交流等。

（2）查体：学生相互间练习肝脏的视诊和触诊。

（三）护理计划的书写

以上述护理病例为例，书写护理计划单（表 3-10）。

表 3-10　护理计划单

护理诊断	护理目标	护理措施	护理评价
营养失调：低于机体需要量　与肝功能减退、门静脉高压导致消化吸收障碍有关	·病人营养均衡 ·血生化检查正常或接近正常 ·病人伤口按期愈合	·高热量、高蛋白、高维生素、清淡、易消化饮食 ·必要时遵医嘱静脉补充营养	能自己选择符合饮食计划的食物，保证每天所需量

（王玉兰　苏英杰　张学军　孙玉倩）

第4章　泌尿内科病人的护理

一、急性肾小球肾炎病人的护理

【学习目的和要求】

（1）通过床边教学和病例讨论，学会运用护理程序方法对急性肾小球肾炎病人进行护理评估，并对收集的资料进行分析、整理，列出护理诊断，制定相应的护理计划，实施护理措施。

（2）熟悉急性肾小球肾炎病人的观察及护理。

（3）实践过程中能够体现出关心、爱护病人的良好医德和团结协作精神。

【学习地点】　医院泌尿内科病房、示教室和实验室。

【学习方法】

1. 选择病例　由泌尿内科临床带教教师选择急性肾小球肾炎病例，教师对病例进行集中讲解后，指定4～7人一组询问病史和检查病人，再由教师补充病例的有关资料，若无合适病例，可由教师介绍典型病案。

2. 在示教室进行病例讨论与情景教学

（1）小组讨论：学生分组对病例的诊断、治疗及护理措施进行讨论后，各组派代表汇报讨论结果，由带教教师给予指导及评价。

（2）角色扮演：学生分别扮演护士和病人，模拟护患交流、查体及对病人或家属进行健康指导等，最后由临床带教教师总结和评价。

【学习内容】

（一）指导学生练习

以急性肾小球肾炎病人护理病例为例，指导学生运用护理程序为病人提供护理。

1. 护理评估

（1）收集病史：急性肾小球肾炎的主要表现是好发于儿童，发病前常有前驱感染史。向病人询问起病的时间、起病急缓、有无明显诱因（如反复咽炎、扁桃体炎等上呼吸道感染和皮肤脓疱疮等化脓性感染），曾做过何种检查和治疗，有无焦虑及恐惧心理，病人及家庭的经济状况和社会支持情况。

（2）身体评估：检查病人有无肉眼血尿、尿量改变、排尿异常，有无水肿腹痛，是否出现并发症等。

（3）辅助检查：包括各种常规检查、肾功能检查、免疫学检查、肾活组织检查、影像学检查等。

2. 护理诊断

（1）学会应用PES公式提出护理诊断，用简单确切的术语阐述或描述病人的主要健康问题。例如，体液过多　与肾小球滤过率下降导致水钠潴留有关。

（2）潜在并发症是各种原因造成的并发症。例如，潜在并发症：急性左心衰竭、高血压脑病、急性肾衰竭。

3. 护理目标　根据护理诊断提出护理目标，期望能达到的结果。例如，病人的水肿减轻或完全消退，病人生命体征平稳，没有出现并发症。

4. 护理措施

（1）饮食护理：急性期应严格限制钠的摄入，以减轻水肿和心脏负担，一般每天钠盐摄入量应低于 3g。病情好转，水肿消退、血压下降后，可由低盐饮食逐渐转为正常饮食。还应控制水和钾的摄入，尤其尿量明显减少者。另外，应根据肾功能调节蛋白质的摄入量，并注意给予足够的热量和维生素。

（2）休息与活动：急性期卧床休息 4～6 周，待水肿消退和肾功能正常后，逐渐下床活动，但 1～2 年内应避免重体力活动和劳累。

（3）病情观察：有无高血压，心、肾衰竭，注意有无头痛、心悸、气促、呼吸困难、恶心、呕吐、纳差、少尿等表现，保护好水肿部位皮肤。

（4）用药护理：注意观察利尿剂的疗效和不良反应。

（5）健康指导：患病期间加强休息，痊愈后可适当参加体育活动，避免劳累；预防上呼吸道和皮肤感染；加强自我病情监测，定期随访。

（二）临床病例讨论及情景教学

1. 病例讨论   一学生收集的病例如下。

病史：病人，男，12 岁，发热，咽痛 2 周，伴水肿，蛋白尿 1 天入院。病人自诉两周前"感冒"后出现头痛，咽部不适伴发热，在当地就诊，体温为 38.8℃，诊断为"急性上感"，给予抗炎、抗病毒治疗，3 天后症状缓解，1 天前出现腰部酸痛，就诊查尿蛋白（＋＋），血压 130/90mmHg，B超：双肾外形未见明显异常，实质回声增强，门诊以"蛋白尿原因待查"收住院，查体：体温 36.6℃，脉搏 96 次/分，呼吸 23 次/分，血压 130/90mmHg，精神欠佳，双眼睑轻度水肿，咽部充血，扁桃体Ⅰ度肿大，无脓性分泌物，双下肢轻度水肿。B超：双肾弥漫性病变；尿常规：蛋白（＋＋＋），红细胞 20～25 个/HP。

请讨论：

（1）该病人的诊断及诊断依据是什么？

（2）进一步检查应包括哪些项目？

（3）针对此病人应如何护理？

2. 情景教学

（1）角色扮演：学生分别扮演护士、病人及家属，模拟入院及入院时的护患沟通与交流，模拟向病人及家属进行健康指导时的沟通与交流等。

（2）查体：学生相互间练习肾脏疾病的视诊和触诊，水肿部位的检查。

（三）护理计划的书写

以上述护理病例为例，书写护理计划单（表 3-11）。

表 3-11   护理计划单

护理诊断	护理目标	护理措施	护理评价
体液过多 与肾小球滤过率下降导致水钠潴留有关	病人的水肿减轻或完全消退	• 给予病人饮食指导，限制钠、水和钾的摄入及足够的热量和维生素 • 急性期卧床休息，避免重体力活动和劳累 • 用药和病情观察	病人的水肿完全消退
潜在并发症：急性左心衰竭、高血压脑病、急性肾衰竭	病人生命体征平稳，没有出现并发症	• 观察病人有无高血压，心、肾衰竭，注意有无头痛、心悸、气促、呼吸困难、恶心、呕吐、纳差、少尿等表现，并及时给予处理 • 遵医嘱用药，并观察利尿剂的疗效和不良反应	病人生命体征平稳，没有出现并发症
知识缺乏：缺乏自我照顾的有关知识	病人学会自我照顾的有关知识	向病人介绍饮食、运动、用药和病情观察等方面的知识	病人可以口述自我照顾的有关知识

二、肾病综合征病人的护理

【学习目的和要求】

（1）通过床边教学和病例讨论，学会运用护理程序方法对肾病综合征病人进行护理评估，并对收集的资料进行分析、整理，列出护理诊断，制定相应的护理计划，实施护理措施。

（2）熟悉肾病综合征病人的观察及护理。

（3）实践过程中能够体现出关心、爱护病人的良好医德和团结协作精神。

【学习地点】　医院泌尿内科病房、示教室和实验室。

【学习方法】

1. 选择病例　由泌尿内科临床带教教师选择肾病综合征病例，教师对病例进行集中讲解后，指定 4～7 人一组询问病史和检查病人，再由教师补充病例的有关资料，若无合适病例，可由教师介绍典型病案。

2. 在示教室进行病例讨论与情景教学

（1）小组讨论：学生分组对病例的诊断、治疗及护理措施进行讨论后，各组派代表汇报讨论结果，由带教教师给予指导及评价。

（2）角色扮演：学生分别扮演护士和病人，模拟护患交流、查体及对病人或家属进行健康指导等，最后由临床带教教师总结和评价。

【学习内容】

（一）指导学生练习

以肾病综合征病人护理病例为例，指导学生运用护理程序为病人提供护理。

1. 护理评估

（1）收集病史：肾病综合征的主要表现是大量蛋白尿（尿蛋白＞3.5g/d）、低蛋白血症（血浆清蛋白＜30g/L）、水肿、高脂血症为临床表现的一组综合征。向病人询问起病时间、起病急缓、主要症状，曾做过何种检查和治疗，有无焦虑及恐惧心理，病人及家庭的经济状况和社会支持情况。

（2）身体评估：检查病人有无肉眼血尿、尿量改变、排尿异常，水肿情况，有无高血压、高脂血症，是否出现感染等并发症。

（3）辅助检查：包括各种常规检查、肾功能检查、免疫学检查、肾活组织检查、影像学检查等。

2. 护理诊断

（1）学会应用 PES 公式提出护理诊断，用简单确切的术语阐述或描述病人的主要健康问题。例如，有感染的危险　与机体抵抗力下降，应用激素和（或）免疫抑制剂有关。

（2）潜在并发症是各种原因造成的并发症。例如，潜在并发症：慢性肾衰竭。

3. 护理目标　根据护理诊断提出护理目标，期望能达到的结果。例如，病人生命体征平稳，无感染发生。

4. 护理措施

（1）饮食护理：一般给予正常量的优质蛋白，当肾功能不全时，应根据内生肌酐清除率调整蛋白质的摄入量，供给足够的热量；少食富含饱和脂肪酸的动物脂肪，多食富含多聚不饱和脂肪酸的植物油，并增加富含可溶性纤维的食物，如燕麦等，以控制高脂血症；注意维生素、铁、钙等的补充；并给予低盐饮食，以减轻水肿。

（2）营养监测：记录进食情况，评估饮食结构是否合理，热量是否充足；并监测血红蛋白浓度和血清清蛋白浓度等指标，评估机体营养状况。

（3）预防感染：保持环境清洁，定时开窗通风，减少探访人数，并给予预防感染指导，如加强皮肤黏膜清洁及其必要性，加强营养和休息，增强抵抗力，注意保暖等。

（4）病情观察：监测生命体征，注意体温有无升高；观察有无咳嗽、咳痰、肺部干湿性啰音、尿路刺激征、皮肤红肿等感染征象。

（5）健康指导：指导病人注意休息，避免劳累，适当活动；注意个人卫生，避免受凉、感冒，预防感染；遵医嘱按时按量服药，加强自我病情监测，定期随访。

（二）临床病例讨论及情景教学

1. 病例讨论　一学生收集病例如下。

病史：病人，男，61岁，5个月前无明显诱因出现双下肢水肿，右侧略明显，伴有尿中泡沫增多，尿量 1100ml 左右。其后出现晨起眼睑水肿，自行消退。直至今年 3 个月前门诊查 3 次尿常规均提示尿蛋白 3＋，血脂偏高，血浆白蛋白 16.7g/L，胆固醇 8.19mmol/L，静脉血糖 7.4mmol/L。经治疗后仍有大量蛋白尿 4.5g/24h。护理查体：血压 120/80mmHg，颜面部眼睑无水肿，双下肢、腰骶部凹陷性水肿。辅助检查：双肾功能正常；腹部 B 超：双肾大小形态未见异常。肾活检病理：肾小球膜性病变。

请讨论：

（1）该病人的诊断及诊断依据是什么？

（2）进一步检查应包括哪些项目？

（3）针对此病人应如何护理？

2. 情景教学

（1）角色扮演：学生分别扮演护士、病人及家属，模拟入院及入院时的护患沟通与交流，模拟向病人及家属进行健康指导时的沟通与交流等。

（2）查体：学生相互间练习肾脏疾病的视诊和触诊，水肿部位的检查。

（三）护理计划的书写

以上述护理病例为例，书写护理计划单（表 3-12）。

表 3-12　护理计划单

护理诊断	护理目标	护理措施	护理评价
营养失调：低于机体需要量　与大量蛋白尿、摄入减少及吸收障碍有关	病人能正常进食，营养状况逐步改善	• 饮食护理：给予蛋白、热量、微量元素摄入的饮食指导 • 营养监测，评估机体营养状况	病人饮食结构合理，营养状况改善
有感染的危险　与机体抵抗力下降，应用激素和（或）免疫抑制剂有关	病人无感染发生	• 向病人介绍饮食、运动、用药和病情观察等方面的知识 • 心理护理：给予病人鼓励，使其树立战胜疾病的信心	病人能积极采取预防感染的措施，未发生感染

三、尿路感染病人的护理

【学习目的和要求】

（1）通过床边教学和病例讨论，学会运用护理程序方法对尿路感染病人进行护理评估，并对收集的资料进行分析、整理，列出护理诊断，制定相应的护理计划，实施护理措施。

（2）熟悉尿路感染病人的观察及护理。

（3）实践过程中能够体现出关心、爱护病人的良好医德和团结协作精神。

【**学习地点**】　医院泌尿内科病房、示教室和实验室。

【**学习方法**】

1. **选择病例**　由泌尿内科临床带教教师选择尿路感染病例，教师对病例进行集中讲解后，指定 4～7 人一组询问病史和检查病人，再由教师补充病例的有关资料，若无合适病例，可由教师介绍典型病案。

2. **在示教室进行病例讨论与情景教学**

（1）小组讨论：学生分组对病例的诊断、治疗及护理措施进行讨论后，各组派代表汇报讨论结果，由带教教师给予指导及评价。

（2）角色扮演：学生分别扮演护士和病人，模拟护患交流、查体及对病人或家属进行健康指导等，最后由临床带教教师总结和评价。

【**学习内容**】

（一）指导学生练习

以尿路感染病人护理病例为例，指导学生运用护理程序为病人提供护理。

1. **护理评估**

（1）收集病史：尿路感染多见于育龄女性、老年人、免疫功能低下者，主要表现是肾盂肾炎和膀胱炎。向病人询问起病时间、起病急缓、主要症状，曾做过何种检查和治疗，有无焦虑及恐惧心理，病人及家庭的经济状况和社会支持情况。

（2）身体评估：检查病人有无肉眼血尿、尿量改变、排尿异常，有无全身表现，是否出现感染等并发症。

（3）辅助检查：包括各种常规检查、肾功能检查、免疫学检查、肾活组织检查、影像学检查等。

2. **护理诊断**　学会应用 PES 公式提出护理诊断，用简单确切的术语阐述或描述病人的主要健康问题。例如，排尿障碍：尿频、尿急、尿痛　与泌尿系统感染有关。

3. **护理目标**　根据护理诊断提出护理目标，期望能达到的结果。例如：病人尿路刺激征减轻或消失。

4. **护理措施**

（1）增加水分的摄入，多饮水、勤排尿，每天摄水量不应低于 2000ml，必要时静脉输液以保证入量，使病人多排尿，保证每天尿量在 1500ml 以上，达到冲洗尿路的目的。

（2）保持皮肤黏膜清洁。

（3）缓解疼痛，遵医嘱应用碱化尿液的药物及抗菌药等，并观察药物的疗效。

（4）健康指导：饮水、排尿指导，注意休息，避免劳累，适当活动；注意个人卫生，避免受凉、感冒，预防感染；遵医嘱按时按量服药，加强自我病情监测，定期随访。

（二）临床病例讨论及情景教学

1. **病例讨论**　一学生收集病例如下。

病史：病人，女，58 岁，以"反复尿频尿急尿痛 6 年，加重伴血尿 3 天"为主诉入院，此次，3 天前，受凉后出现尿频、尿急、尿痛，发现尿色发红，自觉尿中有血块，在附近医院查尿常规：尿蛋白（＋），红、白细胞满视野，脓球 2＋。为进一步诊治，今日来院。入院查体：体温 37.2℃，血压 120/70mmHg，肾区叩痛（－），辅助检查：尿常规示尿蛋白（＋），红、白细胞满视野。膀胱镜检示膀胱三角区黏膜充血水肿，部分有糜烂。

请讨论：

（1）该病人的诊断及诊断依据是什么？

（2）进一步检查应包括哪些项目？

（3）针对此病人应如何护理？

2. 情景教学

（1）角色扮演：学生分别扮演护士、病人及家属，模拟入院及入院时的护患沟通与交流，模拟向病人及家属进行健康指导时的沟通与交流等。

（2）查体：学生相互间练习尿路感染的视问诊和触诊。

（三）护理计划的书写

以上述护理病例为例，书写护理计划单（表3-13）。

表3-13　护理计划单

护理诊断	护理目标	护理措施	护理评价
排尿障碍：尿频、尿急、尿痛　与泌尿系统感染有关	病人尿路刺激征减轻或消失	• 休息，保持心情愉快 • 增加水分的摄入，多饮水、勤排尿 • 保持皮肤黏膜清洁 • 缓解疼痛，必要时遵医嘱用药 • 遵医嘱应用碱化尿液的药物及抗菌药等，并观察药物的疗效	病人尿路刺激征减轻或消失
体温过高　与急性肾盂肾炎有关	病人体温逐渐下降至正常	• 休息，保持心情愉快 • 增加水分的摄入，多饮水、勤排尿 • 保持皮肤黏膜清洁 • 遵医嘱应用抗菌药及退热药物等，并观察药物的疗效	病人体温逐渐下降至正常

四、慢性肾衰竭病人的护理

【学习目的和要求】

（1）通过床边教学和病例讨论，学会运用护理程序方法对慢性肾衰竭病人进行护理评估，并对收集的资料进行分析、整理，列出护理诊断，制定相应的护理计划，实施护理措施。

（2）熟悉慢性肾衰竭病人的观察及护理。

（3）实践过程中能够体现出关心、爱护病人的良好医德和团结协作精神。

【学习地点】　医院泌尿内科病房、示教室和实验室。

【学习方法】

1. 选择病例　由泌尿内科临床带教教师选择慢性肾衰竭病例，教师对病例进行集中讲解后，指定4～7人一组询问病史和检查病人，再由教师补充病例的有关资料，若无合适病例，可由教师介绍典型病案。

2. 在示教室进行病例讨论与情景教学

（1）小组讨论：学生分组对病例的诊断、治疗及护理措施进行讨论后，各组派代表汇报讨论结果，由带教教师给予指导及评价。

（2）角色扮演：学生分别扮演护士和病人，模拟护患交流、查体及对病人或家属进行健康指导等，最后由临床带教教师总结和评价。

【学习内容】

（一）指导学生练习

以慢性肾衰竭病人护理病例为例，指导学生运用护理程序为病人提供护理。

1. 护理评估

（1）收集病史：慢性肾衰竭是发生在各种慢性肾脏疾病的基础上，缓慢出现肾功能进行性减退，最终以代谢产物潴留，水、电解质和酸碱平衡紊乱为主要表现的一组临床综合征。向病人询问起病时间、起病急缓、主要症状，曾做过何种检查和治疗，有无焦虑及恐惧心理，病人及家庭的经济状况和社会支持情况。

（2）身体评估：检查病人主要不适及症状特点，包括精神意识状态、生命体征、尿量改变、排尿异常，有无全身表现，是否出现心力衰竭、消化道出血等并发症。

（3）辅助检查：包括各种常规检查、肾功能检查、免疫学检查、肾活组织检查、影像学检查等。

2. 护理诊断

（1）学会应用 PES 公式提出护理诊断，用简单确切的术语阐述或描述病人的主要健康问题。例如，营养失调：低于机体需要量　与长期限制蛋白质摄入、消化吸收功能紊乱等因素有关。

（2）潜在并发症是各种原因造成的并发症。例如，潜在并发症：水、电解质、酸碱平衡失调。

3. 护理目标　根据护理诊断提出护理目标，期望能达到的结果。例如，病人能保持足够的营养物质的摄入，身体营养状况有所改善；病人保持机体水、电解质、酸碱平衡，化验指标正常。

4. 护理措施

（1）饮食护理：合理营养膳食，以减少体内氮代谢产物的积聚及体内蛋白质的分解，维持氮平衡。应根据病人的肾小球滤过率来调整蛋白质的摄入量。当内生肌酐清除率 $<5ml/min$ 时，每天蛋白质摄入量不应超过 20g 或 $0.3g/(kg \cdot d)$，此时需经静脉补充必需氨基酸；当内生肌酐清除率为 $5\sim10ml/min$ 时，蛋白质摄入量为 25g/d 或 $0.4g/(kg \cdot d)$；内生肌酐清除率为 $10\sim20ml/min$ 者则为 35g/d 或 $0.6g/(kg \cdot d)$；内生肌酐清除率 $>20ml/min$ 者可给予 40g/d 或 $0.7g/(kg \cdot d)$ 的优质蛋白。尽量少食植物蛋白，如花生、豆类及其制品。注意加强口腔护理，促进食欲。

（2）必需氨基酸疗法的护理：主要用于低蛋白饮食的肾衰竭病人和蛋白质营养不良问题难以解决的病人。以 8 种必需氨基酸配合低蛋白高热量的饮食治疗尿毒症，可使病人达到正氮平衡，并改善症状。必需氨基酸有口服制剂和静滴剂，能口服者以口服为宜。静脉输入必需氨基酸时应注意输液速度。若有恶心、呕吐应给予止吐剂，同时减慢输液速度。

（3）定期监测病人的体重变化、皮肤情况、血尿素氮、血肌酐、血清清蛋白和血红蛋白水平、血电解质等，以了解其营养状况；遵医嘱应用纠正贫血、抗感染及降压、强心等药物，并观察药物的疗效和不良反应。

（4）健康指导：疾病知识指导、合理饮食、维持出入液量平衡、预防感染、按时按量服药，加强自我病情监测，定期随访。

（二）临床病例讨论及情景教学

1. 病例讨论　一学生收集病例如下。

病史：病人，男，55 岁，因"发现血糖高 10 余年，发现血肌酐高近 10 个月"入院。病人于 1996 年体检发现血糖高，诊断为"2 型糖尿病"，给予治疗后血糖可控制在正常范围。2007 年 2 月开始给予透析、纠正贫血、降压、保护肾功能对症治疗，后坚持规律透析，一周 3 次。现使用降压、降糖、补铁补血等药物。血压维持在 $140\sim150/70\sim80mmHg$，偶有头晕，无明显胸闷、气短，最近病人有腹部不适、腹胀，门诊以"慢性肾功能不全，尿毒症期"收住院。体格检查：颜面部及眼睑无水肿，双下肢无水肿。

请讨论：

（1）该病人的诊断及诊断依据是什么？

（2）进一步检查应包括哪些项目？

（3）针对此病人应如何护理？

2．情景教学

（1）角色扮演：学生分别扮演护士、病人及家属，模拟入院及入院时的护患沟通与交流，模拟向病人及家属进行健康指导时的沟通与交流等。

（2）查体：学生相互间练习慢性肾衰竭病人的查体。

（三）护理计划的书写

以上述护理病例为例，书写护理计划单（表 3-14）。

表 3-14　护理计划单

护理诊断	护理目标	护理措施	护理评价
营养失调：低于机体需要量　与长期限制蛋白质摄入、消化吸收功能紊乱等因素有关	病人能保持足够的营养物质的摄入，身体营养状况有所改善	• 饮食指导 • 改善病人食欲 • 必需氨基酸疗法的护理 • 监测肾功能和营养状况、病情变化等。具体护理措施同上	病人的贫血状况有所好转，血红蛋白、血浆清蛋白在正常范围
潜在并发症：水、电解质、酸碱平衡失调	保持机体水、电解质、酸碱平衡	• 休息与体位：应绝对卧床休息以减轻肾脏负担 • 维持、监测水平衡：坚持"量出为入"的原则 • 监测并及时处理电解质、酸碱平衡失调	未出现水、电解质、酸碱失衡或失衡得到纠正
活动无耐力　与心血管并发症，贫血，水、电解质和酸碱平衡紊乱有关	自诉活动耐力增强	• 评估活动的耐受情况，指导病人控制适当的活动量 • 休息与活动：应卧床休息，适度活动，避免疲劳 • 遵医嘱应用纠正贫血、降压、强心等药物，并观察药物的疗效	自诉活动耐力增强

（吴　双　孙玉倩）

第 5 章　血液内科病人的护理

一、缺铁性贫血病人的护理

【学习目的和要求】

(1) 通过床边教学和病例讨论，学会运用护理程序方法对缺铁性贫血病人进行护理。

(2) 熟悉缺铁性贫血的临床表现和护理要点。

【学习地点】　医院血液内科病房、示教室。

【学习方法】

1. 选择病例　由血液内科临床带教教师选择缺铁性贫血病例，对病例进行集中讲解后，指定 4～7 人一组询问病史和检查病人，再由教师补充病例的有关资料。

2. 在示教室进行病例讨论与情景教学

(1) 小组讨论：学生分组对病例的诊断、治疗及护理措施进行讨论后，各组派代表汇报讨论结果，由带教教师给予指导及评价。

(2) 角色扮演：学生分别扮演护士和病人，模拟护患交流、查体以及对病人或家属进行健康指导等，最后由临床带教教师总结和评价。

【学习内容】

(一) 指导学生练习

以缺铁性贫血病人护理病例为例，指导学生运用护理程序为病人提供护理。

1. 护理评估

(1) 收集病史：向病人询问饮食结构是否合理，是否挑食、偏食，女性病人是否处于妊娠期和哺乳期，是否患引起胃肠功能紊乱的疾病，是否已服用铁剂治疗，效果如何，了解病人的体重、食欲、睡眠、排便习惯等。

(2) 身体评估：检查皮肤黏膜的苍白程度、毛发是否干枯易脱落，是否有口角炎、舌炎，指(趾)是否扁平、脆薄易裂。

(3) 辅助检查：包括各种常规检查、血片、网织红细胞计数、血清铁蛋白、骨髓象等。

2. 护理诊断

(1) 学会应用 PES 公式提出护理诊断，用简单确切的术语阐述或描述病人的主要健康问题。例如，营养失调：低于机体需要量　与铁摄入不足、吸收不良、需要量增加或丢失过多有关；活动无耐力　与缺铁性贫血引起组织缺氧有关。

(2) 潜在并发症：贫血性心脏病、心力衰竭。

3. 护理目标　根据护理诊断提出护理目标，期望能达到的结果。例如，病人能耐受正常活动。

4. 护理措施

(1) 症状护理：贫血病人一般都会出现面色苍白、乏力、头晕、注意力不集中等症状，指导病人加强休息。重度贫血者应严格卧床休息，避免跌倒受伤，必要时予以吸氧。

(2) 心理指导：给病人讲解缺铁性贫血的相关知识，让病人对疾病有一个正确的认识，树立战胜疾病的信心。

(3) 饮食指导：强调均衡饮食以及适宜的进食方法与良好习惯。

(4) 药物指导：合理使用铁剂，密切观察并预防其不良反应。

（5）健康指导：告诉病人及家属缺铁性贫血疾病的相关知识，高危人群应给予小剂量铁剂预防缺铁。

（二）临床病例讨论及情景教学

1. **病例讨论** 一学生收集的病例如下。

病史：病人，女，18 岁，学生。认为自己胖，一年来一直素食，进食量控制在 2～3 两/天。一个月以前出现头晕、乏力，活动后心慌、气急。自诉精力差，上课时注意力不集中。患病后不思饮食，情绪低落，二便正常。护理查体：体温 37.2℃，脉搏 105 次/分，呼吸 22 次/分，血压 95/65mmHg。面色苍白，皮肤干燥。辅助检查：红细胞 2.5×10^{12}/L，血红蛋白 50g/L，红细胞中央苍白区扩大。

请讨论：

（1）该病人的诊断及诊断依据是什么？

（2）主要护理诊断及措施是什么？

2. **情景教学**

（1）角色扮演：学生分别扮演护士、病人及家属，模拟入院、护理评估时的护患沟通与交流。

（2）查体：学生相互间练习缺铁性贫血病人的查体，重点是组织缺铁的特殊表现。

（三）护理计划的书写

以上述护理病例为例，书写护理计划单（表 3-15）。

表 3-15 护理计划单

护理诊断	护理目标	护理措施	护理评价
营养失调：低于机体需要量 与铁摄入不足有关	病人的营养状况恢复正常。病人的血红蛋白和铁代谢生化检查正常	饮食指导： • 纠正不良的饮食习惯 • 增加含铁丰富食物的摄取 • 合理搭配饮食，促进食物铁的吸收 • 铁剂治疗的相关指导	病人营养状况恢复正常。病人的血红蛋白和铁代谢相关指标达到正常值范围
活动无耐力 与缺铁性贫血引起组织缺氧有关	病人的缺氧症状得到改善，活动耐力恢复正常水平	• 休息与活动 （1）注意休息，减少机体的耗氧量 （2）与病人一起制订适合其自身的休息与活动计划 （3）重度贫血者应严格卧床休息 • 给氧：严重贫血病人给予氧气吸入	病人乏力症状减轻，活动后无心慌不适，生活能够自理

二、白血病病人的护理

【学习目的和要求】

（1）通过床边教学和病例讨论，学会运用护理程序方法对白血病病人进行护理。

（2）掌握白血病的定义，熟悉白血病的临床表现。

【学习地点】 医院血液内科病房、示教室。

【学习方法】

1. **选择病例** 由教学秘书选择白血病病例，对病例进行集中讲解后，指定 4～6 人一组询问病史和检查病人，再由教师补充病例的有关资料。

2. **在示教室进行病例讨论与情景教学**

（1）小组讨论：学生分组对病例的诊断、治疗及护理措施进行讨论后，各组派代表汇报讨论结果，由带教教师给予指导及评价。

（2）角色扮演：学生分别扮演护士和病人，模拟护患交流、查体以及对病人或家属进行健康指导等，最后由临床带教教师总结和评价。

【学习内容】

（一）指导学生练习

以白血病病人护理病例为例，指导学生运用护理程序为病人提供护理。

1. 护理评估

（1）收集病史：白血病是一类造血干细胞的恶性克隆性疾病。向病人询问：有没有病毒感染史或自身免疫性疾病，是否有苯及其衍生物等化学物质的接触史，有没有放射线接触史，家族中有没有白血病的病人等。病人的体重、食欲、睡眠、经济状况等。

（2）身体评估：检查皮肤黏膜的苍白程度、发热持续的时间和程度，有没有继发感染；出血的部位、范围、出血量；肝、脾和淋巴结是否肿大，胸骨下段是否有压痛。

（3）辅助检查：包括各种常规检查、血片、骨髓象、细胞化学等。

2. 护理诊断

（1）学会应用 PES 公式提出护理诊断，用简单确切的术语阐述或描述病人的主要健康问题。例如，体温异常　与机体抵抗力下降、合并感染有关。

（2）潜在并发症：感染、出血。

3. 护理目标　根据护理诊断提出护理目标。例如：病人体温恢复至正常范围。

4. 护理措施

（1）出血的护理：避免不必要的穿刺，指导病人用软毛刷刷牙，勿用手搔抓皮肤。

（2）病情观察：观察体温及血压变化，发热时，注意有无伴随症状如畏寒、寒战等。

（3）感染的护理：保持病室整洁，加强口腔、肛门及外阴的清洁卫生，严格遵守无菌技术操作原则；指导病人建立良好的卫生习惯，进餐前后及睡前用漱口溶液漱口，保持皮肤清洁；勤换内衣，便后用 1:5000 高锰酸钾溶液坐浴，坐浴后肛周涂抗生素软膏，女病人注意会阴部每天冲洗。

（4）饮食护理：给予高蛋白、高维生素、高热量、易消化的饮食。血小板减少时指导病人进食少渣的饮食。

（5）化疗的护理：在注射阿霉素、柔红霉素时，需观察病人心率、心律改变，有无胸闷、心悸等不适。大剂量甲氨蝶呤静注时，必须加强口腔护理，每日观察有无口腔黏膜的改变，可用生理盐水、口泰、口康液交替含漱。口腔溃疡剧痛者可用 2% 利多卡因喷雾止痛，如合并真菌感染时，则用 3% 苏打水漱口，制霉菌素液含漱，溃疡面涂 0.5% 金霉素甘油等；鞘内注射化疗药物后，病人应平卧 4～6 小时，防止脑脊液外漏引起低血压性头痛，同时注意有无发热、头痛、肢体瘫痪等注射并发症。

（6）健康宣教：向病人及家属介绍疾病的有关知识，帮助病人建立良好的生活方式；嘱病人按时服药，定时复查血常规，按期来医院化疗。

（二）临床病例讨论及情景教学

1. 病例讨论　一学生收集的病例如下。

病史：病人，女，36 岁。因面色苍白，发热 4 月余而住院。病人 4 个月前无明显诱因出现发热，伴下肢骨痛，出汗多，无咳嗽、腹泻及出血情况。当地医院诊断为"支原体感染"，给抗感染治疗，病情无好转，家人发现病人面色进行性苍白，特转我院进一步检查。护理查体：体温 38℃，脉搏 76 次/分，呼吸 18 次/分，血压 120/70mmHg。辅助检查：血红蛋白 60g/L，白细胞

2.33×10⁹/L，血小板 74×10⁹/L，外周血中出现原始细胞，骨髓穿刺检出原幼细胞占有核细胞的 30%。

请讨论：

(1) 该病人的诊断及诊断依据是什么？

(2) 主要护理诊断及措施是什么？

2. 情景教学　角色扮演：学生分别扮演护士、病人及家属，模拟入院、护理评估时的护患沟通与交流，模拟向病人及家属进行健康指导时的沟通与交流等。

（三）护理计划的书写

以上述护理病例为例，书写护理计划单（表 3-16）。

表 3-16　护理计划单

护理诊断	护理目标	护理措施	护理评价
体温异常-体温过高 与机体抵抗力下降、合并感染有关	减少感染发生，教育病人掌握自我监测体温变化及物理降温的方法	• 观察体温的变化，发热时及时更换汗湿的衣服及床单 • 卧床休息，必要时可吸氧 • 鼓励病人进食高热量、高维生素、营养丰富的半流饮食或软食。鼓励病人多饮水 • 定期检测血常规变化	病人体温逐渐降至正常范围
有受伤的危险：出血 与血小板减少、白血病细胞浸润有关	病人能积极配合，采取正确、有效的预防措施，减少或避免出血	• 观察病人有无出血倾向 • 做好病人的休息与饮食指导 • 监测生命体征与血常规 • 护理动作轻柔，避免不必要的穿刺 • 指导病人用软毛刷刷牙，勿用牙签剔牙。禁用手挖鼻孔，勿用手搔抓皮肤，保持排便通畅	各部位的出血能被及时发现并得到处理

（张　艳　李爱春　孙玉倩）

第6章　风湿内科病人的护理

一、系统性红斑狼疮（SLE）病人的护理

【学习目的和要求】

（1）通过床边教学和病例讨论，学会运用护理程序方法对系统性红斑狼疮（SLE）病人进行护理。

（2）掌握系统性红斑狼疮病人的护理要点。

【学习地点】　医院风湿内科病房、示教室。

【学习方法】

1. 选择病例　由带教教师选择 SLE 病例，对病例进行集中讲解后，指定 4～7 人一组询问病史和检查病人，再由教师补充病例的有关资料。

2. 在教研室进行病例讨论与情景教学

（1）小组讨论：学生分组对病例的诊断、治疗及护理措施进行讨论后，各组派代表汇报讨论结果，由带教教师给予指导及评价。

（2）角色扮演：学生分别扮演护士和病人，模拟护患交流、查体及对病人或家属进行健康指导等，最后由临床带教教师总结和评价。

【学习内容】

（一）指导学生练习

以 SLE 病人护理病例为例，指导学生运用护理程序为病人提供护理。

1. 护理评估

（1）收集病史：询问与本病有关的病因及诱因；起病时间、病程及病情变化情况；评估病人心理情况及家庭的经济状况和社会支持情况。

（2）身体评估：病人神志、生命体征情况；有无面部蝶形红斑、口腔黏膜溃疡；有无末梢皮肤颜色改变和感觉异常；有无关节畸形和功能障碍，有无肌肉压痛；有无肾损害的相应体征。

（3）辅助检查：尿液成分有无改变，血沉是否增快，全血细胞有无减少，抗核抗体和抗双链 DNA 抗体以及其他自身抗体是否阳性等。

2. 护理诊断　学会应用 PES 公式提出护理诊断，用简单确切的术语阐述或描述病人的主要健康问题。如疼痛：慢性关节疼痛　与自身免疫反应有关。

3. 护理目标　根据护理诊断提出护理目标，期望能达到的结果。如病人主诉关节疼痛减轻。

4. 护理措施

（1）一般护理：密切观察生命体征及心电图的变化；嘱病人卧床休息减少机体的消耗，必要时吸氧；补充水分及营养，指导病人摄取足够的水分以防脱水；体温高热时可物理降温；鼓励病人进食高糖、高蛋白、高维生素的食物。

（2）皮肤护理：减轻或避免皮肤损害。病情允许时，每日沐浴一次；有皮疹、红斑或光敏感者，避免阳光直接照射裸露皮肤，外出时穿长袖衣、长裤、戴宽边帽子；忌日光浴；避免接触刺激性物品，如染发、烫发剂、定型发胶、农药等。

（3）关节疼痛的护理：急性期应卧床休息，尽可能保持关节的功能位；合理应用非药物性止

痛措施；根据病情使用物理疗法缓解疼痛；遵医嘱合理使用镇痛药物。

（4）健康指导：向病人及家属介绍本病的有关知识和自我护理，避免诱发因素，如妊娠、日光及紫外线照射、某些药物和食物，正确对待疾病，坚持长期治疗；交代病人坚持严格按医嘱治疗，指导观察药物的不良反应，定期复查。

（二）临床病例讨论及情景教学

1. 病例讨论 一学生收集的病例如下。

病史：病人，女，35 岁，自 2010 年始，面部出现红斑，经日晒后加重，伴发热、关节疼痛两年。两年后病人自觉日晒后症状较前加重，直至面部红斑呈现蝶状、红褐色。5 个月后全身关节疼痛明显加重。于当地医院按风湿性关节炎治疗 1 个月无效。此后关节疼痛、发热、口干等症状反复发作，伴口腔糜烂。2013 年 11 月因持续性高热，关节疼痛，于当地第四次入院治疗，经抗炎对症治疗无效。护理查体：舌质红、脉沉细、心肺无异常、颜面蝶形红褐色、两颊明显、可见毛细血管扩张。实验室检查：抗核抗体（＋）、抗 DNA 抗体、放射免疫结合率（＋）、蛋白尿（＋＋）。

请讨论：

（1）该病人的诊断及诊断依据是什么？

（2）主要护理诊断及措施是什么？

2. 情景教学

（1）角色扮演：学生分别扮演护士、病人及家属，模拟入院时的护患沟通与交流，模拟向病人及家属进行健康指导时的沟通与交流等。

（2）查体：学生相互间练习 SLE 病人的查体。

（三）护理计划的书写

以上述护理病例为例，书写护理计划单（表 3-17）。

表 3-17 护理计划单

护理诊断	护理目标	护理措施	护理评价
疼痛：慢性关节疼痛与自身免疫反应有关	病人主诉疼痛程度减轻或消失	• 休息与体位：急性期卧床休息。帮助病人采取舒适体位，保持关节的功能位置 • 协助病人减轻疼痛：为病人创造适宜的环境；合理应用非药物性止痛措施；根据病情使用物理治疗方法缓解疼痛；遵医嘱用药	关节疼痛减轻或消失
皮肤完整性受损 与疾病所致的血管炎性反应等因素有关	病人皮肤受损减轻或修复	• 饮食护理：鼓励病人摄入足够的蛋白质、维生素和水分，以维持正氮平衡，满足组织修复的需要 • 皮肤护理：保持皮肤清洁干燥，每天用温水擦洗，忌用碱性肥皂。指导病人外出时采取遮阳措施，忌日光浴；避免接触刺激性物品；避免服用容易诱发风湿病症状的药物 • 用药护理：遵医嘱用药	受损皮肤面积缩小或完全恢复

二、类风湿关节炎病人的护理

【学习目的和要求】

（1）通过床边教学和病例讨论，学会运用护理程序方法对类风湿关节炎病人进行护理。

（2）掌握类风湿关节炎病人的护理要点。

【学习地点】 医院风湿内科病房、示教室。

【学习方法】

1. 选择病例 由带教教师选择类风湿关节炎病例，对病例进行集中讲解后，指定 4～7 人一组询问病史和检查病人，再由教师补充病例的有关资料。

2. 在教研室进行病例讨论与情景教学

（1）小组讨论：学生分组对病例的诊断、治疗及护理措施进行讨论后，各组派代表汇报讨论结果，由带教教师给予指导及评价。

（2）角色扮演：学生分别扮演护士和病人，模拟护患交流、查体及对病人或家属进行健康指导等，最后由临床带教教师总结和评价。

【学习内容】

（一）指导学生练习

以类风湿关节炎病人护理病例为例，指导学生运用护理程序为病人提供护理。

1. 护理评估

（1）收集病史：询问病人疼痛的起始时间、发病特点、发病年龄，疼痛呈间断性还是持续性、疼痛的严重程度、与活动的关系，疼痛是否影响关节的附属结构（肌腱、韧带等）；询问病人有无晨僵，晨僵持续时间，缓解方法，是否伴随其他症状，评估病人心理情况及家庭的经济状况和社会支持情况。

（2）身体评估：病人的营养状况、生命体征、关节肿胀程度、受累关节有无压痛、触痛局部发热及活动受限情况，有无关节畸形和功能障碍。

（3）辅助检查：检查自身抗体测定结果、滑液检查及关节 X 线检查结果等。

2. 护理诊断 学会应用 PES 公式提出护理诊断，用简单确切的术语阐述或描述病人的主要健康问题。如生活自理能力缺陷 与关节活动受限有关。

3. 护理目标 根据护理诊断提出护理目标，期望能达到的结果。如病人关节疼痛减轻或消失。

4. 护理措施

（1）急性期卧床休息，尽可能保持关节的功能位置。肩关节不能处于外旋位，双臂间置枕头维持肩关节外展位；双手掌维持指关节伸展；髋关节两侧放置靠垫，预防髋关节外旋；平躺者小腿处垫枕头，防止膝关节固定于屈曲位；防止足下垂；在病情许可的情况下应注意关节的活动，给予功能锻炼，包括手指的抓捏练习，如织毛衣、下跳棋、玩球。

（2）合理应用非药物性止痛措施，根据病情使用物理疗法缓解疼痛，关节痛明显者遵医嘱给予非甾体类消炎药，观察药物疗效及副作用。

（3）晨僵的护理：鼓励病人晨起后理疗，如用热水袋、红外线照射、按摩或用热水浸泡僵硬的关节，而后活动关节。

（二）临床病例讨论及情景教学

1. 病例讨论 一学生收集的病例如下。

病史：病人，女，70 岁，全身多关节肿痛 1 年余，加重 6 小时入院。病人 1 年前无明显诱因出现右手中指、左手食指掌指关节、近端指间关节肿痛，局部皮温高，活动受限、伴晨僵，后出现双膝关节、右腕关节疼痛，自觉乏力，不伴脱发、口腔溃疡、光敏感、无四肢近端肌无力、皮疹、无皮肤变硬。既往体健、无结核或肝炎病史、家族中无精神病或高血压病人。护理查体：体温 36.6℃，脉搏 96 次/分，呼吸 20 次/分，血压 120/70mmHg。辅助检查：血沉 82mm/h，双膝关节正位片示双膝退行性骨关节病；双手正位片示双手骨质疏松，右手中指骨近节周围软组织肿胀。

请讨论：

（1）该病人的诊断及诊断依据是什么？

（2）主要护理诊断及措施是什么？

2．情景教学

（1）角色扮演：学生分别扮演护士、病人及家属，模拟入院时的护患沟通与交流，模拟向病人及家属进行健康指导。

（2）查体：学生相互间练习类风湿关节炎病人的查体。

（三）护理计划的书写

以上述护理病例为例，书写护理计划单（表3-18）。

表3-18　护理计划单

护理诊断	护理目标	护理措施	护理评价
疼痛　与关节炎性反应有关	病人主诉疼痛程度减轻或消失	• 休息与体位：急性期卧床休息。帮助病人采取舒适体位，保持关节功能位置 • 协助病人减轻疼痛：为病人创造适宜的环境；合理应用非药物性止痛措施；根据病情使用物理治疗方法缓解疼痛；遵医嘱用药，观察药物疗效和不良反应	病人关节疼痛减轻或消失
躯体活动障碍　与关节疼痛、僵硬、功能障碍有关	病人关节僵硬和活动受限程度减轻	• 生活护理：根据病人活动受限的程度，协助病人生活所需 • 休息与锻炼：夜间睡眠时注意对病变关节保暖，预防晨僵。关节肿痛时，限制活动。急性期后，鼓励病人坚持每天定时进行被动和主动的全关节活动锻炼，并逐步从主动的全关节活动锻炼过渡到功能性活动，以恢复关节功能，加强肌肉力量与耐力。活动量以病人能够忍受为度，如活动后出现疼痛或不适持续2小时以上，应减少活动量 • 心理护理：帮助病人接受活动受限的现实，重视发挥自身残存的活动能力。增进病人自我照顾的能力和信心	病人掌握缓解关节僵硬的方法，关节疼痛、僵硬程度减轻，关节活动受限状况得到改善，能进行适度活动

（贾红光　孙玉倩）

第7章　神经内科病人的护理

一、脑血栓病人的护理

【学习目的和要求】

（1）通过床边教学和病例讨论，学会运用护理程序方法对脑血栓病人进行护理评估，并对收集的资料进行分析、整理，列出护理诊断，制定相应的护理计划，实施护理措施。

（2）熟悉脑血栓病人的护理措施。

（3）实践过程中能够体现出关心、爱护病人的良好医德和团结协作精神。

【学习地点】　医院神经内科病房和示教室。

【学习方法】

1. 选择病例　由神经内科临床带教教师选择脑血栓病例，教师对病例进行集中讲解后，指定 3～5 人一组询问病史和检查病人，再由教师补充病例的有关资料，若无合适病例，可由教师介绍典型病案。

2. 在示教室进行病例讨论与情景教学

（1）小组讨论：学生分组对病例的诊断、治疗及护理措施进行讨论后，各组派代表汇报讨论结果，由带教教师给予指导及评价。

（2）角色扮演：学生分别扮演护士和病人，模拟护患交流、查体及对病人或家属进行健康指导等，最后由临床带教教师总结和评价。

【学习内容】

（一）指导学生练习

以脑血栓病人护理病例为例，指导学生运用护理程序为病人提供护理。

1. 护理评估

（1）收集病史：脑血栓常于安静时或睡眠中发病，1～3 天内症状逐渐达到高峰，有些病人病前已有一次或多次短暂缺血发作，除重症外，1～3 天内症状逐渐达到高峰，意识多清楚，颅内压增高不明显。向病人询问：发病时的情况，有何自觉症状，曾做过何种检查和治疗，有无焦虑及恐惧心理，病人及家庭的经济状况和社会支持情况。

（2）身体评估：病人的神志情况、四肢肌力、有无吞咽困难、语言沟通障碍等。生命体征情况均要详细记录。

（3）辅助检查：包括各种常规检查，颅脑 CT、核磁、脑血管造影等检查。

2. 护理诊断　学会应用 PES 公式提出护理诊断，用简单确切的术语阐述或描述病人的主要健康问题。例如，生活自理缺陷　与肢体瘫痪有关。

3. 护理目标　根据护理诊断提出护理目标。例如，病人能参与自己的日常生活活动；病人能在医务人员指导下进行肢体功能康复训练并逐渐达到恢复。

4. 护理措施

（1）将病人经常使用的物品放在易拿取的地方，鼓励病人寻求帮助，恢复期鼓励病人独立完成生活自理活动，以增进病人自我照顾的能力和信心。

（2）协助病人完成生活护理：① 指导病人穿衣时先穿患侧，后穿健侧，脱衣时先脱健侧，后脱患侧；② 嘱病人穿较宽松柔软的衣服，使穿脱方便和穿着舒服；③ 穿不用系带的鞋；④ 协助病人完成晨、晚间护理。出汗多时，及时擦洗，更换干净衣裤；⑤ 如厕时需有人陪护，给予必要的帮助。手纸放在病人伸手可及之处，必要时帮助病人穿脱衣服；⑥ 必要时给予便器，协助其在床上排便；⑦ 协助病人进食，尽可能鼓励病人用健侧手进食；⑧ 不能由口进食的病人给予鼻饲流质，并每天口腔护理 2 次。

（3）用药护理：在应用脱水、抗凝、溶栓、降压、扩血管等药物时，要注意观察药物的副作用。

（4）健康指导：指导病人每日正常饮水量应达 2000～2500ml，以利于降低血液的黏滞度；鼓励病人戒烟酒，限制食盐摄入量，每天最好不超 5g，同时饮食不要摄入过高脂肪量；劳逸结合，用脑要适度，不要持续时间太长。生活要有规律。

（二）临床病例讨论及情景教学

1. 病例讨论　一学生收集的病例如下。

病史：病人，男，55 岁，2 小时前无明显原因突发左侧肢体活动不利而入院。护理查体：体温 36.2℃，脉搏 76 次/分，呼吸 20 次/分，血压 130/75mmHg。病人神志清楚，查体配合，双瞳孔正大等圆，对光反射灵敏，左侧肢体肌力 3 级，右侧肢体肌力 5 级，四肢肌张力正常。辅助检查：末梢血糖 6.7mmol/L，颅脑 CT 检查未见明显异常。

请讨论：

（1）该病人的诊断及诊断依据是什么？

（2）对脑血栓形成的病人如何进行康复指导？

2. 情景教学

（1）角色扮演：学生分别扮演护士、病人及家属，模拟入院、手术前准备时的护患沟通与交流，模拟向病人及家属进行健康指导时的沟通与交流等。

（2）查体：学生相互间练习如何检查肌力。

（三）护理计划的书写

以上述护理病例为例，书写护理计划单（表 3-19）。

表 3-19　护理计划单

护理诊断	护理目标	护理措施	护理评价
生活自理缺陷　与肢体瘫痪有关	• 病人能参与自己的日常生活活动。 • 病人能在医务人员指导下进行肢体功能康复训练并逐渐达到恢复	• 协助病人完成自理活动，鼓励病人寻求帮助 • 将病人经常使用的物品放在易拿取的地方 • 恢复期鼓励病人独立完成生活自理活动，以增进病人自我照顾的能力和信心 • 协助病人完成生活护理	病人能参与自己的日常生活活动
焦虑　与肢体活动障碍有关	病人能够消除焦虑，树立信心配合治疗	• 向病人介绍环境和同病室的病友，消除由于医院环境造成的陌生和紧张感 • 建立良好的护患关系，了解病人的需要，关心和安慰病人，并设法为其解决实际需要 • 耐心解释病情，使之消除紧张心理，积极配合治疗。必要时遵医嘱使用抗焦虑药	病人情绪稳定配合治疗
有受伤的危险	病人住院期间不发生受伤	• 评估病人的危险因素 • 病人如厕或外出时有人陪伴，鼓励病人寻找帮助 • 病人经常使用的物品放在容易拿取的地方 • 使用床栏，防止病人坠床 • 常巡视病人，必要时给予关心和帮助	病人和家属能够叙述导致受伤的原因掌握相关的预防措施，未发生受伤

二、脑出血病人的护理

【学习目的和要求】

（1）通过床边教学和病例讨论，学会运用护理程序方法对脑出血病人进行护理评估，并对收集的资料进行分析、整理，列出护理诊断，制定相应的护理计划，实施护理措施。

（2）熟悉脑出血病人的护理。

（3）实践过程中能够体现出关心、爱护病人的良好医德和团结协作精神。

【学习地点】　医院神经内科病房和示教室。

【学习方法】

1. 选择病例　由神经内科临床带教教师选择脑出血病例，教师对病例进行集中讲解后，指定 3~5 人一组询问病史和检查病人，再由教师补充病例的有关资料，若无合适病例，可由教师介绍典型病案。

2. 在示教室进行病例讨论与情景教学

（1）小组讨论：学生分组对病例的诊断、治疗及护理措施进行讨论后，各组派代表汇报讨论结果，由带教教师给予指导及评价。

（2）角色扮演：学生分别扮演护士和病人，模拟护患交流、查体及对病人或家属进行健康指导等，最后由临床带教教师总结和评价。

【学习内容】

（一）指导学生练习

以脑出血病人护理病例为例，指导学生运用护理程序为病人提供护理。

1. 护理评估

（1）收集病史：脑出血的发病主要是在原有高血压和脑血管病变的基础上，用力和情绪改变等外加因素使血压进一步骤升所致。主要表现为起病突然，血压明显升高，并出现头痛、呕吐、偏瘫、失语、意识障碍、大小便失禁等。呼吸深沉带有鼾声，重则呈潮式呼吸或不规则呼吸。了解病人起病的方式、速度及有无明显诱因。

（2）身体评估：查看病人神志、是否有呕吐、呼吸、血压等均要详细记录。

（3）辅助检查：各种常规检查和颅脑 CT 检查。

2. 护理诊断　学会应用 PES 公式提出护理诊断，用简单确切的术语阐述或描述病人的主要健康问题。例如，生活自理缺陷　与脑出血所致偏瘫有关。

3. 护理目标　根据护理诊断提出护理目标。例如，病人能参与自己的日常生活活动；病人能在医务人员指导下进行肢体功能康复训练并逐渐达到恢复。

4. 护理措施

（1）协助病人完成自理活动，鼓励病人寻求帮助。

（2）对于语言沟通障碍的病人，要鼓励病人讲话，说话时用短而清楚的句子，对于有严重沟通问题者可以用手势及面部表情发表意见，鼓励病人用手势沟通。

（3）经常变换体位，每 2~3 小时即帮病人翻身一次，保护皮肤，每天进行皮肤护理。

（4）定时服用药物，防止血压的骤然升降。

（5）偏瘫病人的日常护理：采用按摩、推拿和被动活动，帮助病人功能锻炼，动作应该由轻到重、再轻，被动活动不要用力过度，每次全身锻炼 15~30 分钟，每天数次；瘫痪肢体位置要适当，肘弯曲、腕和手指伸直、踝关节保持 90°；同时帮助病人翻身、起坐，站立锻炼。

（6）健康指导：应尽量减少探望，指导病人保持平和稳定的情绪，避免各种不良情绪影响；避免过度搬动或抬高头部，四肢可在床上进行小幅度翻动；大小便须在床上进行者不可自行下床解便，以防再次出血的意外发生；加强翻身拍背，必要时进行约束；肢体保持功能位，防止畸形的发生。

（二）临床病例讨论及情景教学

1. 病例讨论　一学生收集的病例如下。

病史：病人，女，74岁。主诉：因"右侧肢体功能障碍1周"入院。1周前活动时突感右侧肢体活动障碍，伴头昏，头痛，小便失禁，神志清楚，无呕吐。护理查体：体温36.5℃、脉搏92次/分、呼吸20次/分、血压190/110mmHg。神志清楚，言语欠清晰，双侧瞳孔等圆等人，直径约2.5mm，对光反射灵敏，右上肢肌力0级，右下肢肌力1级。辅助检查：查颅脑CT提示左侧背侧丘脑区脑出血，量约8ml。

请讨论：

（1）该病人的诊断及诊断依据是什么？

（2）重点观察哪些内容？

2. 情景教学　角色扮演：学生分别扮演护士、病人及家属，模拟入院后的护患沟通与交流，模拟向病人及家属进行健康指导时的沟通与交流等。

（三）护理计划的书写

以上述护理病例为例，书写护理计划单（表3-20）。

表3-20　护理计划单

护理诊断	护理目标	护理措施	护理评价
生活自理缺陷　与肢体瘫痪有关	·病人能参与自己的日常生活活动 ·病人能在医务人员指导下进行肢体功能康复训练并逐渐达到恢复	·协助病人完成自理活动，鼓励病人寻求帮助 ·将病人经常使用的物品放在易拿取的地方 ·恢复期鼓励病人独立完成生活自理活动，以增进病人自我照顾的能力和信心 ·协助病人完成生活护理	病人能参与自己的日常生活活动
焦虑　与突然发病、缺乏自理能力及疾病相关知识有关	病人能够消除焦虑，树立信心配合治疗	·向病人介绍环境和同病室的病友，消除由于医院环境造成的陌生和紧张感 ·建立良好的护患关系，了解病人的需要，关心和安慰病人，并设法为其解决实际需要 ·耐心解释病情，使之消除紧张心理，积极配合治疗	病人情绪稳定配合治疗

（刘云东　安艳秋　孙玉倩）

第8章 内科各专科护理操作技术及考核标准

一、腰椎穿刺

见表3-21。

表3-21 腰椎穿刺操作流程

步骤	操作流程	考核标准要求	得分
准备（13分）	操作者准备：着装整洁（衣、帽、鞋），洗手，戴口罩	服装整齐	3
	用物准备：腰穿包、无菌手套、测压管、3％碘酒、75％乙醇、棉签、胶布、2％利多卡因、5ml注射器、需做培养者准备培养基	用物齐全	10
实施（77分）	备齐用物，携至床旁，查对床号、姓名、病历号，嘱病人排尿。向病人及家属解释腰穿的目的及注意事项，取得合作	操作正确	8
	体位：一般采用侧卧位，侧卧硬板床上，背部与床沿垂直，头向前胸弯曲，两手抱膝贴腹部	体位正确	8
	选择穿刺点：髂后上棘连线与脊柱相交处，相当于第3～4腰椎棘突间隙，也可在上或下一腰椎间隙进行，并做好标记	穿刺点正确	5
	操作者戴无菌手套	戴手套方法正确	5
	按序准备用物	用物准备正确	5
	常规消毒局部皮肤、铺巾、局部麻醉	操作正确	10
	术者左手固定穿刺部位皮肤，右手持针垂直背部方向，针尖稍向头部缓慢刺入（成人深度4～6cm，儿童2～4cm）当阻力消失有落空感时，将针芯抽出，见脑脊液流出，需测压者接上测压器，测压前伸展头颈，下肢缓慢伸直测压，测压后移去测压器，用试管接取脑脊液，按需要留取标本送检	操作正确	20
	术毕将针芯插入，快速拔出穿刺针，局部覆盖纱布，胶布固定，嘱去枕平卧4～6小时	操作正确	10
	整理用物，洗手	洗手	3
	标本送检并做好记录	记录	3
评价及提问（10分）	操作熟练	操作熟练	4
	提问：注意事项	回答准确	6

二、无创机械通气

见表3-22。

表3-22 无创机械通气操作流程

步骤	操作流程	考核标准要求	得分
准备（10分）	操作者准备：着装整洁（衣、帽、鞋），洗手，戴口罩。评估病人。向病人解释	衣帽整齐	6
	用物准备：无创呼吸机一台、呼吸机管路一套、面罩一个、头带一个	用物齐全	4
实施（75分）	洗手，备齐用物，检查呼吸机性能良好，携至床旁，查对床号、姓名，再次解释，取得合作	操作正确	10
	连接呼吸机管路于呼吸机上，打开电源，根据病人情况调节呼吸机参数	操作正确	15

续表

步骤	操作流程	考核标准要求	得分
实施（75分）	病人体位适宜，扣面罩于病人面部，调节头带，松紧适宜，指导病人呼吸	戴面罩方法正确	12
	连接呼吸机和面罩，观察人机配合情况	观察准确	5
	根据病人情况和末梢血氧饱和度再次调节呼吸机参数	调节参数正确	8
	整理床单位，观察呼吸机放置平稳，运转正常。交代注意事项	操作正确	12
	洗手	洗手	5
	记录病人情况、上机时间、呼吸机的参数及多功能监护仪监护数值	记录	8
评价（15分）	操作熟练，与病人沟通恰当，准确	操作准确	5
	及时观察呼吸机及病人情况，记录及时准确	记录准确	4
	提问：注意事项	回答准确	6

三、动脉血标本采集

见表 3-23。

表 3-23　动脉血标本采集流程

步骤	操作流程	考核标准要求	得分
准备（15分）	操作者准备：着装整洁（衣、帽、鞋），洗手，戴口罩，评估病人	仪表端庄　戴帽子口罩　洗手	10
	用物准备：治疗盘内备：安尔碘、棉签、一次性 2ml 无菌注射器（1～2 支），肝素钠 1 支，橡胶塞或血气针，无菌纱布、弯盘、一次性治疗巾、治疗盘外备：化验单、笔、锐器盒、快速手消液	用物齐全	5
实施（70分）	洗手，备齐用物，携至床旁，查对床号、姓名，向病人解释，取舒适体位	核对指导正确	5
	先抽取少量肝素湿润注射器后排尽（或使用专用血气针）	排尽空气	5
	选择穿刺动脉，常用部位为桡动脉、肱动脉、股动脉、足背动脉	选择部位穿刺正确	5
	常规消毒病人穿刺部位及操作者示、中指指腹，以两指固定动脉，持注射器在两指间垂直或与动脉走向呈 40°角迅速进针，动脉血自动脉顶入血气针内，采血量 1～2ml	操作正确 熟练 无污染	20
	将干棉签按压针眼处，迅速拔针，拔针后立即将针尖斜面刺入橡皮塞，将血气针轻轻转动，使血液与肝素溶液充分混匀，立即送检	操作正确 熟练 无污染	10
	指导病人或家属垂直按压穿刺部位 5～10 分钟至不出血为止，禁止揉搓，以免穿刺部位出血或发生血肿	指导正确有效	10
	告知病人注意事项，整理用物	指导正确 尊重病人	10
	对物品进行分类处理；清洗双手；记录	用物处理方法正确 操作熟练 洗手	5
评价（15分）	操作成功	未穿刺成功	6
	操作熟练，动作轻巧	一次穿刺成功但增加病人痛苦	4
	提问：注意事项	答错或少一项扣 1 分	5

四、胸腔穿刺

见表 3-24。

表 3-24　胸腔穿刺操作流程

步骤	操作流程	考核标准要求	得分
准备（10分）	操作者准备：着装整洁（衣、帽、鞋），洗手，戴口罩。评估病人，询问病人有无麻醉药过敏史。向病人解释	服装整齐	6
	用物准备：常规治疗盘一套，无菌胸腔穿刺包（内备接有胶管的胸腔穿刺针、5ml 和 50ml 注射器、7 号针头、血管钳、孔巾、纱布）或是一次性无菌穿刺包一个。2％利多卡因针剂、0.1％肾上腺素、无菌手套、无菌试管、量杯等	用物齐全	4
实施（75分）	洗手，备齐用物，携至床旁，查对床号、姓名，再次解释，取得合作	操作正确	10
	协助病人摆好体位，反坐于靠背椅上，双手平放椅背上；或取坐位，使用床旁桌支托。亦可仰卧于床上，举起上臂；完全暴露胸部或背部。如病人不能坐直，还可采用侧卧位，床头抬高30°	体位摆放正确	15
	选择穿刺部位，胸腔积液的穿刺点在患侧肩胛线或腋后线下第7～8肋间隙或腋前线第5肋间隙。气胸者取患侧锁骨中线第2肋间隙或腋前线第4～5肋间隙进针	观察准确	5
	常规消毒皮肤，打开无菌穿刺包，铺洞巾，局部麻醉。术者左手示指和拇指固定穿刺部位的皮肤，右手持穿刺针，沿下位肋骨上缘缓慢刺入胸壁直达胸膜，连接注射器，抽取胸腔积液或气体。穿刺过程中应避免损伤脏层胸膜，并注意保持密闭，防止发生气胸	操作正确	10
	穿刺过程中应密切观察病人的脉搏、面色等变化，如有不适，应减慢抽吸或立即停止抽液。每次抽液、抽气时，不宜过快、过多，首次总排液量不宜超过 600ml，以后每次抽吸量不应超过1000ml	观察正确　抽液量准确	10
	术毕拔出穿刺针，消毒穿刺点后，覆盖无菌纱布，胶布固定。健侧卧位 1 小时	操作正确	5
	洗手	洗手	5
	术后病情观察：观察病人的脉搏和呼吸状况，及时发现并发症，记录胸穿操作的时间，病人的耐受情况，穿刺液的性状、颜色和量。指导病人静卧，24 小时后方可洗澡，鼓励病人深呼吸	术后指导正确	15
评价（15分）	操作熟练，注意无菌操作，操作时观察病人反应	操作熟练	6
	抽液、抽气时，不宜过快、过多，防止并发症	抽液抽气正确	4
	提问：注意事项	回答正确	5

五、三腔管气囊压迫止血术

见表 3-25。

表 3-25　三腔管气囊压迫止血操作流程

步骤	操作流程	考核标准要求	得分
准备（20分）	操作者准备：着装整洁（衣、帽、鞋），洗手，戴口罩	服装、鞋帽整洁、洗手	4
	评估病人：病人诊断及身体状况	口述完整	6

续表

步骤	操作流程	考核标准要求	得分
准备（20分）	用物准备： 治疗盘、无菌碗、三腔二囊管、纱布、镊子、生理盐水、注射器、液体石蜡、棉签、胶布、血管钳、治疗巾、小弯盘；负压吸引器；血压计、听诊器 牵引用物：牵引架、滑轮、绷带、牵引物 拔管用物：治疗盘、小药杯内备石蜡油、松节油、70%乙醇、棉签、纱布、弯盘	用物齐全	10
实施（56分）	检查三腔二囊管	检查到位	5
	清洁鼻腔，铺治疗巾	检查方法正确	3
	润滑三腔管前端及气囊	润滑充分	3
	一手托住气囊管、一手持镊子夹住气囊管前端自鼻孔插入胃内。插至咽喉部嘱病人吞咽，胃管插入 50～65cm	手法正确、指导吞咽、插入深度正确	5
	证实气囊管在胃内	检查方法正确	5
	胃气囊内注气 150～200ml，食管囊注气约 100ml	注气量正确	6
	牵拉气囊管，末端系绷带，连接 0.5kg 牵引	牵引重量角度正确	7
	连接胃肠减压器引流	连接正确	5
	洗手，记录	洗手，记录	2
	拔管：抽出胃气囊内气体→服石蜡油 20～30ml→夹紧胃管→呼气时拔管	抽出气囊内气体拔管正确	15
评价（24分）	操作熟练，动作流畅、轻巧	动作熟练、轻柔	8
	程序清楚，操作连贯	程序清楚，操作连贯	8
	提问：注意事项	回答完整	8

六、纤维胃及十二指肠镜检查

见表 3-26。

表 3-26　纤维胃及十二指肠镜检查操作流程

步骤	操作流程	考核标准要求	得分
准备（20分）	操作者准备：着装整洁（衣、帽、鞋），洗手，戴口罩	服装、鞋帽整洁、洗手	4
	评估病人：病人诊断及病情	口述完整	6
	用物准备：内镜、冷光源、吸引器内镜台车、基础治疗盘、注射器、牙垫、手套、纱布、纸巾、垫巾、管道清洁刷、活检钳、标本固定瓶、黏膜染色、喷洒导管、含酶洗涤剂、消毒液 药物准备：镇静剂、解痉剂、去泡剂、咽喉麻醉药、生理盐水	用物齐全	10
实施（56分）	咽部喷雾麻醉	咽部局麻方法正确	6
	病人头垫低枕，咬紧牙垫	体位妥当、咬紧牙垫	8
	经咬口插入口腔，当胃镜进入胃腔内时，适量注气	手法正确、插入深度正确、注气适量	20
	配合取活检及治疗	熟练配合	10
	内镜清洗消毒	消毒方法正确	10
	洗手，记录	洗手，记录	2

步骤	操作流程	考核标准要求	得分
评价（24分）	操作熟练，动作流畅、轻巧	动作熟练、轻柔	8
	程序清楚，操作连贯	程序清楚，操作连贯	8
	提问：注意事项	回答完整	8

七、血液透析

见表 3-27。

表 3-27 血液透析操作流程

步骤	操作流程	考核标准要求	得分
准备（20分）	操作者准备：着装整洁（衣、帽、鞋），洗手，戴口罩	服装、鞋帽整洁 洗手	10
	用物准备：血液透析器、血液透析管路、一次性冲洗管、14～17G穿刺针、无菌治疗巾、1L生理盐水、废液收集袋、消毒剂、止血钳、止血带、清洁手套等	用物齐全	10
实施（60分）	备齐用物，携至床旁，查对床号、姓名，向病人及家属解释血液透析的目的及注意事项，取得合作	口述完整	5
	血液透析机开机自检，连接血液透析器和管路	动作熟练	5
	选择病人的不同血管通路，并进行连接和妥善固定	动作熟练	10
	上机操作，按照医嘱要求，调节血泵流速、确定超滤量、透析时间、透析液温度、肝素输注率及输注时间、超滤曲线、钠曲线	动作熟练	10
	测量并记录血压、心率，记录治疗参数，并观察透析过程中病人的病情变化	回答完整	10
	下机操作	动作熟练	10
	血液透析机的清洁、消毒	回答完整	10
评价（20分）	操作熟练，保持密闭和无菌状态	操作熟练	10
	提问：注意事项	回答完整	10

八、血糖监测

见表 3-28。

表 3-28 血糖监测操作流程

步骤	操作流程	考核标准要求	得分
准备（10分）	仪表端庄、戴帽、口罩、洗手	戴帽子、口罩 洗手	2
	操作前评估： 询问、了解病人的身体状况 向病人解释血糖监测的配合事项，取得病人配合 告知病人血糖监测的目的	询问身体状况 解释到位，病人配合	4
	准备用物：治疗盘内放：75％乙醇、无菌棉签、血糖仪、采血针头、采血笔、血糖试纸、弯盘	少一件或一件不合格扣1分	4
实施（70分）	核对医嘱	核对	5

续表

步骤	操作流程	考核标准要求	得分
实施（70分）	携用物至床旁，核对床号、姓名，确认病人是否符合医嘱要求（如空腹或者餐后2小时、睡前等）	查对 确认符合测血糖医嘱要求	10
	选择采血部位（手指腹或脚趾腹），常规消毒皮肤待干	采血部位 消毒	10
	打开血糖仪：核对并调整血糖仪号，使之与试纸号一致，安装采血针头并穿刺；血糖仪显示滴血的符号时，将血液吸入（或滴入）血糖试纸，用干棉签按压穿刺部位，待屏幕显示出血糖值时读数记录	打开血糖仪，调号 安装采血针头 测血糖方法 干棉签按压穿刺点 读数记录	35
	关闭血糖仪	关闭血糖仪	5
	病人血糖异常通知医生	判断血糖值（口述正常值范围）	5
评价（20分）	操作后评估： 指导病人穿刺后按压12分钟； 对需要长期监测血糖的病人，可以教会病人血糖监测的方法	目的 穿刺后按压 指导自我监测	10
	提问：注意事项	一项内容回答不全扣2分	10

（孙玉倩）

第4篇 妇产科护理学临床见习实习内容

第1章 正常孕产妇的护理

一、妊娠期妇女的护理

【学习目的和要求】

（1）通过床边教学和病例讨论，学会运用护理程序方法对妊娠期妇女进行护理评估，并对收集的资料进行分析、整理，列出护理诊断，制订相应的护理计划，实施护理措施。

（2）熟悉早期妊娠、中晚期妊娠的护理及健康教育，掌握预产期的计算方法、产前检查的时间和内容。

（3）实践过程中能够体现出关心、爱护孕妇的良好医德和团结协作精神。

【学习地点】 医院妇产科门诊或病房、示教室和实验室。

【学习方法】

1. 选择病例 由妇产科临床带教教师选择产前检查孕妇集中讲解后，指定4～7人一组询问病史和检查孕妇，再由教师补充孕妇的有关资料，若无合适孕妇，可由教师介绍典型案例。

2. 在示教室进行病例讨论与情景教学

（1）小组讨论：学生分组对孕妇的诊断、处理及护理措施进行讨论后，各组派代表汇报讨论结果，由带教教师给予指导及评价。

（2）角色扮演：学生分别扮演护士和孕妇，模拟护患交流、查体及对孕妇或家属进行健康指导等，最后由临床带教教师总结和评价。

【学习内容】

（一）指导学生练习

以产前检查孕妇为例，指导学生应用护理程序方法为孕妇提供护理。

1. 护理评估

（1）收集病史：①了解孕妇的一般情况，包括年龄、职业、教育程度、宗教信仰、婚姻状况、住址及电话等；②询问孕妇及其家族中有无高血压、心脏病、糖尿病、肝肾疾病、血液病等疾病及治疗情况；③详细询问月经史并推算预产期，了解既往孕产史、本次妊娠经过；④了解孕妇丈夫有无烟酒嗜好及遗传性疾病；⑤了解不同孕期孕妇的心理状态及家庭支持系统状况。

（2）身体评估：①全身检查，包括观察发育、营养、精神状态及步态。检查心肺有无异常，乳房发育情况，脊柱及下肢有无畸形。测量身高、体重、血压。正常孕妇血压不应超过140/90mmHg，或与基础血压相比，升高超过30/15mmHg，属病理状态。妊娠晚期体重每周增加不应超过 500g，超过者应注意水肿或隐性水肿的发生。②产科检查，包括腹部检查、骨盆测量、阴道检查、肛查和绘制妊娠图。腹部检查包括视诊：观察腹形及大小，腹部有无妊娠纹、手术瘢痕和水肿。触诊时注意腹壁肌肉的紧张度，有无腹直肌分离，羊水量的多少及子宫肌的敏感度。测宫高和腹围，手测或尺测子宫底的高度以初步判断妊娠周数与子宫大小是否相符。用四步触诊法检查子宫大小、胎产式、胎先露、胎方位及先露是否衔接，听诊胎心音。骨盆测量包括骨盆外测量和骨盆内测量（骨盆外测量有狭窄者），骨盆外测量常测量的径线有髂棘间径、髂嵴间径、骶耻外径、坐骨结节间径、耻骨弓角度；骨盆内测量时孕妇取截石位，常选择的径线有骶耻内径、坐骨棘间径、坐骨切迹宽度。阴道检查在孕早期应行阴道双合诊检查，了解阴道、子宫、附件有无异常；妊娠最后一个月及临产后，应避免不必要的阴道检查。肛门检查多用于分娩期，可了解胎先露、胎方位、宫口扩张及胎先露下降程度、骶骨弯曲度、坐骨棘间径、坐骨切迹宽度及骶尾关节活动度等。

（3）辅助检查：血常规和尿常规、肝和肾功能、心电图、B超检查及使用胎儿监护仪等。

2. 护理诊断

（1）学会应用 PES 公式提出护理诊断，用简单确切的术语阐述或描述孕妇的主要健康问题。例如，体液过多：水肿　与妊娠引起水、钠潴留或增大的子宫压迫下腔静脉有关；营养失调：低于机体需要量　与早孕反应有关。

（2）潜在并发症是各种原因造成的并发症。若妊娠早期反应严重，出现剧烈恶心、呕吐，则有潜在并发症，例如电解质紊乱等。

3. 护理目标　根据护理诊断提出护理目标，期望能达到的结果。例如，孕妇获得孕期保健知识，维持母婴处于健康状态；产妇逐渐适应母亲角色等。

4. 护理措施

（1）一般护理：28 周前一般孕妇可坚持正常工作，保证充足的休息和睡眠，同时要有适量的运动；卧床时宜左侧卧位，以增加子宫胎盘血供；适当增加优质蛋白质的摄入，避免烟酒和刺激性食物。注意个人卫生。

（2）心理护理：了解孕妇对妊娠的心理适应程度，给孕妇提供心理支持，告知孕妇其情绪变化可通过循环系统和内分泌系统调节的改变对胎儿产生影响，故应保持心情愉快、轻松。

（3）症状护理：①恶心、呕吐：应每天少量多餐，避免空腹状态。②尿频、尿急：若因压迫引起，且无任何感染征象，可给予解释，不必处理。孕妇无须通过减少液体摄入量的方式来缓解症状，有尿意时应及时排空，不可忍住。③便秘：嘱孕妇养成每日定时排便的习惯，增加每日饮水量，注意适当的活动。未经医师允许不可随便使用大便软化剂或轻泻剂。④白带增多：指导孕妇保持外阴部清洁，每日清洗外阴或经常洗澡，但严禁阴道冲洗。⑤水肿：指导孕妇左侧卧位，下肢稍抬高，避免长时间站或坐。如需要长时间站立，则双下肢轮流休息。适当限制盐的摄取。如下肢有明显凹陷性水肿或休息后不消退者，应及时诊治，警惕发生妊娠高血压综合征。⑥贫血：嘱孕妇应适当增加含铁食物的摄入或补充铁剂。⑦下肢痉挛：指导孕妇饮食中增加钙的摄入或遵医嘱口服钙剂和维生素 D。⑧下肢、外阴静脉曲张：避免两腿交叉或长时间站立、行走，并注意时常抬高下肢；指导孕妇穿弹力裤或弹力袜。⑨仰卧位低血压综合征：指导采取左侧卧位，不必紧张。

（4）健康指导：①指导孕妇从妊娠 6 个月开始，每日用温水擦洗乳头（不宜用肥皂）直至分娩；乳头凹陷者，应用手指向外牵拉矫正，每天 10～20 次。每天按摩乳房数次，有利于产后哺乳。②做好性生活指导，妊娠前 3 个月及末 3 个月，应避免性生活，以防流产。③指导孕妇自我监护胎动、听胎心音的方法。④指导孕妇做好胎教及产前准备。⑤如出现阴道流血，妊娠 3 个月后仍持续呕吐、寒战发热、腹部疼痛、头痛、液体突然自阴道流出、胎动计数突然减少等应立即就诊。

（二）临床病例讨论及情景教学

1. 案例讨论　一学生收集的病例如下。

孕产史：某孕妇，26 岁。妊娠 24 周。停经 6 周，末次月经 2012 年 4 月 13 日。近 1 周出现便秘和下肢痉挛，孕妇主诉自出现下肢痉挛后不敢活动，害怕活动多了下肢痉挛加重。既往健康，家族无特殊病史。护理查体：体温 36.6℃，脉搏 72 次/分，血压 110/70mmHg。神志清楚，无明显贫血貌，心肺正常，肝脾未及，双下肢轻度水肿。产科检查：宫底脐上 1 横指，头先露，未入盆，胎心 138 次/分，骨盆外测量正常。辅助检查：血常规、尿常规及肝功能正常。B 超示胎头双顶径 6.0cm，股骨长 4.1cm，羊水平段 4.0cm，胎盘 0 级。

请讨论：

(1) 如何推算预产期？该孕妇的预产期是哪一天？

(2) 如何对该孕妇进行症状护理？

(3) 如何指导该孕妇的产期检查？

(4) 如何对该孕妇进行健康教育？

2. 情景教学

(1) 角色扮演：学生分别扮演护士、孕妇及家属，模拟产前检查时的护患沟通与交流，模拟向孕妇及家属进行健康指导时的沟通与交流等。

(2) 查体及操作：学生在模型上练习宫高、腹围的测量，四步触诊及骨盆外测量等技术操作。

(三) 护理计划的书写

以上述护理病例为例，书写护理计划单（表 4-1）：

表 4-1　护理计划单

护理诊断	护理目标	护理措施	护理评价
便秘　与妊娠引起肠蠕动减少有关	• 孕妇能够正常排便 • 孕妇活动量增加	• 指导孕妇养成每日定时排便的习惯 • 多吃水果、蔬菜等含纤维素多的食物，同时增加每日饮水量 • 告知孕妇适当活动有助于排便，注意保持适当的活动量 • 必要时遵医嘱给予大便软化剂	孕妇便秘得以改善，能够正常排便
体液过多：水肿　与妊娠子宫压迫下腔静脉有关	• 孕妇了解到妊娠期轻度水肿属于正常现象 • 孕妇掌握妊娠期水肿的预防和处理方法	• 告知孕妇若水肿经休息后可减轻或消失者，属正常情况，不需特殊处理 • 指导孕妇休息时左侧卧位，下肢稍抬高 • 避免长时间站或坐 • 适当限制盐的摄入，但不必限制水分	孕妇知道如何预防和处理妊娠期下肢水肿
知识缺乏：缺乏妊娠期下肢痉挛处理的有关知识	孕妇掌握有关妊娠期下肢痉挛的知识	• 指导孕妇饮食中增加钙的摄入 • 告诫孕妇避免腿部受凉或疲劳 • 走路时足跟先着地 • 如发生下肢痉挛，可采取局部按摩或热敷	孕妇知道如何预防和处理妊娠期下肢痉挛

二、分娩期妇女的护理

【学习目的和要求】

(1) 通过床边教学和病例讨论，学会运用护理程序方法对分娩期妇女进行护理评估，并对收集的资料进行分析、整理，列出护理诊断，制订相应的护理计划，实施护理措施。

(2) 熟悉影响分娩的因素，临产诊断和产程分期，掌握 3 个产程的临床表现及护理措施。

(3) 实践过程中能够体现出关心、爱护产妇的良好医德和团结协作精神。

【学习地点】医院妇产科门诊或病房、示教室和实验室。

【学习方法】

1. 选择病例　由妇产科临床带教教师选择正常分娩案例集中讲解后，指定 4～7 人一组询问孕产史和检查病人，再由教师补充案例的有关资料，若无合适产妇，可由教师介绍典型案例。

2. 在示教室进行病例讨论与情景教学

(1) 小组讨论：学生分组对产妇的护理诊断、处理及护理措施进行讨论后，各组派代表汇报讨论结果，由带教教师给予指导及评价。

(2) 角色扮演：学生分别扮演护士和产妇，模拟护患交流、查体及对产妇或家属进行健康指导等，最后由临床带教教师总结和评价。

【学习内容】

(一) 指导学生练习

以正常分娩第一产程产妇为例，指导学生应用护理程序方法为产妇提供护理。

1. 护理评估

(1) 收集病史：根据产前检查记录了解产妇的一般情况，包括年龄、身高、体重、营养状况、婚育史，详细了解产妇既往孕产史、本次妊娠经过，有无高危因素，有无阴道流血或液体流出等情况。询问规律宫缩开始时间、强度和频率。

(2) 身体评估：①一般情况，观察生命体征、心肺功能、皮肤张力、有无水肿等。②产程进展情况，评估子宫收缩的持续时间、强度、间歇时间，是否随产程进展而发生相应变化。定时肛门检查以了解宫颈扩张和胎头下降情况，了解是否破膜，羊水的颜色、性状、量。③评估胎心情况。④心理状况，评估产妇是否有焦虑、紧张和急躁情绪。⑤疼痛耐受性，了解产妇以往对疼痛的感受及其处理方式，对分娩疼痛的准备程度，是否知道如何应对。

(3) 辅助检查：血常规、尿常规、肝和肾功能、心电图、B超检查及使用胎儿监护仪等。

2. 护理诊断

(1) 学会应用 PES 公式提出护理诊断，用简单确切的术语阐述或描述病人的主要健康问题。例如，疼痛　与逐渐加强的宫缩有关。

(2) 潜在并发症是各种原因造成的并发症。例如，潜在并发症：羊水栓塞。

3. 护理目标　根据护理诊断提出护理目标，期望能达到的结果。例如，产妇疼痛能够减轻；产妇情绪稳定；产妇没有出现并发症等。

4. 护理措施

(1) 入院护理：判断产妇临产后，协助办理住院手续，评估病人并完成病历书写，剔除外阴部阴毛，清洁外阴。

(2) 心理护理：安慰产妇，耐心讲解分娩是正常的生理过程，增强自然分娩的信心，调动病人的家庭支持系统，给予心理支持。

(3) 观察生命体征：每隔 4～6 小时测量血压 1 次。若发现血压升高或妊娠期高血压疾病及子痫病人，应增加测量次数，并报告医师给予相应的处理。

(4) 观察产程进展：①观察并记录子宫收缩持续的时间、间歇时间、强度及频率。②监测胎心，潜伏期于宫缩间歇时每 1～2 小时测胎心一次，进入活跃期每 15～30 分钟测一次，正常胎心率为 120～160 次/分，胎心率低于 120 次/分或超过 160 次/分且不规律时，提示胎儿宫内窘迫，应立即给产妇吸氧并进一步处理。③检查宫口扩张及胎头下降情况，胎头下降程度以坐骨棘平面为标志，胎头颅骨最低点平坐骨棘平面时记为 "0"；在坐骨棘平面上 1cm 时记为 "－1"；在坐骨棘平面下 1cm 时记为 "＋1"，以此类推。于宫缩时进行肛检，一般初产妇每隔 4 小时检查一次。④记录破膜的时间及羊水的颜色、性状和流出量，破膜后应立即听胎心，注意有无脐带脱垂，并给予紧急处理。胎膜破裂超过 12 小时尚未分娩者，应遵医嘱给予抗生素预防感染。

（5）促进舒适：①提供良好的环境。②补充液体和热量，鼓励产妇在宫缩间歇期少量多次进食高热量、易消化、清淡食物，并注意摄入足够的水分。③合理安排活动和休息，宫缩不强，且胎膜未破者，鼓励其在室内适当活动；休息时指导产妇以左侧卧位为宜；已破膜者、阴道流血及应用镇静剂者应卧床休息。④做好清洁卫生，保持床单及会阴部的清洁、干燥，维持身体舒适，预防感染。⑤鼓励排尿和排便，初产妇宫口开大 4cm 以下、经产妇宫口开大 2cm 以下，给予肥皂水灌肠，避免分娩时粪便溢出污染消毒区，同时通过反射作用刺激子宫收缩，加快产程进展；但胎膜早破、胎位异常、胎先露部未衔接、阴道流血、严重心脏病、子宫有手术瘢痕、宫缩过强短时间内即将分娩等不宜灌肠。⑥指导产妇减轻疼痛的方法，指导产妇在宫缩时深呼吸，间歇时全身放松休息，保持体力，或用双手轻揉下腹部及腰骶部，可减轻不适感。还可通过听音乐、交谈等方法转移注意力，缓解疼痛。必要时遵医嘱配合应用镇静剂、麻醉药。

（二）临床病例讨论及情景教学

1. 案例讨论　一学生收集的病例如下。

孕产史：某孕妇，27 岁，孕 40^{+2} 周，阵发性腹痛并逐渐加强 5 小时入院。孕妇孕 1 产 0，妊娠中、晚期无阴道流血、流液，产前检查正常，既往健康。家族无高血压、肝炎、糖尿病病史等。护理查体：发育正常，营养中等，表情稍紧张；体温 36.5℃，脉搏 80 次/分，呼吸 18 次/分，血压118/80mmHg，心肺正常。产科检查：腹部膨隆，子宫底高 35cm，腹围 100cm，胎方位：LOA；胎先露：头，已固定；胎心 140 次/分；骨盆外测量：髂前上棘间径 25cm，髂嵴间径 28cm，骶耻外径20cm，坐骨结节间径 9.5cm；肛诊：宫口开大 2cm，胎膜未破，先露棘上 0.5cm，宫缩持续 40 秒，间歇 6～7 分钟。辅助检查：妊娠 40 周时检查，血常规、尿常规正常，肝、肾功能正常，心电图正常。B 超显示胎头双顶径 9.3cm，股骨长 7.1cm，羊水平段 4.0cm，胎盘II级。入院后胎心监护，早期减速。

请讨论：

（1）该产妇进入了哪个产程？对此产程的产妇应采取哪些护理措施？

（2）能否给该产妇灌肠？如果可以灌肠，其目的是什么？

2. 情景教学

（1）角色扮演：学生分别扮演护士、产妇及家属，模拟临产入院及待产时的护患沟通与交流，模拟向产妇及家属进行健康指导时的沟通与交流等。

（2）查体：学生能够用模型熟练演示分娩机制，理解胎儿娩出体外的过程；掌握会阴消毒、铺产单、接生术等护理操作技术。

（三）护理计划的书写

以上述护理病例为例，书写护理计划单（表 4-2）：

表 4-2　护理计划单

护理诊断	护理目标	护理措施	护理评价
疼痛　与逐渐增强的宫缩有关	产妇学会缓解疼痛的方法	• 指导产妇在宫缩时深呼吸，间歇时全身放松休息，保持体力 • 用双手轻揉下腹部及腰骶部，可减轻不适感 • 通过听音乐、交谈等方法转移注意力，缓解疼痛 • 必要时遵医嘱应用镇静剂、麻醉药	产妇在分娩过程中主动配合，疼痛感减轻
知识缺乏：缺乏分娩的有关知识	产妇能描述正常分娩过程和各个产程的配合行为，并能主动参与和配合分娩过程	• 向产妇详细讲解分娩的全过程及有关知识 • 教会产妇在分娩过程中的配合要点	在分娩过程中产妇能主动配合，分娩过程顺利，无并发症发生

三、产褥期妇女的护理

【学习目的和要求】

（1）通过床边教学和病例讨论，学会运用护理程序方法对产褥期妇女及新生儿进行护理评估，并对收集的资料进行分析、整理，列出护理诊断，制订相应的护理计划，实施护理措施。

（2）掌握产褥期子宫复旧的护理、会阴护理、乳房护理、母乳喂养的护理，正确指导产妇的饮食、大小便、休息与活动，能进行产褥期健康教育。

（3）实践过程中能够体现出关心、爱护产妇的良好医德和团结协作精神。

【学习地点】 医院妇产科门诊或病房、示教室和实验室。

【学习方法】

1. 选择病例　由妇产科临床带教教师选择产褥期案例集中讲解后，指定4～7人一组询问孕产史和检查产妇，再由教师补充产妇的有关资料，若无合适病例，可由教师介绍典型案例。

2. 在示教室进行案例讨论与情景教学

（1）小组讨论：学生分组对产妇的诊断、处理及护理措施进行讨论后，各组派代表汇报讨论结果，由带教教师给予指导及评价。

（2）角色扮演：学生分别扮演护士和产妇，模拟护患交流、查体及对产妇或家属进行健康指导等，最后由临床带教教师总结和评价。

【学习内容】

(一) 指导学生练习

以产褥期妇女护理案例为例，指导学生应用护理程序为产褥期妇女提供护理。

1. 护理评估

（1）收集孕产史：认真查阅产前检查记录、分娩记录、用药史，注意了解有无产时出血、会阴撕裂、新生儿窒息等异常情况及其处理经过。

（2）身体评估：① 观察生命体征，如体温超过38℃应考虑感染的可能，产后出血是引起休克的最主要原因，评估产妇有无口渴、疲劳及宫缩痛的程度。② 观察子宫复旧情况，每日在同一时间评估产妇的子宫底高度，产后当天，宫底平脐或在脐下一横指；产后10天，腹部检查在耻骨联合上方扪不到宫底；产后6周子宫恢复至正常非孕大小。③ 会阴情况，阴道分娩者会阴可出现轻度水肿，疼痛；会阴有缝线者，出现疼痛加重、局部红肿、硬结及分泌物应考虑会阴伤口感染。④ 恶露情况，恶露一般持续4～6周，总量为250～500ml，其中3/4的量在产后7天内排出，血性恶露持续3～4天后转为浆性恶露，浆性恶露持续10天后转为白色恶露，白色恶露再持续3周干净。⑤ 排泄情况，产后注意评估膀胱充盈、第一次排尿的时间及尿量情况。⑥ 乳房情况，有无乳头平坦、内陷，观察乳汁的质和量，有无乳房胀痛和乳头皲裂。⑦ 心理状况，是否有易哭、易激惹、忧虑、不安等产后压抑症状，是否适应母亲的行为，是否愿意母乳喂养，是否理解孩子的行为，家庭支持氛围是否良好。

（3）辅助检查：产科常规检查、血常规和尿常规检查、药物敏感试验等。

2. 护理诊断

（1）学会应用PES公式提出护理诊断，用简单确切的术语阐述或描述病人的主要健康问题。例如，尿潴留　与产时损伤、不习惯在床上小便、膀胱肌肉麻痹等因素有关；睡眠型态紊乱　与婴儿哭闹、哺乳及照料婴儿有关等。

（2）潜在并发症是各种原因造成的并发症。例如，潜在并发症：产后出血。

3. 护理目标　根据护理诊断提出护理目标，期望能达到的结果。例如，产妇没有发生尿潴留和便秘；产妇母乳喂养成功等。

4. 护理措施

(1) 一般护理：①监测生命体征，产后 24 小时内应密切观察有无产后出血及其他变化。②产后的饮食应营养丰富，易于消化，少食多餐，多进蛋白质及汤汁类食物。③一般产后 24 小时可下床活动，以增强血液循环，促进子宫收缩及恶露排出，增强食欲，但应避免下蹲或站立太久，预防子宫脱垂。④保持大小便通畅，尤其是产后 4 小时要鼓励产妇及时排尿，指导产妇产后尽早下床活动及做产后操，保持大便通畅。

(2) 子宫复旧的观察与护理：产后应在产室即刻、30 分钟、1 小时、2 小时各观察 1 次子宫收缩、宫底高度，每次均应按压宫底；以后每天在同一时间评估子宫复旧情况及恶露，如宫底上升，宫体变软，可能有宫腔积血，应按摩子宫促进收缩，排出血块；产后当日禁用热水袋外敷止痛。

(3) 会阴护理：①用 1：5000 高锰酸钾溶液或 1：2000 苯扎溴胺（新洁尔灭）溶液冲洗或擦洗，每日两次。②会阴部有水肿者局部可用红外线照射或用 95％的乙醇湿敷、50％硫酸镁湿热敷；小的血肿或疼痛轻微者可用湿敷或远红外灯照射，硬结者可用大黄、芒硝外敷。③观察会阴侧切伤口周围有无渗血、血肿及分泌物，嘱产妇健侧卧位；伤口局部有硬结或分泌物，于分娩后 7～10 天可进行温水坐浴。

(4) 乳房护理：①指导产妇穿棉质胸罩。每次哺乳前按摩乳房，刺激排乳反射，每次哺乳时应吸空乳房。②乳头平坦或凹陷，可指导产妇进行乳头伸展练习、乳头牵拉练习。③乳头皲裂，哺乳前湿热敷乳房和乳头 3～5 分钟，同时按摩乳房，增加哺喂的次数，缩短每次哺喂的时间；哺喂后，挤出少许乳汁涂在乳头和乳晕上，短暂暴露并使乳头干燥，因乳汁能起修复表皮的作用。④乳房胀痛，鼓励产后半小时内开始哺乳，做到充分有效吸吮，鼓励按需哺乳；哺乳前热敷、按摩乳房；在两次哺乳的中间可冷敷乳房以减少局部充血、肿胀。⑤轻度乳腺炎时，哺乳前湿热敷并按摩乳房，轻轻拍打和抖动乳房；哺乳时先哺乳患侧。每次哺乳应充分地吸空乳汁，增加喂哺的次数。

(5) 指导产妇进行母乳喂养。

(6) 健康指导：①指导产妇要协调好休息与活动，劳逸结合，加强营养，增强体能。②指导产妇做产褥期保健操。③计划生育指导，指导产妇选择适当的避孕方式。④产后复查。告知产妇于产后 42 日（6 周）左右带孩子一起来医院进行产后体格检查及检查的内容。

(二) 临床病例讨论及情景教学

1. 病例讨论　一学生收集的病例如下。

孕产史：某产妇，33 岁，足月妊娠入院分娩，妊娠过程顺利，2 天前侧切顺产。现自述侧切口疼痛，食欲差，睡眠 5～6 小时，目前奶粉喂养。护理查体：体温 36.8℃，脉搏 88 次/分，血压 120/85mmHg。无贫血貌，心肺正常，肝、脾未及。乳头凹陷，乳房胀痛，已泌乳；子宫收缩良好，宫底脐下一指；阴道流血月经量，侧切口红肿。产妇感觉疲倦，不能主动护理新生儿。辅助检查：血红蛋白 112g/L，白细胞 9×10^9/L，N 0.60，L 0.30。尿常规正常，肝、肾功能正常。

请讨论：

(1) 对该产妇应采取哪些护理措施？

(2) 母乳喂养有哪些优点？应如何指导该产妇进行母乳喂养？

(3) 针对该产妇的乳房问题应提供哪些护理措施？

2. 情景教学

（1）角色扮演：学生分别扮演护士、产妇及家属，模拟产褥期的护患沟通与交流，模拟向产妇及家属进行健康指导时的沟通与交流等。

（2）查体：学生能够熟练进行产后子宫复旧的检查、会阴护理、乳房护理、母乳喂养的护理等护理技术操作。

（三）护理计划的书写

以上述护理病例为例，书写护理计划单（表4-3）：

表 4-3　护理计划单

护理诊断	护理目标	护理措施	护理评价
有感染的危险　与会阴侧切有关	产妇无感染发生	• 每日进行会阴擦洗两次，大便后亦应冲洗，擦洗时由上至下，由内向外，擦过肛门的棉球和镊子应弃之，勿将冲洗水流进阴道，嘱产妇健侧卧位 • 会阴部有水肿时局部用红外线照射，或用95％乙醇湿敷、50％硫酸镁湿热敷，硬结者可用大黄、芒硝外敷	产妇住院期间会阴切口愈合良好，无感染发生
母乳喂养无效　与乳头凹陷有关	产妇学会纠正乳头凹陷的方法，母乳喂养成功	• 向产妇宣讲母乳喂养对婴儿及母体的益处和重要性，增强产妇母乳喂养的信心 • 指导产妇进行乳头伸展练习、牵拉练习，指导产妇母乳喂养的方法、时间及注意事项	产妇成功母乳喂养，在母乳喂养过程中产妇感到舒适
疼痛　与产后宫缩痛、会阴切口痛、乳房胀痛有关	产妇宫缩痛逐渐减轻，会阴切口愈合良好，产妇学会缓解乳房胀痛的方法	• 向产妇解释宫缩痛的原因、性质与持续时间，必要时使用止痛剂 • 做好会阴部切口的护理，保持清洁干燥，促进愈合，避免感染 • 鼓励产妇尽早哺乳，哺乳前热敷、按摩乳房，确保正确的含接姿势，在两次哺乳的中间可冷敷乳房以减少局部充血、肿胀	产妇子宫复旧良好，会阴切口愈合，产妇成功母乳喂养

（汪凤兰）

第 2 章　异常孕产妇的护理

一、妊娠期并发症妇女的护理

【学习目的和要求】

(1) 通过床边教学和病例讨论，学会运用护理程序方法对妊娠期并发症（流产、异位妊娠、早产、妊娠高血压疾病、前置胎盘、胎盘早剥、羊水量异常等）产妇进行护理评估，并对收集的资料进行分析、整理，列出护理诊断，制订相应的护理计划，实施护理措施。

(2) 熟悉流产、异位妊娠、早产、妊娠高血压综合征（简称"妊高征"）、前置胎盘、胎盘早剥、羊水量异常等的临床表现及治疗原则；掌握流产、异位妊娠、早产、妊娠高血压综合征、前置胎盘、胎盘早剥、羊水量异常等的护理措施，能配合医师对子痫孕产妇进行抢救。

(3) 实践过程中能够体现出关心、爱护孕妇的良好医德和团结协作精神。

【学习地点】　医院妇产科病房、示教室和实验室。

【学习方法】

1. 选择病例　由妇产科带教教师选择妊娠期常见并发症病例，教师对病例进行集中讲解后，指定 4～7 人一组询问病史和检查病人，再由教师补充病例的有关资料，若无合适病例，可由教师介绍典型病案。

2. 在示教室进行病例讨论与情景教学

(1) 小组讨论：学生分组对病例的诊断、治疗及护理措施进行讨论后，各组派代表汇报讨论结果，由带教教师给予指导及评价。

(2) 角色扮演：学生分别扮演护士和孕妇，模拟护患交流、查体及对孕妇或家属进行健康指导等，最后由临床带教教师总结和评价。

【学习内容】

(一) 指导学生练习

以妊高征孕妇护理病例为例，指导学生运用护理程序方法为妊高征孕妇提供护理。

1. 护理评估

(1) 收集健康史：详细询问孕妇孕前及妊娠 20 周前有无高血压、蛋白尿和（或）水肿及抽搐等现象；既往病史有无原发性高血压、心脏病、慢性肾炎及糖尿病等；有无家族史；了解是否有妊高征的易患因素：低龄或高龄、初产、多胎妊娠、羊水过多、严重贫血、营养缺乏、精神紧张、气候寒冷等；此次妊娠经过，出现异常的时间及治疗经过。

(2) 身体评估：除评估孕妇的一般健康状况外，应重点了解和评估孕妇有无血压升高，有无蛋白尿；有无水肿及水肿程度，有无抽搐、昏迷，有无头痛、眼花、胸闷、恶心及呕吐等自觉症状。因妊高征孕妇的心理状态与病情的严重程度密切相关，因此，应评估孕妇是否有紧张、焦虑、恐惧的心理。

(3) 辅助检查：血常规和尿常规、凝血功能、肝和肾功能、电解质及二氧化碳结合力、心电图、B 超、眼底、胎盘功能、胎儿成熟程度和胎心监护等检查。

2. 护理诊断

(1) 学会应用 PES 公式提出护理诊断，用简单确切的术语阐述或描述孕妇的主要健康问题。例如，体液过多　与营养不良性低蛋白血症有关；有受伤危险　与发生抽搐有关。

（2）潜在并发症是各种原因造成的并发症。例如，潜在并发症：胎盘早期剥离。

3. 护理目标　根据护理诊断提出护理目标，期望能达到的结果。例如，孕妇恐惧逐渐减轻；疼痛减轻或消失；没有出现并发症等。

4. 护理措施

（1）妊高征的预防：①加强孕期健康教育和产前检查，使孕龄妇女能自觉主动的从早孕期开始检查，发现异常，及时治疗。②指导孕妇进食富含蛋白质、维生素及铁、钙和其他微量元素的食品，对预防妊高征有一定的作用，可从妊娠20周开始，每日补充钙剂2g，指导孕妇坚持左侧卧位以增加胎盘绒毛的血供。

（2）轻度妊高征孕妇的护理：①保证休息和充足的睡眠（每日不少于10小时），取左侧卧位，焦虑或睡眠欠佳者可遵医嘱可给予小剂量镇静剂。②调整饮食，应摄入足够蛋白质（每日100g以上）、新鲜蔬果，补充维生素及铁、钙和其他微量元素。③增加产前检查次数，随时观察孕妇有无头晕、头痛、上腹部不适等症状，隔日检查尿蛋白，定期监测血液、胎儿发育状况和胎盘功能。

（3）中、重度妊高征孕妇的护理：①中、重度妊高征孕妇需住院治疗，护士还应准备床档、吸引器、氧气、开口器、产包、急救药品等。②每4小时测血压1次，如舒张压渐上升，提示病情加重。③当限制食盐入量（每日少于3g），每日测尿蛋白。④监测胎心音、胎心率及胎动变化。⑤合理应用硫酸镁，肌内注射时可局部按揉或热敷以促进药物的吸收；静脉用药可将静脉滴注和推注两种方式相结合，以维持体内有效浓度；同时预防硫酸镁中毒反应，硫酸镁中毒首先表现为膝反射减弱或消失，继之出现全身肌张力减退、呼吸困难、复视、语言不清，严重者可出现呼吸抑制，甚至心脏停搏，护士在每次用药前应检测膝腱反射必须存在、呼吸不少于16次/分、尿量24小时不少于600ml或每小时不少于25ml，出现毒性作用时应及时静脉推注10%葡萄糖酸钙10ml，在3分钟以上推完，必要时可每小时重复1次，直至呼吸、排尿和神经抑制恢复正常，24小时内不超过8次。

（4）子痫病人的护理：①控制抽搐，硫酸镁为首选药物，同时加用强有力的镇静（冬眠合剂）、降压药物等。②专人护理，加上床档，防止受伤，应保持呼吸道通畅，立即吸氧，用开口器或用包有纱布的压舌板放入病人的上下磨牙之间或用舌钳固定舌头，以防舌咬伤或舌后坠；抽搐时勿用力按压病人的肢体，以免发生骨折。③将病人移入暗室，集中护理，减少刺激，以免诱发抽搐。④为终止妊娠做好准备，子痫发作者往往在发作后自然临产，应严密观察及时发现产兆，做好接产及抢救母儿的准备。

（5）妊高征产妇分娩期护理：经阴道分娩者，第一产程应严密观察产程进展状况，适当缩短第二产程，第三产程在胎儿娩出前肩后注射缩宫素（禁用麦角新碱）预防产后出血，全程注意血压监测，随时询问产妇有无头痛、眼花、恶心、呕吐等症状，如有表明病情加重，做好剖宫产结束分娩的准备。

（6）妊高征产妇产褥期护理：产后24小时至产后5天内仍有发生子痫的可能，需继续监测血压，产后48小时内应每4小时观察一次血压及继续硫酸镁的治疗和护理。

（二）临床病例讨论及情景教学

1. 病例讨论　一学生收集的病例如下。

孕产史：初产妇，27岁。停经36周，妊娠中、晚期无阴道流血、流液，2周前无明显诱因出现双下肢水肿，呈凹陷性，休息后可略缓解，近1周水肿加重，休息后无明显缓解，同时自觉头晕、眼花。既往无高血压、糖尿病、肾炎等疾病，家族无高血压、妊高征史。护理查体：体温36.7℃，脉搏86次/分，呼吸18次/分，血压160/110mmHg。巩膜无黄染，心肺正常，肝脾未扪及，双下肢水肿（＋＋）。产科检查：宫高31cm，腹围88cm，胎位LOA，胎心率142次/分，先露胎头，未入盆。胎膜未破，骨盆外测量正常。辅助检查：血常规血红蛋白 103g/L，白细胞 12×10^9/L，N 0.80，L 0.20。尿蛋白（＋＋），肝、肾功能正常，心电图正常。

请讨论：

（1）该病人的主要临床诊断是什么？

（2）该病的分类及临床表现是什么？

（3）该病的治疗原则是什么？

（4）针对该病的首选治疗药物是什么？药物治疗的注意事项是什么？

（5）若病人病情加重，发生抽搐，应采取哪些护理措施？

2. 情景教学

（1）角色扮演：学生分别扮演护士、孕产妇及家属，模拟妊高征孕妇入院体检时的护患沟通与交流，模拟向孕妇及家属进行健康指导时的沟通与交流等。

（2）查体及操作：学生间相互练习产科检查的护理技术操作。

（三）护理计划的书写

以上述护理病例为例，书写护理计划单（表 4-4）：

表 4-4　护理计划单

护理诊断	护理目标	护理措施	护理评价
有受伤的危险　与头晕、眼花有关	产妇休息良好，头晕、眼花得以缓解	• 嘱孕妇卧床休息，左侧卧位，减少环境中的各种刺激 • 密切监测孕妇的血压，注意观察胎心、胎动及子宫敏感性有无变化 • 给予硫酸镁治疗，避免药物毒性反应 • 护士备好吸引器、氧气、开口器、产包等急救物品，做好抢救准备	产妇病情得以控制，未出现子痫
体液过多　与下肢水肿有关	产妇水肿减轻	• 适当限制食盐入量，每日或隔日测体重，测尿蛋白，必要时测 24 小时尿蛋白定量 • 监测产妇血压、体重及胎儿状况	产妇下肢水肿减轻

二、妊娠合并症妇女的护理

【学习目的和要求】

（1）通过床边教学和病例讨论，学会运用护理程序方法对妊娠合并症（妊娠合并心脏病、糖尿病、急性病毒性肝炎、缺铁性贫血）妇女进行护理评估，并对收集的资料进行分析、整理，列出护理诊断，制订相应的护理计划，实施护理措施。

（2）熟悉妊娠合并心脏病、糖尿病、急性病毒性肝炎、缺铁性贫血等的临床表现及治疗原则，掌握妊娠合并心脏病、糖尿病、急性病毒性肝炎、缺铁性贫血等的护理措施。

（3）实践过程中能够体现出关心、爱护孕产妇的良好医德和团结协作精神。

【学习地点】　医院妇产科病房、示教室和实验室。

【学习方法】

1. 选择病例　由妇产科带教教师选择妊娠合并症病例，教师对病例进行集中讲解后，指定 4~7 人一组询问病史和检查病人，再由教师补充病例的有关资料，若无合适病例，可由教师介绍典型病案。

2. 在示教室进行病例讨论与情景教学

（1）小组讨论：学生分组对孕妇的诊断、治疗及护理措施进行讨论后，各组派代表汇报讨论结果，由带教教师给予指导及评价。

（2）角色扮演：学生分别扮演护士和孕妇，模拟护患交流、查体及对孕妇或家属进行健康指导等，最后由临床带教教师总结和评价。

【学习内容】

（一）指导学生练习

以妊娠合并心脏病孕妇护理病例为例，指导学生运用护理程序为孕妇提供护理。

1. 护理评估

（1）孕产史及疾病史：详细询问孕妇产科病史和既往病史，包括有无不良孕产史，心脏病史及与心脏病有关的疾病史；心功能状态及诊治经过，有无使用药物，目前的活动及休息状况；了解孕产妇对妊娠的适应性及经过；有无呼吸道感染、贫血、妊娠其他并发症、过度疲劳等诱发心力衰竭的潜在因素；了解孕妇有无恐惧、抑郁等心理状态，孕妇及家属对相关知识的掌握情况。

（2）身体评估：根据纽约心脏学会（New York Heart Association，NYHA）心脏功能分级方案和美国心脏协会（American Heart Association，AHA）的客观指标，确定孕产妇的心功能状态；评估与心脏病有关的症状和体征，有无呼吸困难、胸闷胸痛，有无疲乏、无力、头晕、少尿，有无活动受限、发绀、杵状指，有无颈静脉怒张、收缩期杂音、心包摩擦音、水肿等；妊娠期重点评估胎心胎动计数，宫高、腹围及体重的增长是否与停经月份相符；分娩期应评估宫缩及产程进展；产褥期注意评估有无产后出血和产褥感染相关的症状与体征。

（3）辅助检查：心电图、X线片、超声心动图、胎儿心电监护仪等检查。

2. 护理诊断

（1）学会应用 PES 公式提出护理诊断，用简单确切的术语阐述或描述孕妇的主要健康问题。例如，活动无耐力　与妊娠增加的心脏负荷有关；焦虑　与担心自己无法承担妊娠及分娩的压力有关。

（2）潜在并发症是各种原因造成的并发症。例如，潜在并发症：心力衰竭。

3. 护理目标　根据护理诊断提出护理目标，期望能达到的结果。例如，病人卧床期间生活需要得到满足；病人不发生心力衰竭等。

4. 护理措施

（1）妊娠期：加强产前检查或家庭访视，早期发现心力衰竭的征象，定期行产前检查，妊娠 20 周前每 2 周检查 1 次，妊娠 20 周后每周检查 1 次，妊娠 36～38 周住院待产；每日至少睡眠 10 小时，休息时采取左侧卧位或半卧位。应限制体力劳动；指导孕妇摄取高蛋白、高维生素、低盐、低脂肪饮食，防止体重增加过多，妊娠 16 周起限制食盐的摄入量，每日不超过 4～5g；预防诱发心力衰竭的因素，如上呼吸道感染、泌尿系统感染、贫血、妊高征等；若发生急性心力衰竭，立即让病人取坐位，双腿下垂；立即高流量吸氧；遵医嘱给药等处理措施。

（2）分娩期：密切监测产妇生命体征及胎心率，防止心力衰竭发生，鼓励产妇左侧卧位 15°，上半身抬高 30°，吸氧和给药，尽量缩短第二产程；胎儿娩出后，腹部立即加 1kg 重的沙袋或使用收腹带，以免腹压骤降而诱发心力衰竭；积极预防产后出血，可肌注或静脉滴注缩宫素 10～20U；严格控制输液速度，防止急性肺水肿的发生。

（3）产褥期：产后 72 小时严密监测生命体征和心功能状况，记录出、入量，以及时发现心功能代偿不全的征象；协助产妇取半卧位或侧卧位，在心功能允许的情况下，鼓励产妇尽早下床活动；合理饮食，多食蔬菜、水果，预防便秘，必要时可用缓泻剂；保持会阴和腹部手术切口的清洁，预防感染；指导新生儿喂养，心功能 Ⅰ～Ⅱ 级的病人，可以哺乳，心功能 Ⅲ 级及以上的不宜哺乳，应及早退乳并指导正确的新生儿喂养方法。

（4）健康指导：指导产妇出院后自我护理、合理饮食、合理安排活动与休息，给予新生儿常见问题的观察及处理方法等方面的指导；根据病情定期复诊。未做绝育手术者要严格避孕；心功能好，可以再次妊娠者，最好避孕 1 年后视情况而定。

（二）临床病例讨论及情景教学

1. 病例讨论 一学生收集的病例如下。

孕产史：某产妇，女，29 岁，因宫内妊娠 34^{+3} 周，自然临产入院。近半个月在轻微日常活动后即感心慌、气短、呼吸困难，休息后缓解。产妇及家属精神紧张，担心身体状况影响到胎儿的健康、能否阴道分娩或需要手术结束分娩。护理查体：产妇一般情况好，双肺呼吸音清晰，心率 85 次/分，肺动脉瓣区可闻及第二心音亢进伴固定性分裂，Ⅱ～Ⅲ级收缩期喷射性杂音，双下肢轻度水肿。产科检查：腹隆，与妊娠月份相符，宫高 28cm，腹围 80cm，胎心 136 次/分，宫缩 25 秒/4～5 分钟。宫口 2cm，先露坐骨棘上 3cm，宫颈评分 7 分。辅助检查：血、尿、粪常规均正常，肝肾功能正常，凝血功能正常，24 小时动态心电图提示窦性心律，频发室性期前收缩二联律。心脏彩色超声心动图示房间隔缺损（缺损面积＜1cm），血液右向左少量分流。入院后完善各项检查，产妇一般情况好，无明显手术禁忌证，在连续硬膜外麻醉下行子宫下段剖宫产术，手术顺利，剖出一活男婴，重 2250g。

请讨论：

（1）该病人的临床诊断是什么？其心功能属于哪一级？处理原则是什么？

（2）请说出该病的分类及临床表现。

（3）针对该病人应采取哪些护理措施？

2. 情景教学

（1）角色扮演：学生分别扮演护士、孕产妇及家属，模拟妊娠合并心脏病孕产妇入院体检时的护患沟通与交流，模拟向孕产妇及家属进行健康指导时的沟通与交流等。

（2）查体及操作：学生能够熟练地进行产科检查等护理技术操作。

（三）护理计划的书写

以上述护理病例为例，书写护理计划单（表 4-5）：

表 4-5 护理计划单

护理诊断	护理目标	护理措施	护理评价
活动无耐力 与心排血量下降有关	• 产妇卧床期间生活需要得到满足 • 产妇活动耐力逐渐增加	• 产妇保证充分睡眠，必要时使用镇静剂 • 协助产妇取半卧位或侧卧位，以维持良好的心脏与呼吸功能 • 与产妇一起制定循序渐进式的自我照顾计划，逐渐恢复活动耐力和自理能力	• 产妇休息良好，无心力衰竭发生 • 产妇活动量及活动时间逐渐增强
潜在并发症：心力衰竭	• 产妇住院期间无心力衰竭发生	• 产后 72 小时严密监测生命体征和心功能状况 • 记录出、入量以及时发现心功能代偿不全征象 • 避免劳累，保证充足的休息，遵医嘱用药	• 产妇平稳度过产褥期，无心力衰竭发生
焦虑 与担心婴儿健康、不能亲自照顾婴儿有关	• 产妇情绪稳定，焦虑减轻 • 产妇能适度照顾婴儿	• 由于产妇心功能Ⅲ级，应及时告知并指导产妇退乳，并提供新生儿喂养的知识和技能 • 提供母儿接触的机会，促进亲子互动，减轻产妇焦虑 • 待产妇病情稳定，鼓励产妇参与到护理新生儿的活动中来	• 产妇情绪稳定 • 产妇出院前正确示范人工喂养的方法，婴儿状态良好

三、分娩期并发症妇女的护理

【学习目的和要求】

（1）通过床边教学和病例讨论，学会运用护理程序方法对分娩期并症（胎膜早破、产后出血、子宫破裂、羊水栓塞）产妇进行护理评估，并对收集的资料进行分析、整理，列出护理诊断，制订相应的护理计划，实施护理措施。

（2）熟悉胎膜早破、产后出血、子宫破裂、羊水栓塞等的临床表现及治疗原则；掌握胎膜早破、产后出血、子宫破裂、羊水栓塞等的护理措施。

（3）实践过程中能够体现出关心、爱护产妇的良好医德和团结协作精神。

【学习地点】　医院妇产科病房、示教室和实验室。

【学习方法】

1. 选择病例　由妇产科带教教师选择分娩期并发症病例，教师对病例进行集中讲解后，指定4～7人一组询问病史和检查产妇，再由教师补充病例的有关资料，若无合适病例，可由教师介绍典型病案。

2. 在示教室进行病例讨论与情景教学

（1）小组讨论：学生分组对产妇的诊断、治疗及护理措施进行讨论后，各组派代表汇报讨论结果，由带教教师给予指导及评价。

（2）角色扮演：学生分别扮演护士和产妇，模拟护患交流、查体及对产妇或家属进行健康指导等，最后由临床带教教师总结和评价。

【学习内容】

（一）指导学生练习

以产后出血产妇护理病例为例，指导学生运用护理程序为病人提供护理。

1. 护理评估

（1）收集孕产史及疾病史：除一般病史外，重点了解与产后出血有关的病史，如孕前有无出血性疾病、重症肝炎、子宫肌壁损伤史，有无多次人工流产及产后出血史；妊娠期是否合并有妊高征、前置胎盘、多胎妊娠、羊水过多；重点评估分娩期产妇是否过度紧张，有无使用镇静剂、麻醉剂；有无子宫收缩乏力、有无产程过长、急产、软产道裂伤、有无胎盘滞留或粘连等。

（2）身体评估：评估产后出血量及伴随的症状，如有无面色苍白、出冷汗、口渴、心慌、头晕等；若子宫出血潴留宫腔内，产妇还表现为怕冷、寒战、打哈欠，表情淡漠、呼吸急促等；若软产道损伤产妇会有尿频或肛门坠胀感、排尿痛等；测生命体征，有无血压下降、脉搏细数；检查子宫收缩情况，子宫轮廓是否清楚，宫底是否可触及，按摩子宫引导有无大量出血。

（3）辅助检查：血常规、血小板计数、出凝血时间、凝血酶原时间、血浆鱼精蛋白副凝试验等检查。

2. 护理诊断

（1）学会应用PES公式提出护理诊断，用简单确切的术语阐述或描述病人的主要健康问题。例如，有组织灌注量改变的危险与阴道大量出血，血容量补充不足有关；恐惧与阴道大量出血，有濒死感有关等。

（2）潜在并发症是各种原因造成的并发症。例如，潜在并发症：出血性休克。

3. 护理目标　根据护理诊断提出护理目标，期望能达到的结果。例如，产妇血压、脉搏、尿量正常，血容量尽快得到恢复；产妇无感染症状等。

4. 护理措施

(1) 预防产后出血的措施：妊娠期，定期进行产前检查，尽早发现妊娠合并症和并发症，重视对高危产妇的管理，提前住院待产；分娩期，第一产程，避免产妇过度疲劳和产程延长导致的子宫收缩乏力；第二产程，指导产妇正确使用腹压，胎儿娩出速度不宜过快；第三产程，准确判断胎盘剥离征象和测量出血量；产后期，密切观察。80%以上的产后出血发生在产后2小时以内，产妇应在产房观察2小时，密切观察生命体征、阴道出血量及颜色、子宫收缩情况、宫底高度等，提醒产妇及时排空膀胱；让新生儿早吸吮乳头，可刺激子宫收缩，减少出血。

(2) 针对出血原因迅速止血的措施：子宫收缩乏力者，按摩子宫，直至子宫恢复正常收缩，包括腹部双手按摩子宫法、腹部—阴道双手按摩子宫法；可根据产妇情况肌内注射催产素10U或麦角新碱0.2~0.4mg，或静脉滴注缩宫素，上述药物应用后效果不佳者，可用地诺前列酮0.5~1mg经腹肌直接注入子宫肌层，使子宫强烈收缩而止血；在无输血及手术条件的紧急情况下，可采用无菌纱布条（块）填塞宫腔，以达到局部压迫止血；结扎盆腔血管或切除子宫；胎盘因素，胎盘全部剥离后滞留宫腔者，协助产妇排空膀胱后，术者一手在耻骨上按摩、轻压宫底，另一手轻拉脐带娩出滞留的胎盘；胎盘剥离不全者，可在无菌条件下行徒手剥离胎盘后取出；胎盘部分残留者，可行钳刮术或大号刮匙清除残留组织；子宫狭窄所致胎盘嵌顿者，配合麻醉师使用麻醉，待环松解后用手取出胎盘；胎盘剥离困难疑有胎盘植入者，如无子宫出血，目前临床上倾向于保守治疗，如胎盘植入伴有出血，及时做好子宫切除的准备；软产道损伤，清除血肿，缝合伤口；凝血功能障碍，积极治疗原发病。

(3) 健康指导：指导产妇加强营养，多进食高铁、高蛋白、高维生素、易消化的食物，注意休息，适当活动；教会产妇或家属按摩子宫，注意观察子宫复旧情况和恶露的量、色、味等；保持外阴清洁；使产妇掌握哺乳知识和乳房护理方法；了解产褥期禁止盆浴、性生活等注意事项；说明产后复查的时间、目的和意义。

（二）临床病例讨论及情景教学

1. 病例讨论　一学生收集的病例如下。

孕产史：某产妇，30岁，足月分娩，G_1P_1，既往正常，无流产史，于妊娠期间检查无出血性疾病，无合并其他急慢性疾病。分娩过程中未使用镇静剂、麻醉剂及宫缩抑制剂，分娩中出现第二产程延长，行会阴侧切分娩一女婴，体重3200g，胎盘于胎儿娩出后40分钟自然娩出。在产后观察中，产妇阴道流出暗红色血液，时多时少，伴有血块；病人与家属十分恐惧，不知所措。产科检查：触摸子宫大而软，宫底升高；产妇出现眩晕、打哈欠、口渴、烦躁不安；继之出现四肢湿冷、面色苍白，脉搏110次/分，血压80/50mmHg，呼吸急促等表现。辅助检查：血常规：血红蛋白60g/L；白细胞$12×10^9$/L，N 0.85；血小板$120×10^9$/L。凝血功能检查正常。

请讨论：

(1) 产后出血的原因有哪些？该病人产后出血的原因是什么？

(2) 针对该产妇应采取哪些相应的护理措施？

2. 情景教学

(1) 角色扮演：学生分别扮演护士、产妇及家属，模拟产后出血的护患沟通与交流，模拟向产妇及家属进行健康指导时的沟通与交流等。

(2) 查体：学生能够熟练进行产科检查等护理技术操作。

（三）护理计划的书写

以上述护理病例为例，书写护理计划单（表4-6）：

表 4-6　护理计划单

护理诊断	护理目标	护理措施	护理评价
潜在并发症：失血性休克	• 产妇血容量尽快恢复，血压、脉搏、尿量正常 • 产妇阴道流血明显减少，口渴、头晕、烦躁不安等症状明显减轻或消失	• 立即进行急救护理，让产妇平卧，给予吸氧、保暖 • 建立静脉通道，尽快输液、输血补充血容量，遵医嘱应用宫缩剂、升压药物等 • 及时排空膀胱，必要时导尿。观察子宫收缩情况，以正确手法行子宫按摩并注意有无阴道大量流血以及出血颜色、量、有无凝血块等 • 如上述措施失败，配合医师做好血管结扎或子宫切除的术前准备	产妇组织灌注量恢复，血压、血红蛋白正常，全身状况得到改善
恐惧　与阴道大量出血，有濒死感有关	产妇情绪稳定，舒适感增加，主动配合各种治疗与护理，亲子互动增加	• 医护人员应陪伴产妇身旁，增加安全感，以熟练的抢救技术和高度的责任心赢得产妇及家属的信任 • 给予产妇安慰、关爱，向产妇及家属耐心解释病情和抢救情况，使产妇与医护人员积极主动配合	产妇情绪稳定，舒适感增加，主动配合各种治疗与护理，亲子互动增加

（汪凤兰）

第3章 妇科疾病病人的护理

一、女性生殖系统肿瘤病人的护理

【学习目的和要求】

（1）通过床边教学和病例讨论，学会运用护理程序方法对女性生殖系统肿瘤（子宫颈癌、子宫肌瘤、子宫内膜癌、卵巢肿瘤、滋养细胞肿瘤等）病人进行护理评估，并对收集的资料进行分析、整理，列出护理诊断，制订相应的护理计划，实施护理措施。

（2）熟悉女性常见生殖系统肿瘤疾病（子宫颈癌、子宫肌瘤、子宫内膜癌、卵巢肿瘤、滋养细胞肿瘤等）的临床表现及治疗原则；掌握女性常见生殖系统肿瘤疾病（子宫颈癌、子宫肌瘤、子宫内膜癌、卵巢肿瘤、滋养细胞肿瘤等）的护理措施。

（3）实践过程中能够体现出关心、爱护病人的良好医德和团结协作精神。

【学习地点】 医院妇科病房、示教室和实验室。

【学习方法】

1. **选择病例** 由妇科带教教师选择女性常见生殖系统肿瘤病例，教师对病例进行集中讲解后，指定4~7人一组询问病史和检查病人，再由教师补充病例的有关资料，若无合适病例，可由教师介绍典型病案。

2. **在示教室进行病例讨论与情景教学**

（1）小组讨论：学生分组对病例的诊断、治疗及护理措施进行讨论后，各组派代表汇报讨论结果，由带教教师给予指导及评价。

（2）角色扮演：学生分别扮演护士和病人，模拟护患交流、查体及对病人或家属进行健康指导等，最后由临床带教教师总结和评价。

【学习内容】

（一）指导学生练习

以子宫颈癌病人护理病例为例，指导学生运用护理程序方法为病人提供护理。

1. **护理评估**

（1）收集病史：询问病人婚育史、性生活史；是否与高危男子有性生活接触史；有无经期及经量异常；有无阴道不规则流血；有无接触性阴道出血；白带的性质、颜色有无异常；有无尿频、尿急、尿痛、血尿及排便困难、里急后重、便血；有无腰骶部或坐骨神经痛；有无下肢肿痛；有无慢性宫颈炎病史及治疗情况；既往有关妇科检查的异常结果及处理经过等；了解病人的心理状态、家庭的经济状况和社会支持情况。

（2）身体评估：检查并记录阴道出血性质、颜色及量；评估营养状况，有无贫血貌；测量脉搏、血压、心率、血压，是否有疼痛。

（3）辅助情况：宫颈刮片细胞学检查、碘试验、阴道镜检查、宫颈和宫颈管活体组织检查及血常规、尿常规检查。

2. **护理诊断**

（1）学会应用PES公式提出护理诊断，用简单确切的术语阐述或描述病人的主要健康问题。例如，恐惧 与担心子宫颈癌危及生命有关；营养失调 与长期阴道流血造成贫血和癌症的慢性消耗有关等。

（2）潜在并发症是各种原因造成的并发症。例如，潜在并发症：膀胱感染。

3. 护理目标　根据护理诊断提出护理目标，期望能达到的结果。例如，病人能接受各种诊断、检查和治疗方案；病人适应术后生活方式等。

4. 护理措施

（1）协助病人接受各种诊疗方案：向病人介绍各种诊治过程、可能出现的不适及应对措施；鼓励病人说出自己的想法，并耐心解释；鼓励病人共同参与制订护理计划，使病人感受到别人的支持和帮助，树立战胜疾病的信心。

（2）做好术前准备：按腹部、会阴部手术病人的护理内容，认真做好术前护理活动，并让病人了解各项操作的目的、时间及可能的感受，以取得合作；手术前3天选用消毒剂消毒宫颈及阴道；菜花型癌病人有活动性出血的可能，需用消毒纱布填塞止血，并认真交班，按时如数取出或更换纱布条；肠道按清洁灌肠准备。

（3）协助术后康复：子宫颈癌根治术涉及范围广，病人术后反应较一般腹部手术大，需严格按照腹部手术病人护理常规观察并记录病人的意识状态及生命体征；注意保持导尿管、腹腔各种引流管及阴道引流通畅，认真观察引流液的量、性状，一般术后7～14天拔除尿管，拔除尿管前3天开始夹管，每2小时开放1次，定时开放尿管夹，以训练膀胱功能；指导病人床上进行肢体活动。

（4）健康指导：对出院病人认真随访，第1年内，出院后1个月行首次随访，以后每2～3个月复查1次；出院后第2年，每3～6个月复查1次；出院后第3～5年，每半年复查1次；第6年开始，每年复查1次。鼓励病人适当参加社交活动，重新评价自我能力。性生活的恢复依据术后复查结果而定。

（二）临床病例讨论及情景教学

1. 病例讨论　一学生收集的病例如下。

病史：病人，女，52岁。因"不规则阴道流血3个月"于2012年8月12日入院就诊。入院查体：体温36.5℃，脉搏78次/分，呼吸19次/分，血压120/70mmHg。B超：子宫肥大。辅助检查：白细胞$5.88×10^9$/L，中性粒细胞$3.13×10^{12}$/L，血红蛋白105g/L。入院后完善各项辅助检查，密切观察病人病情变化及阴道出血情况，等待病理结果明确诊断，手术治疗。病人于2012年8月15日在全麻下行宫颈癌根治术。术毕返回病房。病人清醒，遵医嘱给予抗感染对症治疗，术后查体：体温37℃，脉搏78次/分，呼吸20次/分，血压100/60mmHg。术后第一天，病人一般情况良好，精神尚可，饮食差，主诉腹部胀痛不适，切口疼痛，未通气排便。刀口敷料整洁，无渗血渗液，各引流管通畅。继续抗感染及支持治疗。

请讨论：

（1）请说出该病的早期临床表现、临床分期及常见的转移途径。

（2）术后应如何护理该病人？

（3）如何为该病人制定出院指导计划？

2. 情景教学

（1）角色扮演：学生分别扮演护士、病人及家属，模拟子宫颈癌病人入院、手术前后的护患沟通与交流，模拟向病人及家属进行健康指导时的沟通与交流等。

（2）查体及操作：学生间相互练习病人入院时的护理查体、术前会阴护理、留置导尿管等护理技术操作。

（三）护理计划的书写

以上述护理病例为例，书写护理计划单（表4-7）：

表 4-7　护理计划单

护理诊断	护理目标	护理措施	护理评价
疼痛　与手术切口有关	病人主诉疼痛减轻或消失	• 观察切口周围有无红肿、评估有无因肠胀气引起的腹部胀痛、恶心、呕吐等 • 协助病人取舒适卧位，腹部切口用腹带包扎，指导病人咳嗽或活动时用手按压切口两侧 • 适当转移病人的注意力，采用放松疗法，如聊天、听音乐、看电视等	病人手术切口疼痛减轻或消失
营养失调：低于机体需要量　与癌肿导致的消耗增加、术后禁食有关	住院期间病人接受规定的饮食，体重逐渐增加	• 密切观察病人面色、皮肤、精神及食欲状况，监测病人体重变化并记录 • 术前及术后肛门排气、能进食后指导病人进食高蛋白、高维生素、含铁丰富的饮食，定时定量进餐，为病人创造良好的进食环境 • 观察并记录引流液及尿液的量、性质、颜色，评估入量与出量是否平衡	病人积极配合饮食治疗，出入量保持平衡，体重逐渐增加

二、月经失调病人的护理

【学习目的和要求】

（1）通过床边教学和病例讨论，学会运用护理程序方法对月经失调病人（功能失调性子宫出血、闭经、痛经、更年期综合征）进行护理评估，并对收集的资料进行分析、整理，列出护理诊断，制订相应的护理计划，实施护理措施。

（2）熟悉各类月经失调的临床表现及治疗原则；掌握功能失调性子宫出血（又称功血）病人的护理措施。

（3）实践过程中能够体现出关心、爱护病人的良好医德和团结协作精神。

【学习地点】　医院妇科病房、示教室和实验室。

【学习方法】

1. 选择病例　由妇科带教教师选择月经失调病人病例，教师对病例进行集中讲解后，指定4～7人一组询问病史和检查病人，再由教师补充病例的有关资料，若无合适病例，可由教师介绍典型病案。

2. 在示教室进行病例讨论与情景教学

（1）小组讨论：学生分组对病例的诊断、治疗及护理措施进行讨论后，各组派代表汇报讨论结果，由带教教师给予指导及评价。

（2）角色扮演：学生分别扮演护士和病人，模拟护患交流、查体及对病人或家属进行健康指导等，最后由临床带教教师总结和评价。

【学习内容】

（一）指导学生练习

以功能失调性子宫出血病人护理病例为例，指导学生运用护理程序方法为病人提供护理。

1. 护理评估

（1）收集病史：询问病人年龄、婚育史、月经史、避孕措施；有无肝病、血液病、高血压、代谢性疾病等慢性疾病；了解病人发病前有无精神紧张、情绪打击、过度劳累及环境改变等引起月经紊乱的因素；详细询问病人发病时间、目前流血情况、流血前有无停经史及诊治过程；是否用过激素类药物及它的效果，是否做过诊刮及病理检查。了解病人是否有害羞、焦虑、恐惧等心理。

（2）身体评估：观察病人的精神面貌及营养状况，有无贫血貌、肥胖、出血点、紫癜、黄疸等；检查淋巴结、甲状腺、乳房发育情况及腹部触诊。

（3）辅助检查：妇科常规检查、诊断性刮宫检查、超声检查、经阴道 B 超检查、宫腔镜检查、基础体温测定、激素测定、宫颈黏液结晶检查、阴道脱落细胞涂片检查等。

2．护理诊断

（1）学会应用 PES 公式提出护理诊断，用简单确切的术语阐述或描述病人的主要健康问题。例如，疲乏　与子宫异常出血导致的继发性贫血有关；焦虑　与出血不止，影响正常工作、生活有关等。

（2）潜在并发症是各种原因造成的并发症。例如，潜在并发症：贫血。

3．护理目标　根据护理诊断提出护理目标，期望能达到的结果。例如，病人能够完成日常活动；病人无感染发生等。

4．护理措施

（1）营养支持：加强营养，改善全身状况，鼓励病人多食高蛋白、高维生素等营养丰富及含铁量高的食物，如猪肝、蛋黄、红枣、绿叶菜等；护士可根据病人的饮食习惯，协助制定饮食计划或食谱，使病人获得足够营养；病人应注意休息，睡眠充足，减少出血量。

（2）预防感染：做好外阴清洁卫生，便后用温水或 1：5000 高锰酸钾液由前向后清洗；严密观察与感染有关的征象如体温、脉搏、子宫体压痛、阴道分泌物异味等；禁止盆浴，可淋浴或擦浴，告诫病人禁止性生活。

（3）维持正常血容量：协助医师进行有效止血，嘱病人保留出血期间会阴垫及内裤，以便护士正确估计出血量；出血严重者卧床休息，避免剧烈活动，遵医嘱做好配血、止血、输血准备。

（4）遵医嘱使用性激素：按时按量服用性激素，不得随意停服和漏服；在治疗排卵型功血时，应注意询问月经周期，了解黄体期长短；用大剂量雌激素口服治疗时，宜在睡前服用；病人服药期间若出现阴道不规则流血，应及时就诊；必须在止血后才开始减少药物剂量。

（5）健康指导：嘱病人按规定正确服用性激素，如有阴道异常出血及时就诊；保持外阴清洁卫生，预防感染发生；让病人了解此病并无器质性病变，减轻病人不安心理。

（二）临床病例讨论及情景教学

1．病例讨论　一学生收集的病例如下。

病史：病人，女，29 岁，半年前父亲车祸去世后即出现月经无规律，有时超期多天，有时又突然大出血，持续 10 多天，上月行经时间长达 14 天，间隔不到 20 天又来了月经，而且已经持续 15 天仍然没有减少的迹象。这几天面色也越来越苍白，夜间睡眠差，更觉得头晕、心慌，病人及家属十分担忧害怕，便来入院就诊。护理检查：体温 36.5℃，脉搏 93 次/分，呼吸 23 次/分，血压 98/67mmHg。腹软，无压痛与反跳痛，妇科检查子宫正常大小、稍软。辅助检查：血常规显示血红蛋白 85g/L，B 超检查提示子宫大小正常，未见其他异常。医师确诊为无排卵性功血，给予止血、调整月经周期、促排卵治疗。

请讨论：

（1）该病的临床表现及处理原则是什么？

（2）应如何护理该病人？

2．情景教学

（1）角色扮演：学生分别扮演护士、病人及家属，模拟功血病人入院时的护患沟通与交流，模拟向病人及家属进行健康指导时的沟通与交流等。

（2）查体及操作：学生间相互练习病人入院时护理查体、妇科常规检查等护理技术操作。

（三）护理计划的书写

以上述护理病例为例，书写护理计划单（表4-8）：

表 4-8　护理计划单

护理诊断	护理目标	护理措施	护理评价
疲乏　与子宫异常出血导致的继发性贫血有关	病人疲乏感减轻，活动后未出现心悸、气短等症状	• 鼓励病人应多卧床休息，逐渐增加活动量，以活动后未感觉头晕、心慌、缺氧等不适症状为度 • 加强营养，给予高蛋白、高维生素及含铁量高的食物，必要时补充铁剂 • 密切观察病人生命体征及阴道出血量，遵医嘱进行性激素治疗，必要时配血、输血及足量补液，监测病人血红蛋白值的变化	病人出血得到控制，生命体征平稳、化验血红蛋白显著提高，病人疲乏感减轻
有感染的危险　与子宫不规则出血、出血量多导致贫血，机体抵抗力下降有关	阴道分泌物正常，体温正常，无感染症状	• 严密观察与感染有关的征象，如体温、脉搏、子宫压痛及阴道分泌物的颜色、量、气味等，保持会阴清洁卫生，遵医嘱使用抗生素 • 协助医师止血，配血、输血及足量补液，补充营养，增强机体抵抗力	病人体温、白细胞正常，无任何感染征象

（汪凤兰）

第4章　计划生育妇女的护理

【学习目的和要求】

（1）通过床边教学和病例讨论，学会运用护理程序方法对药物避孕妇女、工具避孕妇女和人工流产妇女进行护理评估，并对收集的资料进行分析、整理，列出护理诊断，制订相应的护理计划，实施护理措施。

（2）了解宫内节育器放置术和取出术、手术流产的操作方法，药物流产及中期妊娠终止方法；熟悉避孕药的种类、给药方法、药物的副作用及处理，手术流产的适应证、禁忌证；掌握药物避孕和宫内节育器避孕的适应证、禁忌证、护理要点，宫内节育器放置的时间、不良反应和并发症，早期妊娠时手术流产的护理要点、并发症及处理。

（3）实践过程中能够体现出关心、爱护欲采取计划生育措施妇女的良好医德和团结协作精神。

【学习地点】　医院节育门诊、示教室和实验室。

【学习方法】

1. 选择病例　由节育门诊带教教师选择药物避孕案例、宫内节育器避孕案例、避孕失败补救措施的案例，教师对案例进行集中讲解后，指定4～7人一组询问健康史和检查妇女，再由教师补充案例的有关资料，若无合适案例，可由教师介绍典型病案。

2. 在示教室进行病例讨论与情景教学

（1）小组讨论：学生分组对案例的诊断、处理及护理措施进行讨论后，各组派代表汇报讨论结果，由带教教师给予指导及评价。

（2）角色扮演：学生分别扮演护士和欲采取计划生育措施的妇女，模拟护患交流、查体及对妇女或家属进行健康指导等，最后由临床带教教师总结和评价。

【学习内容】

（一）指导学生练习

以早期人工流产手术妇女护理病例为例，指导学生运用护理程序方法为早期人工流产手术妇女提供护理。

1. 护理评估

（1）收集健康史及疾病史：受术者的一般情况，有无心血管疾病、内分泌疾病、肿瘤等病史，现病史，婚育史；注意了解既往采取的避孕措施及反应、有无停经史、近期流产史等；详细询问有无人工流产手术的禁忌证（如生殖器官的急性炎症、急性传染病、妊娠剧烈呕吐导致的酸中毒、体温升高超过37.5℃等），有无早孕反应及程度、有无腹痛及阴道流血等情况；了解是否有焦虑和紧张的情绪，有无可以依赖的支持系统，是否担心损伤身体和影响以后的正常生育。

（2）身体评估：评估生命体征、心肺功能，有无发热、贫血，有无急慢性疾病；评估阴道黏膜有无充血、白带的性状及量；宫颈有无糜烂、裂伤；子宫位置、大小、活动度，有无压痛及脱垂；附件有无包块及压痛，特别注意子宫大小与孕周是否相符。

（3）辅助检查：血常规和尿常规、出凝血时间、尿妊娠试验、B超、心电图、阴道分泌物检查等。

2. 护理诊断

（1）学会应用PES公式提出护理诊断，用简单确切的术语阐述或描述病人的主要健康问题。例如，恐惧　与害怕流产手术有关；有感染的危险　与手术无菌操作不严或术后不注意卫生有关等。

（2）潜在并发症是各种原因造成的并发症。例如，潜在并发症：子宫穿孔。

3. 护理目标 根据护理诊断提出护理目标，期望能达到的结果。例如，病人情绪稳定，主动配合人流手术；病人无并发症发生等。

4. 护理措施

(1) 消除病人恐惧心理：评估病人产生恐惧心理的原因及程度，耐心讲解手术的过程、注意事项和术中可能出现的情况，消除病人紧张、恐惧心理；术中陪伴在病人的身旁，指导其应用深呼吸减轻不适，给予安慰和关心，增加其安全感，必要时可让家属陪伴。

(2) 预防感染：评估病人有无人工流产手术禁忌证，如有急性生殖器炎症应抗感染治疗后再行手术；做好手术用物的消毒准备；严格遵守无菌操作，必要时遵医嘱应用抗生素；术后嘱病人在观察室卧床休息 1～2 小时，密切观察病人的阴道流血及腹痛情况。

(3) 预防并发症：人工流产综合征，在术中或手术即将结束时，病人表现为心动过缓、心律不齐、血压下降、出汗、头晕，甚至出现昏厥和抽搐等症状，操作者手术动作宜轻柔，扩张宫颈时，切忌用力过猛；吸宫时注意掌握适度负压，进出宫颈时关闭负压，尽量减少反复吸刮宫壁；子宫穿孔，一旦发生穿孔应立即停止手术，给予静脉滴注宫缩剂、抗生素，收住医院治疗，若人工流产术尚未完成，病人情况尚好，可在 B 超或在腹腔镜的帮助下完成手术；术中出血，应给予输液输血，应用宫缩剂加强宫缩，迅速清除宫内残留组织；漏吸，应复查子宫位置、大小及形状，并重新探查宫腔，再行吸宫，若仍未见绒毛等胚胎组织，应将吸出物及时送病理检查，并于术后复查血 hCG 及 B 超检查，排除宫外孕可能；术后感染，对不完全流产应及时处理，术后给予抗生素等进行预防；吸宫不全，术后阴道流血量过多，应做 B 超以确定宫腔是否有残留物，如有残留物应及时进行刮宫并送病理检查，术后给予抗生素。

(4) 健康指导：指导病人术后注意休息，吸宫术术后休息 3 周，钳刮术后休息 4 周；嘱病人术后注意观察有无腹痛及阴道流血，如阴道流血多或流血时间大于 10 天且有发热、腹痛应随诊；术后第 1 次月经干净后应到医院复查；注意保持外阴清洁，消毒会阴垫；术后 1 个月内禁止性生活及盆浴；讲解避孕的重要性，指导选择有效的避孕方法，增强自我保健意识，避免人工流产。

(二) 临床病例讨论及情景教学

1. 病例讨论 一学生收集的病例如下。

孕产史：病人，女，37 岁，孕 2 产 1。现停经 56 天，近 1 周出现早孕反应。病人要求终止妊娠。平素月经规律，3～5/28～30 天，经量中等，无痛经。带环避孕 8 年，近 6 年未复查避孕环情况。既往健康，家族无特殊病史。护理查体：体温 36.5℃，脉搏 70 次/分，呼吸 17 次/分，血压 110/70mmHg。妇科检查外阴、阴道正常，宫颈光滑，子宫软、无触痛，双侧附件区正常。辅助检查：血、尿、白带常规正常，验尿 hCG 阳性，出、凝血时间测定均正常。B 超显示宫底部可见妊娠囊，内可见胎心搏动，节育器位于宫颈上部。心电图正常。常规检查后医师建议其行吸宫术。该妇女感到非常害怕，恐惧手术。在吸宫术中，突然面色苍白，大汗淋漓，意识清楚，脉搏 48 次/分，血压 80/50mmHg。

请讨论：

(1) 该病人在吸宫术中出现了什么并发症？应该如何处理？

(2) 吸宫术的适应证、禁忌证、并发症有哪些？

(3) 术后对该孕妇应如何进行健康指导？

2. 情景教学

(1) 角色扮演：学生分别扮演护士、孕妇及家属，模拟人工流产妇女术前、术中和术后的护患沟通与交流，模拟向孕妇及家属进行健康指导时的沟通与交流等。

(2) 查体及操作：学生间相互练习手术前护理查体、妇产科常规检查等护理技术操作。

(三) 护理计划的书写

以上述护理病例为例，书写护理计划单（表4-9）：

表 4-9　护理计划单

护理诊断	护理目标	护理措施	护理评价
恐惧　与害怕吸宫术有关	孕妇恐惧感减轻，配合完成手术	• 向孕妇耐心讲解吸宫术的过程、注意事项和术中可能出现的情况，消除孕妇紧张、恐惧的心理 • 术中陪伴在孕妇身旁，指导其应用深呼吸减轻不适，给予安慰和关心，增加其安全感，必要时可让家属陪伴	术中孕妇情绪稳定，积极配合，手术顺利
有感染的危险　与手术操作或术后不注意卫生有关	孕妇未发生感染	• 如孕妇有急性生殖器炎症，应抗感染治疗后再行手术 • 严格遵守无菌操作，必要时遵医嘱应用抗生素 • 术后嘱病人保持外阴清洁，消毒会阴垫。注意阴道流血情况，术后1个月内禁止性生活及盆浴	孕妇体温、白细胞正常，无感染发生
知识缺乏：缺乏宫内节育器避孕的有关知识	孕妇掌握宫内节育器避孕的注意事项	• 向孕妇介绍宫内节育器放置术的目的和过程，放置宫内节育器前3天应避免性生活 • 放置宫内节育器后休息3天，1周内避免重体力劳动，2周内禁盆浴和性生活 • 放置后3个月内的月经期、排便时应注意有无节育器的脱落 • 放置后要随访，月经复潮后作第一次随访，其后3个月、6个月各随访一次，1年后每年随访一次	孕妇掌握宫内节育器避孕的注意事项

（汪凤兰）

第5章　妇产科护理操作技术及考核标准

一、宫高腹围测量法操作及考核标准

见表4-10，图4-1。

表4-10　宫高腹围测量法操作及考核标准

步骤	操作流程	考核标准要求	得分
准备（20分）	操作者准备：着装整洁（衣、帽、鞋），洗手，戴口罩	服装、鞋帽整洁 洗手	5
	评估产妇： (1) 自理能力、合作程度及耐受力 (2) 膀胱充盈度 (3) 局部皮肤情况	评估全面、完整	10
	用物准备：检查床、卷尺、屏风（必要时）	用物齐全	5
实施（65分）	向产妇解释操作目的，以取得配合，嘱产妇排空膀胱	解释正确、沟通自然 嘱产妇排空膀胱	6
	必要时屏风遮挡，保护产妇隐私	屏风遮挡	5
	协助产妇呈仰卧屈膝位，双腿稍分开，暴露腹部	指导正确、沟通自然 体位正确	5
	护士站于产妇右侧，左手持卷尺零端置于宫底，右手将卷尺向下拉开，使卷尺紧贴于腹部至耻骨联合上缘中点，读数值并记录宫高（图4-1）	护士站立位置正确 动作轻柔 各个体表位置定位正确 测量方法正确 数值准确 记录	20
	再将卷尺经脐绕腹部1周，读数值并记录腹围	动作轻柔 手法正确 数值准确 记录	20
	协助产妇整理衣裤	协助整理衣物 动作轻柔	5
	洗手	洗手	4
评价（15分）	操作熟练，动作流畅、轻柔	动作熟练、轻柔	5
	提问：测量宫高、腹围的注意事项、目的	回答完整	10

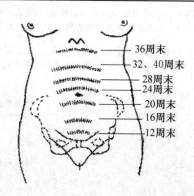

图4-1　不同妊娠周数的子宫底高度

二、四步触诊法操作及考核标准

见表 4-11。

表 4-11　四步触诊法操作及考核标准

步骤	操作流程	考核标准及要求	得分
准备（20分）	操作者准备：着装整洁（衣、帽、鞋），洗手，戴口罩	服装、鞋帽整洁 洗手	5
	评估产妇： (1) 孕周大小 (2) 膀胱充盈度 (3) 自理能力、合作程度及耐受力	评估全面、完整	10
	用物准备：检查床、听诊器或多普勒听诊仪、有秒针的手表、屏风（必要）	用物齐全	5
实施（65分）	向产妇解释操作目的，嘱咐产妇排尿，以取得配合	解释正确、沟通自然 嘱产妇排空膀胱	6
	必要时屏风遮挡，保护产妇隐私	屏风遮挡	5
	协助产妇仰卧于床上，暴露腹部进行四步触诊（图4-2）（前三步手法检查者面向产妇，做第四步手法时，检查者面向产妇足端）	产妇体位正确 护士站立位置正确	6
	第1步手法：检查者双手置于子宫底，了解子宫外形并测量宫底高度，估计胎儿大小是否与妊娠周数相符。然后以双手指腹相对轻推，判断宫底部的胎儿部分，若为胎头则硬而圆且有浮球感，若为胎臀，则软而宽且形状略不规则	动作轻柔 手法正确 判断胎儿大小准确 判断宫底部的胎儿部分正确	8
	第2步手法：检查者左右手分别置于腹部左右两侧，一手固定，另一手轻轻深按检查，两手交替，仔细分辨胎背及胎儿四肢的位置。平坦饱满者为胎背，可变形的高低不平部分是胎儿的肢体，有时可以感到胎儿肢体活动	动作轻柔 手法正确 判断胎儿背部正确 判断胎儿四肢正确	8
	第3步手法：检查者右手置于耻骨联合上方，拇指与其余4指分开，握住胎儿先露部，进一步查清是胎头或胎臀，左右推动以确定是否衔接。若先露仍浮动，表示尚未入盆；如已衔接，则胎先露部不能被推动	动作轻柔 手法正确 判断胎儿衔接准确	8
	第4步手法：检查者两手分别置于胎先露部的两侧，向骨盆入口方向向下深按，再次核对胎先露部的诊断是否正确（图4-3～图4-5），并确定先露部入盆的程度	动作轻柔 手法正确 判断胎儿入盆程度	8
	操作过程中注意观察产妇腹壁肌肉的紧张度，有无腹直肌分离，注意羊水量的多少及子宫肌的敏感度	评估腹部肌肉的紧张度 评估羊水量	6
	协助产妇整理衣裤	协助整理衣物 动作轻柔	6
	洗手、记录	洗手、记录	4
评价（15分）	操作熟练，动作流畅、轻柔	动作熟练、轻柔	5
	提问：四步触诊法注意事项、目的	回答完整	10

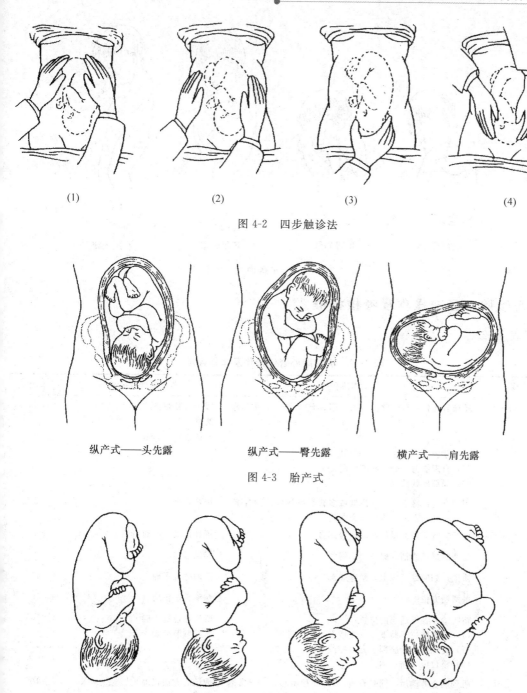

(1)　　　　　　　　(2)　　　　　　　　(3)　　　　　　　　(4)

图 4-2　四步触诊法

纵产式——头先露　　　　　纵产式——臀先露　　　　　横产式——肩先露

图 4-3　胎产式

枕先露　　　　　前囟先露　　　　　额先露　　　　　面先露

图 4-4　头先露种类

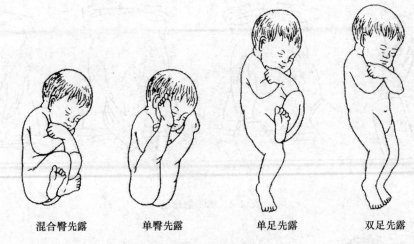

| 混合臀先露 | 单臀先露 | 单足先露 | 双足先露 |

图 4-5　臀先露种类

三、听诊胎心音法操作及考核标准

见表 4-12。

表 4-12　听诊胎心音法操作及考核标准

步骤	操作流程	考核标准及要求	得分
准备（20 分）	操作者准备：着装整洁（衣、帽、鞋），洗手，戴口罩	服装、鞋帽整洁 洗手	5
	评估产妇： (1) 孕周大小、胎方位、胎动情况 (2) 自理能力、合作程度及耐受力 (3) 局部皮肤情况	评估全面、完整	10
	用物准备：检查床、听诊器或多普勒听诊仪、耦合剂、有秒针的手表、屏风（必要时）	用物齐全	5
实施（65 分）	向产妇解释操作目的，以取得配合	解释正确、沟通自然	4
	必要时屏风遮挡，保护产妇隐私	屏风遮挡	4
	协助产妇仰卧于床上，暴露腹部	产妇体位正确	10
	触清胎方位	触诊手法正确	10
	将听诊器置于适当的位置： (1) 枕先露位于脐下方（左或右） (2) 臀先露位于脐部上方（左或右） (3) 横位位于脐周围	听诊器位置正确 胎背判断准确	10
	听到胎心搏动后，同时看表，数 30 秒胎心音，异常时听 1 分钟，记录数据，正常胎心 120～160 次/分	数胎心方法正确 记录	10
	选择宫缩后间歇期听诊	选择时间正确	5
	操作过程中注意观察产妇有无异常情况，及时处理并指导产妇	观察产妇异常情况 及时处理并指导	4
	协助产妇整理衣裤	协助整理衣物 动作轻柔	4
	洗手、记录	洗手、记录	4
评价（15 分）	操作熟练，动作流畅、轻柔	动作熟练、轻柔	5
	提问：听诊胎心的注意事项、目的	回答完整	10

四、骨盆外测量法操作及考核标准

见表 4-13。

表 4-13　骨盆外测量法操作及考核标准

步骤	操作流程	考核标准要求	得分
准备（20分）	操作者准备：着装整洁（衣、帽、鞋），洗手，戴口罩	服装、鞋帽整洁 洗手	5
	评估产妇： （1）孕周大小、胎方位、胎动情况 （2）自理能力、合作程度及耐受力 （3）产妇膀胱充盈度	评估全面、完整	10
	用物准备：检查床、骨盆测量器、屏风（必要）	用物齐全	5
实施（65分）	向产妇解释操作目的，以取得配合；嘱咐产妇排尿，遮挡产妇	解释正确、沟通自然 嘱产妇排空膀胱 屏风遮挡	6
	髂棘间径：协助产妇取伸腿仰卧位于检查床上，测量两侧髂前上棘外缘间的距离，查看数据并记录，正常值为23～26cm（图4-6）	指导产妇体位正确 正确触及髂前上棘外缘 数值准确	10
	髂嵴间径：协助产妇取伸腿仰卧位于检查床上，测量两侧髂嵴外缘间最宽的距离，查看数据并记录，正常值为25～28cm（图4-7）	指导产妇体位正确 正确触及髂嵴外缘 数值准确	10
	骶耻外径：协助产妇取左侧卧位，右腿伸直，左腿屈曲。测量第五腰椎棘突下至耻骨联合上缘中点的距离，查看数据并记录，正常值为18～20cm（图4-8）	指导产妇体位正确 正确触及第五腰椎棘突下 正确触及耻骨联合上缘中点 数值准确	10
	坐骨结节间径（出口横径）：协助产妇取仰卧位，双腿屈曲，双手抱双膝。测量两侧坐骨结节内侧缘的距离。查看数据并记录，正常值为8.5～9.5cm（图4-9）	指导产妇体位正确 未正确触及坐骨结节内侧缘 数值准确	10
	耻骨弓角度：协助产妇取仰卧位，双腿屈曲，双手抱双膝。用左右手拇指尖斜着对拢，放置在耻骨联合下缘，左右两拇指平放在耻骨降支的上面，测量两拇指间的角度，为耻骨弓的角度。正常值为90°，小于80°为异常	指导产妇体位正确 手法正确 数值准确	10
	协助产妇整理衣裤，整理用物，放回原处	协助整理衣物 动作轻柔	5
	洗手、记录	洗手、记录	4
评价（15分）	操作熟练，动作流畅、轻柔	动作熟练、轻柔	5
	提问：骨盆外测量注意事项、目的	回答完整	10

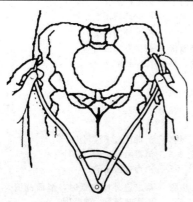

图 4-6　测量髂棘间径

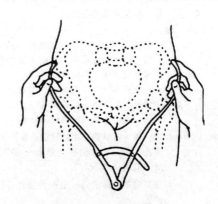

图 4-7　测量髂嵴间径

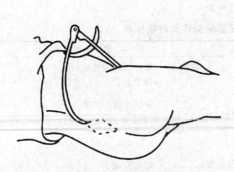
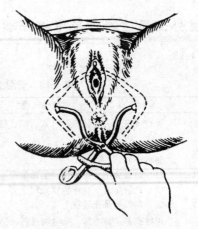

图 4-8　测量骶耻外径　　　　　图 4-9　测量坐骨结节间径

五、产时会阴消毒操作及考核标准

见表 4-14。

表 4-14　产时会阴消毒操作及考核标准

步骤	操作流程	考核标准要求	得分
准备（20分）	操作者准备：着装整洁（衣、帽、鞋），洗手，戴口罩	服装、鞋帽整洁 洗手	5
	评估： （1）核对产妇姓名、床号，告知会阴消毒目的 （2）检查会阴清洁度及外阴皮肤情况，做好操作前的解释工作 （3）如为产妇，了解孕周及产程开始情况，阴道流血、流液情况	评估全面、完整	10
	准备用物：冲洗盘内置盛 38～40℃温水 1000ml 的量杯 2 个、无菌镊子 4 把、无菌敷料罐 2 个（一个内盛 10%～20% 肥皂水或清水纱布，另一个内盛碘伏原液纱布）、无菌接生巾、垫布、污水桶	用物齐全	5
实施（70分）	核对产妇姓名、床号，告知产妇会阴消毒的目的，做好操作前的解释工作以取得配合	核对产妇信息 解释正确、沟通自然	4
	嘱产妇仰卧位，将两大腿屈曲分开，充分暴露外阴部，操作人员站在产妇右侧	体位合理 工作人员操作位置正确	10
	调整好产床的高度及坡度，并将产妇腰下的衣服向上拉，以免冲洗时浸湿	调整产床 协助产妇拉上衣服	10
	清洁 （1）用镊子夹取肥皂水（或清水）纱布一块，先擦洗阴阜、左右腹股沟、左右大腿内侧上 1/3 处，再擦洗会阴体、两侧臀部 （2）再取纱布一块，按顺序擦洗尿道口、阴道口、大阴唇、会阴体，最后擦肛门 （3）用温水由外至内缓慢冲洗皂液	擦洗顺序正确 擦洗方法得当 动作轻柔	10
	消毒：第一遍消毒：用持物钳夹取碘伏原液纱布 1 块，擦洗小阴唇、大阴唇→阴阜→左右大腿内侧上 1/3 处→肛周→肛门	消毒区域不被污染 消毒顺序正确 消毒方法正确	11
	根据需要第二遍消毒：更换持物钳，同法擦洗，步骤同上	第二遍外阴消毒时，消毒范围不超过第一遍范围	5

续表

步骤	操作流程	考核标准要求	得分
实施（70分）	消毒后，根据需要以生理盐水冲洗会阴，将无菌治疗巾置于臀下	冲洗会阴 臀下垫治疗巾	10
	指导产妇： （1）嘱产妇如果宫缩来临时身体不要左右翻动，以免影响消毒效果 （2）告知产妇双手不能触碰消毒区域	指导全面	10
评价（10分）	操作熟练，无污染，动作流畅、轻柔	动作熟练、轻柔 无菌观念强	4
	提问：产时消毒的注意事项、目的	回答完整	6

六、铺产台操作及考核标准

见表4-15。

表4-15　铺产台操作及考核标准

步骤	操作流程	考核标准要求	得分
准备（20分）	操作者准备：着装整洁（衣、帽、鞋），洗手，戴口罩	服装、鞋帽整洁 洗手	5
	评估： （1）评估产妇宫口及胎先露下降程度 （2）评估胎儿宫内状况 （3）评估接产人员、抢救器械、药品、产包及新生儿用物等到位情况	评估全面、完整	10
	用物准备：产包（内置外包皮2块，产单1块，裤套2个，会阴洞巾1块，接生巾2块，手术衣2件，无菌手套2双，弯盘2个，计血器1个，止血钳3把，断脐剪1把，气门芯2个，脐带卷1个，钢尺1把），新生儿襁褓，辐射台、无菌敷料罐2个（一个内盛10%～20%肥皂水或清水纱布，另一个内盛碘伏原液纱布）；无菌接生巾，垫布，污水桶	用物齐全	5
实施（65分）	向产妇解释操作目的，以取得配合	解释正确、沟通自然	5
	刷手毕，取屈肘手高姿势，由侧门进入产房	刷手后未被污染	5
	助手将产包外包皮打开	包皮内角用无菌持物钳打开 开包未污染	5
	接生者穿手术衣、戴无菌手套，检查产包内消毒指示卡是否达到消毒标准，双手拿住产单的上侧两角，用两端的折角将双手包住，嘱产妇抬臀，将产单的近端铺于产妇臀下，取裤套（由助手协助抬起产妇左腿）套于产妇左腿，助手尽量拉裤套至产妇大腿根部，在大腿外侧打结。用同样方法穿右侧。双手拿住洞巾的上侧两角，铺于产妇会阴	穿手术衣未污染 戴手套未污染 检查产包内消毒指示卡 铺单顺序正确 铺单未污染	30
	接生者更换手套，将一接生巾打开，一侧反折盖于腹部；准备接生物品，将器械、敷料按接生使用顺序摆好	操作时无污染发生 器械、敷料按接生使用顺序摆好	10
	助手将新生儿去襁褓准备好，室温不到26～28℃时应提前预热，同时准备好新生儿复苏辐射台	新生儿用物准备好 室温合适 检测辐射台性能	10
评价（15分）	操作熟练，无污染。动作流畅	动作熟练、无菌观念强	5
	提问：铺产台的注意事项、目的	回答完整	10

七、接生术操作及考核标准

见表 4-16。

表 4-16 接生术操作及考核标准

步骤	操作流程	考核标准要求	得分
准备（20分）	操作者准备：着装整洁（衣、帽、鞋），洗手，戴口罩	服装、鞋帽整洁 洗手	5
	评估： (1) 评估产妇预产期、诊断、病情、产程进展情况和胎心 (2) 评估产妇会阴部、肛周情况、配合程度 (3) 评估环境温度，光线适宜，利于保护病人隐私	评估全面、完整	10
	用物准备：产时会阴消毒用物、产包、新生儿复苏辐射台、复苏器、大小面罩、各种型号气管插管、婴儿低压吸引器、吸痰管、新生儿喉镜、氧气、注射器；药品（缩宫素、肾上腺素、生理盐水、纳洛酮等）	用物齐全	5
实施（65分）	术前宣教：向产妇解释操作目的，配合方法	宣教全面 解释合理、沟通自然	5
	指导产妇正确应用腹压：指导产妇在宫缩间歇期屏气，用腹压做向下用力的动作，以推动胎儿下降，加速产程进展	指导正确	5
	接生准备：初产妇宫口开全，经产妇宫口开大 4～5cm，应做好接产准备（调整产床角度、产时外阴消毒、接生人员按无菌操作常规刷手消毒、助手协助打开产包，接产者铺产单等）	进产房时间合适 接产准备到位	5
	接生：接生者协助胎头俯屈，在胎头拨露接近着冠时，右手持一接生巾内垫纱布保护会阴，左手在子宫收缩时协助胎头俯屈，用力适度，使胎头以最小径线（枕下前囟径）在子宫收缩间歇期间缓慢地通过阴道口以避免会阴严重裂伤（图 4-10）。胎头娩出后，右手仍应保护会阴，不要急于娩出胎肩，先用左手自胎儿鼻根部向下挤压，挤出口、鼻内的黏液和羊水，挤压用力要适度，然后协助胎头外旋转，使胎儿双肩径与骨盆出口前后径相一致。左手将胎儿颈部向下压，使前肩自耻骨弓下先娩出，继之再托胎儿颈部向上使后肩从会阴体前缘缓慢娩出。双肩娩出后，保护会阴的右手方可松开，将接生巾压向产妇臀下，防止接生巾污染其他用物，最后双手协助胎体及下肢以侧位娩出，将新生儿轻柔放在产台上。在距脐带根部 15～20cm 处，用两把止血钳夹住脐带，在两钳之间剪断脐带。将计血器垫垫于产妇臀下计量出血量	协助胎头俯屈手法正确 胎头娩出后操作手法正确 协助胎头外旋手法正确 接生巾放置正确 协助胎体娩出手法正确 脐带处理正确 放置计血器垫 操作中力量适度 操作中保护会阴	20
	新生儿护理： (1) 清理呼吸道：置新生儿仰卧于辐射台上，迅速擦干新生儿身上的羊水和血迹；撤掉湿巾，呈头稍后仰位，注意新生儿保暖。用吸痰管清除新生儿口、鼻腔的黏液和羊水，以免吸入肺内。当呼吸道黏液和羊水已吸净而仍无哭声时，可用手触摸新生儿背部或轻弹足底以诱发呼吸。新生儿大声啼哭，表示呼吸道已通畅	清理呼吸道新生儿体位正确 清理呼吸道方法正确 脐带处理消毒方法正确 剪短脐带方法正确 脐带包扎正确 新生儿查体全面 记录并按印 母婴早期接触 操作中注意新生儿保暖 动作轻柔	15

步骤	操作流程	考核标准要求	得分
实施（65分）	（2）脐带处理：用 75％乙醇消毒脐带根部周围，直径约 5cm，以脐轮为中心向上消毒约 5cm。在距脐根部 1cm 处用止血钳夹住并在止血钳上方剪断脐带，将气门芯或脐带夹套在或夹在距脐带根部 0.5cm 处。用 2.5％～5％碘酊消毒脐带断端，注意药液不可触及新生儿皮肤以免灼伤，以无菌纱布包好，用弹性绷带或脐带纱布包扎固定。将新生儿托起，让产妇看清性别后交台下护士 （3）新生儿查体：为新生儿测量体重、身长，做全身初步检查，了解有无产伤、畸形等，检查后记录。在新生儿记录单上按左足印及母亲右拇指印，右手带腕条，写明母亲姓名、新生儿性别、出生时间，处理时注意保暖 （4）新生儿皮肤接触：新生儿娩出后 30 分钟内，尽早与母亲进行皮肤接触，以增进母子间的感情，有利于新生儿的保暖，防止体温下降，促进母乳喂养成功。鼓励母亲多拥抱、触摸自己的孩子，皮肤接触的时间为 30 分钟以上		
	第三产程的处理： （1）胎盘娩出：判断胎盘剥离征象，如胎盘已剥离，助手可轻压产妇子宫底，接生者一手轻轻牵拉脐带使胎盘娩出。当胎盘娩出至阴道口时，接生者用双手握住胎盘向同一方向旋转，同时缓慢向外牵拉，协助胎膜完整剥离排出。如在排出过程中，发现胎膜部分断裂，可用止血钳将断裂上端的胎膜全部夹住，再继续向原方向旋转，直至胎膜完全排出。胎盘胎膜娩出后（或胎儿前肩娩出后），立即静脉或肌注缩宫素 10U，按摩子宫刺激其收缩，减少出血。在按摩子宫的同时注意观察阴道出血量 （2）检查胎盘、胎膜：将胎盘铺平，用纱布将母体面的血块轻轻擦掉，观察胎盘母体面有无缺损，并测量缺损面积，母体面检查完毕后将胎盘提起，检查胎膜是否完整，仔细检查胎儿面边缘有无断裂血管，以便及时发现副胎盘，如有副胎盘、部分胎盘或大块胎膜残留时应报告医师酌情处理。测量胎盘大小和脐带长度，检查脐带内血管 （3）检查软产道：胎盘娩出后，用无菌纱布擦净外阴血迹。仔细检查会阴、小阴唇内侧、尿道口周围、阴道壁及宫颈有无裂伤。如有裂伤，应立即按解剖结构缝合	判断胎盘剥离征象 协助胎盘娩出手法正确 胎膜剥离断裂时正确处理 按摩子宫并观察阴道流血 检查胎盘、胎膜完整性 测量胎盘大小及脐带长度 软产道检查方法正确	15
评价（15分）	操作熟练，无污染，动作流畅、轻柔	动作熟练、轻柔 无菌观念强	5
	提问：接生的注意事项、目的	回答完整	10

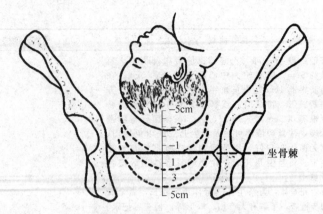

图 4-10　胎头高低的判断

八、会阴切开缝合术操作及考核标准

见表 4-17。

表 4-17　会阴切开缝合术操作及考核标准

步骤	操作流程	考核标准要求	得分
准备（20分）	操作者准备：着装整洁（衣、帽、鞋），洗手，戴口罩	服装、鞋帽整洁 洗手	5
	评估会阴部发育情况，识别会阴裂伤的诱因	评估全面、完整	8
	用物准备：侧切缝合包内有包布1块、接生巾1块、侧切剪1把、线剪1把、持针器1把、有齿小镊子1把、止血钳2把、50ml小量杯2个、纱布4块、肠线、丝线、20ml注射器、7号长针、碘伏	用物齐全	7
实施（65分）	皮肤消毒：用碘伏以侧切口为中心，由里向外消毒，直径大于10cm消毒两次	消毒范围正确 消毒方法正确	10
	麻醉以左侧切为例，用0.5%～1%普鲁卡因20ml进行阴部神经阻滞麻醉和局部浸润麻醉。术者将左手示指放入阴道内，触清该侧坐骨棘的位置。右手持7号长针头，在左侧坐骨结节至肛门连线中点稍偏向坐骨结节处，先注射一皮丘，然后在阴道内手指的引导下，将针头刺向坐骨棘内下方，即阴部神经经过的部位。先回抽，如无回血，局部注射普鲁卡因溶液10ml，即可麻醉阴部神经。然后将针退至皮下，再向切口至会阴体方向及坐骨结节处，做扇形浸润麻醉。普鲁卡因总量应控制在40ml左右	术者左手手法正确 注射点定位方法正确	10
	左侧会阴切开：经阴部神经阻滞麻醉后，术者将左手示指和中指伸入阴道，并稍分开，放于先露与阴道壁之间。右手将侧切剪张开，一叶置于阴道外，一叶沿示、中二指间入阴道。切线与垂直线约成45°角，侧切剪刀刃应与皮肤垂直，待宫缩会阴皮肤绷紧时，一次全层剪开，会阴体高度膨隆时，侧切切口交角应略大于45°，长度视需要而定，通常3～5cm。剪开后，可用无菌生理盐水纱布压迫止血。有小动脉出血者，应结扎血管	术者左手手法正确 侧切剪放置正确 侧切口角度正确 侧切口长度合理	20
	分娩结束后，仔细检查会阴伤口，有无深延、上延，检查阴道壁是否裂伤，有无血肿。一切正常后按解剖层次缝合	检查会阴伤口 检查阴道壁 缝合前冲洗	25

续表

步骤	操作流程	考核标准要求	得分
实施（65分）	（1）用生理盐水冲洗外阴及切口，重新更换无菌手套，铺接生巾（遮住肛门） （2）阴道放入尾纱，从切口顶端上方超过0.5cm处开始缝合，用圆针和肠线间断或连续缝合阴道黏膜至处女膜内缘处打结，注意将两侧处女膜的切缘对齐 （3）继之用肠线间断缝合肌层，严格止血，不留无效腔。缝线不宜过深，防止穿透直肠黏膜 （4）用碘伏消毒切口两侧皮肤，消毒时用纱布遮挡切口，以免造成产妇疼痛。用丝线间断缝合皮肤，缝线松紧度适宜，也可用肠线连续皮肤内缝合 （5）缝合结束后，检查切口顶端是否有空隙，阴道内是否有纱布遗留，取出尾纱 （6）用镊子对合表皮，防止表皮边缘内卷，影响愈合 （7）用生理盐水将切口及周围皮肤擦净，嘱产妇向健侧卧位，保持切口局部清洁干燥 （8）检查有无肠线穿透直肠 （9）巡回护士将产床调节成水平位，帮助产妇放平双腿休息，注意给产妇保暖	缝合前更换无菌手套、接生巾 各层缝合手法正确 各层缝合顺序正确 缝合后检查 指导产妇注意事项 调整床高度 注意产妇保暖	
评价（15分）	操作熟练，无污染，动作流畅、轻柔	动作熟练、轻柔 无菌观念强	5
	提问：会阴侧切缝合的注意事项、目的	回答完整	10

九、会阴擦洗/冲洗操作及考核标准

见表4-18。

表4-18 会阴擦洗/冲洗操作及考核标准

步骤	操作流程	考核标准要求	得分
准备（20分）	操作者准备：着装整洁（衣、帽、鞋），洗手，戴口罩	服装、鞋帽整洁 洗手	5
	评估： （1）对有留置导尿管者，应评估导尿管是否通畅，避免脱落或打结 （2）评估会阴部及会阴伤口周围组织有无红肿、分泌物及其性质和伤口愈合情况	评估全面、完整	10
	用物准备： （1）一次性会阴垫巾或橡胶单和中单一块 （2）会阴擦洗盘内置：消毒弯盘2个，无菌镊子或消毒止血钳2把，擦洗液500ml（0.02％碘伏溶液，1：5000高锰酸钾或0.1％苯扎溴铵溶液等），无菌干棉球2～3个，无菌干纱布2块，冲洗壶1个，便盆1只，屏风（必要时）	用物齐全	5
实施（65分）	向病人解释操作的目的、方法，以取得合作	解释正确、沟通自然	5
	嘱病人排空膀胱，脱下一条裤腿，为病人穿好单腿裤保暖；取膀胱截石位暴露外阴，注意请房内多余人员暂时回避（或屏风遮挡），以减轻病人心理负担	嘱病人排空膀胱 注意保暖 体位正确 保护隐私	8
	将会阴擦洗盘放置床边，给病人臀下垫一橡胶单或一次性会阴垫巾	擦洗盘放置正确 臀下垫巾	6

续表

步骤	操作流程	考核标准要求	得分
实施（65分）	护士站于病人右侧，用一把镊子或消毒止血钳夹取干净的药液棉球，用另一把镊子或止血钳夹住棉球进行擦洗，一般擦洗3遍，擦洗的顺序为第1遍时自耻骨联合一直向下擦至臀部，先擦净一侧后换一棉球同样擦净对侧，再用另一棉球自阴阜向下擦净中间，自上而下、自外向内，初步擦净会阴部的污垢、分泌物和血迹等；第2遍的顺序是，自内向外，或以伤口为中心向外擦洗，最后擦洗肛门并将擦洗的棉球丢弃。第3遍同第2遍，必要时可根据病人情况增加擦洗的次数，直至擦净，最后用干纱布擦干（如行会阴冲洗，注意先将便盆放于橡胶单上，镊子夹住消毒棉球，一边冲洗一边擦洗顺序同擦洗。冲洗结束后，撤掉便盆，换上干净的橡胶单）	护士操作位置正确 第1遍擦洗顺序正确 第2、第3遍擦洗顺序正确 两把钳子使用方法正确	35
	协助穿好衣裤，嘱产妇经常更换卫生巾，保持会阴部清洁干燥。整理床单位及用品	协助整理衣物 指导正确	6
	洗手或手消毒，记录	洗手、记录	5
评价（15分）	操作熟练，动作流畅、轻柔	动作熟练、轻柔	5
	提问：会阴擦洗的注意事项、目的	回答完整	10

十、子宫按摩术操作及考核标准

见表4-19。

表4-19 子宫按摩术操作及考核标准

步骤	操作流程	考核标准要求	得分
准备（20分）	操作者准备：着装整洁（衣、帽、鞋），洗手，戴口罩	服装、鞋帽整洁 洗手	5
	评估：①评估子宫收缩情况、宫底高度、阴道出血量；②评估产妇膀胱充盈度	评估全面、完整	10
	用物准备：无菌手套	用物齐全	5
	向病人解释操作的目的以取得合作	解释正确、沟通自然	5
	协助取适合体位	体位舒适	5
	体外按摩方法：术者以一只手置于子宫底部，拇指在子宫前壁，其余四指在后壁，做均匀而有节律的体外按摩	手法正确 均匀有节律	10
实施（65分）	腹部双手按摩子宫法：术者一手置于耻骨联合上缘按压下腹中部，将子宫向上托起，另一手则在子宫底部握住宫体，压迫宫底，挤出宫腔内积血后，有节奏的按摩子宫，直至子宫恢复正常收缩（图4-11）	手法正确 子宫向上托起 压迫宫底 挤出积血 均匀有节律	15
	腹部—阴道双手按摩子宫法：助产者刷手，戴无菌手套，产妇取膀胱截石位，行外阴消毒后，助产者一只手握拳置于阴道前穹隆，将子宫托起，另一只手自腹壁按压子宫后壁，使子宫置于两手之间按摩，子宫在两拳的压迫及按摩下，达到压迫止血目的（图4-12）	刷手并戴无菌手套 产妇体位正确 外阴消毒方法正确 助产者操作手法正确	20
	协助产妇穿上衣裤，整理床单位	整理衣物	5
	洗手、记录	洗手、记录	5

续表

步骤	操作流程	考核标准要求	得分
评价（15分）	操作熟练，动作流畅、轻柔	动作熟练、轻柔	5
	提问：子宫按摩的注意事项、目的	回答完整	10

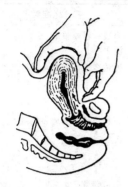　　　　　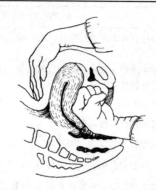

图 4-11　腹部双手按摩子宫法　　　　图 4-12　腹部—阴道双手按摩子宫法

十一、胎心外监护操作及考核标准

见表 4-20。

表 4-20　胎心外监护操作及考核标准

步骤	操作流程	考核标准要求	得分
准备（20分）	操作者准备：着装整洁（衣、帽、鞋），洗手，戴口罩	服装、鞋帽整洁 洗手	5
	评估产妇：①预产期；②胎产式、胎先露、胎方位	评估全面、完整	10
	用物准备：胎心监护仪、超声波耦合剂	用物齐全	5
实施（65分）	向产妇解释做胎心监护的目的，以取得合作	解释正确、沟通自然	10
	产妇排尿后取约15°斜坡位、左侧卧位30°	嘱产妇排尿 体位正确	10
	用四步触诊手法了解胎方位，将胎心探头、宫腔压力探头涂耦合剂，固定于产妇腹部相应的部位	四步触诊法手法正确 探头涂耦合剂 探头放置位置正确	15
	胎儿反应正常时行胎心监护20分钟，异常时可根据情况酌情延长监护时间	监护时间正确	10
	监测后协助产妇取舒适的卧位，整理监护用物	协助产妇舒适体位 整理衣物	10
	洗手、做出报告并将胎心监护曲线图粘贴于病历报告单上保存	洗手 粘贴胎心监护曲线图	10
评价（15分）	操作熟练，动作流畅、轻柔	动作熟练、轻柔	5
	提问：胎心外监护的注意事项、目的	回答完整	10

十二、挤奶操作及考核标准

见表 4-21。

表 4-21　挤奶操作及考核标准

步骤	操作流程	考核标准要求	得分
准备（20分）	操作者准备：着装整洁（衣、帽、鞋），洗手，戴口罩	服装、鞋帽整洁 洗手	5
	评估产妇：乳房的类型、有无乳房胀痛、乳头皲裂及乳腺炎	评估全面、完整	10
	用物准备：大口清洁容器1个、毛巾1条	用物齐全	5
实施（65分）	解释操作目的，取得合作	解释正确、沟通自然	5
	操作者洗净双手	洗手	5
	协助取适合体位，坐或站均可，以产妇感到舒适为宜	体位舒适	5
	将热毛巾敷一侧乳房3～5分钟后，一手置于乳房下托起乳房，另一手以小鱼际按顺时针方向螺旋式按摩乳房	毛巾热敷 托起乳房 按摩方法正确	8
	将容器靠近乳房	使用容器	5
	将拇指及示指放在乳晕上下方距乳头根部2cm处，二指相对，其他手指托住乳房	拇指及示指位置正确 操作手法正确	7
	拇指及示指向胸壁方向轻轻下压，不可压得太深，否则将引起乳腺导管阻塞。压力应作用在拇指及示指间乳晕下方的乳房组织上，即必须压在乳晕下方的乳窦上	挤压力度合适 挤压方向准确	10
	依各个方向按照同样方法压乳晕，要做到使乳房内每一个乳窦的乳汁都被挤出	操作正确	5
	一侧乳房至少挤压3～5分钟，待乳汁少了，就可挤压另一侧乳房，如此反复数次	一侧乳房挤压时间合适	5
	为挤出足够的乳汁，持续时间应以20～30分钟为宜	挤奶操作时间合适	5
	洗手、记录	洗手、记录	5
评价（15分）	操作熟练，动作流畅、轻柔	动作熟练、轻柔	5
	提问：挤奶的注意事项、目的	回答完整	10

十三、坐浴操作技能及考核标准

见表 4-22。

表 4-22　坐浴操作技能及考核标准

步骤	操作流程	考核标准要求	得分
准备（20分）	操作者准备：着装整洁（衣、帽、鞋），洗手，戴口罩	服装、鞋帽整洁 洗手	5
	评估病人：①有无异常阴道出血；②病人病情	评估全面、完整	10
	用物准备：坐浴椅、消毒用的坐浴盆、水温计、坐浴溶液、纱布或干净小毛巾、另备一壶70℃的热水以加温用、必要时备换药用物	用物齐全	5
实施（65分）	向病人解释操作目的及方法，同时嘱排空大便，洗手，准备坐浴	嘱排空大便 解释正确、态度自然	10

步骤	操作流程	考核标准要求	得分
实施（65 分）	将用物携至坐浴处，用屏风遮挡病人	屏风遮挡	10
	将坐浴盆放在坐浴椅上，倒入溶液至 1/2，用水温计测量水温，一般为 41～43℃	坐浴液量合适 坐浴液温度适宜	10
	协助病人将裤脱至膝盖部，露出臀部，坐入盆内，随时调节水温，以病人能耐受为度。注意为病人保暖	协助坐入盆内 及时询问病人感受 注意保暖	5
	坐浴时间为 20～30 分钟；坐浴完毕用纱布擦干会阴部，有伤口者局部换药	坐浴时间合理 坐浴后伤口处理正确	10
	整理用物，将物品洗净消毒，归还原处	用物分类处理正确	10
	洗手，做好护理记录	洗手、记录	10
评价（15 分）	操作熟练，动作流畅，关心病人	动作熟练、关心病人	5
	提问：坐浴的注意事项、目的	回答完整	10

十四、阴道灌洗操作及考核标准

见表 4-23。

表 4-23　阴道灌洗操作及考核标准

步骤	操作流程	考核标准要求	得分
准备（20 分）	操作者准备：着装整洁（衣、帽、鞋），洗手，戴口罩	服装、鞋帽整洁 洗手	5
	评估病人：病情及手术名称、时间、术式等	评估全面、完整	10
	用物准备：橡胶单、治疗巾、大棉球、长镊子、窥阴器、灌洗筒、橡皮管、灌洗头、输液架、弯盘、水温计、适宜温度的灌洗药液、便盆	用物齐全	5
实施（65 分）	向病人解释操作目的、方法及可能的感受，以使病人很好的配合	解释正确、态度自然	5
	嘱病人排空膀胱后，在妇科检查床上取膀胱截石位，暴露会阴部；臀下垫橡胶垫和一次性垫巾，放好便盆	嘱排空膀胱 体位正确 臀下垫巾	10
	根据病人病情配置灌洗液 500～1000ml，测水温（41～43℃），将灌洗筒挂至距离床沿 60～70cm 高处，连接橡皮管排去管内空气	灌洗液量合适 灌洗液温度适宜 灌洗筒高度合适 排尽空气	10
	用灌洗液先冲洗外阴部并使病人感觉温度，然后分开小阴唇，将灌洗头沿阴道侧壁方向插入，打开开关，边冲洗边在阴道内转动冲洗头，特别注意洗净穹隆部及阴道四周皱襞，或用窥阴器暴露宫颈后再冲洗，冲洗时轻轻旋转窥阴器更换位置，使灌洗液能达到阴道各部冲净为止	及时询问病人感受 灌洗头插入方法正确 灌洗方法正确 灌洗部位全面 动作轻柔	15
	冲洗液将尽时关闭开关，将灌洗头向下压，使阴道内液体流出，取出阴道冲洗头，再冲洗一次外阴部	取出阴道冲洗头方法正确 再次冲洗外阴	10
	扶病人坐于便盆上，使阴道内残留的液体流出，用无菌镊子夹干棉球，擦净阴道内积液，最后用干棉球擦净外阴部；协助病人擦净外阴，穿好衣裤，整理用物	擦净阴道内积液 擦净外阴 协助穿好衣裤 动作轻柔	10
	撤去便盆，整理用物，洗手，做好记录	用物处理正确 洗手、记录	5

续表

步骤	操作流程	考核标准要求	得分
评价（15分）	操作熟练，动作流畅，关心病人	动作熟练、关心病人	5
	提问：阴道灌洗的注意事项、目的	回答完整	10

十五、阴道、宫颈上药操作技能及考核标准

见表 4-24。

表 4-24 阴道、宫颈上药操作技能及考核标准

步骤	操作流程	考核标准要求	得分
准备（20分）	操作者准备：着装整洁（衣、帽、鞋），洗手，戴口罩	服装、鞋帽整洁 洗手	5
	评估病人： (1) 评估病人病情 (2) 评估阴道、宫颈清洁度	评估全面、完整	10
	用物准备：窥阴器、拭干棉球、长镊子、阴道灌洗用品、药品	用物齐全	5
实施（65分）	向病人解释操作目的及注意事项。嘱病人排空膀胱，躺在检查床上，取保持膀胱截石位	解释正确、态度自然 嘱排空膀胱 体位正确	10
	片剂药：可教会病人自行放置，上药前须洗净双手或戴上无菌手套，用一手指将药片置于阴道后穹隆处。每天一次，10 天为 1 疗程。临睡前上药最好，以减少药片脱落机会。滴虫性、念珠菌性、老年性阴道炎及慢性宫颈炎病人常用此法	用药前戴无菌手套 药片放置位置正确 用药注意事项解释正确	15
	粉剂药：用窥阴器暴露宫颈后，拭净分泌物，用无菌镊将有线尾的干棉球蘸药粉后轻轻塞至子宫颈处，将线尾露于阴道外 1～2cm 长。同时嘱病人在放药 12～24 小时后，牵引线头取出棉球。此法适用于宫颈炎症伴有出血者。也可用喷雾器上药，使药物粉末均匀散布于炎性组织表面。常用药物有止血剂或抗生素等	擦拭分泌物 无菌镊放入药物 药物放置方法正确 用药注意事项解释正确	20
	油膏：窥阴器暴露宫颈及阴道，用刮片取少量油膏涂于宫颈及阴道，上药时转动窥阴器，使阴道四壁均涂布药膏	上药方法正确	15
	洗手、记录	洗手、记录	5
评价（15分）	操作熟练，动作流畅、轻柔，关心病人	动作熟练、关心病人	5
	提问：阴道上药的注意事项、目的	回答完整	10

十六、会阴湿热敷操作及考核标准

见表 4-25。

表 4-25 会阴湿热敷操作及考核标准

步骤	操作流程	考核标准要求	得分
准备（20分）	操作者准备：着装整洁（衣、帽、鞋），洗手，戴口罩	服装、鞋帽整洁 洗手	5

续表

步骤	操作流程	考核标准要求	得分
准备（20分）	评估病人： （1）会阴部皮肤是否有水肿、血肿 （2）会阴部伤口有无硬结或感染	评估全面、完整	10
	用物准备：会阴擦洗盘、橡皮单及治疗巾各1个、凡士林干纱布、有盖搪瓷罐、沸水或煮沸的50%硫酸镁（内有纱布及水温计）、棉签	用物齐全	5
实施（65分）	备齐后携至病人床旁桌上，核对床头卡，向病人解释操作目的、过程及注意事项。遮挡病人，露出热敷部位，将橡皮单及治疗巾垫于热敷部位下面，以保护床单	解释正确、态度自然 遮挡病人 臀下垫巾 体位舒适	10
	行会阴擦洗，有创口者清洁局部伤口	会阴擦洗操作正确 伤口处理正确	10
	用棉签沾上凡士林均匀涂于治疗部位，并以纱布覆盖，再轻轻敷上热敷溶液中温纱布，防止散热，外面盖上棉垫	热敷部位涂凡士林 覆盖纱布	10
	热敷部位每3~5分钟更换一次，热敷总时间一般为20~30分钟，每日2~3次，为延长更换敷料时间，亦可将热水袋放于棉垫外。会阴水肿也可用95%乙醇湿敷	热敷时间适宜 会阴水肿者处理方法正确	10
	热敷完毕，观察热敷部位皮肤情况	观察局部皮肤	10
	用纱布擦拭凡士林，移去橡胶单。整理病人床单位	擦去凡士林 用物处理正确	10
	洗手，做好护理记录	洗手、记录	5
评价（15分）	操作熟练，动作流畅、轻柔，关心病人	动作熟练、关心病人	5
	提问：会阴湿热敷的注意事项、目的	回答完整	10

（汪凤兰）

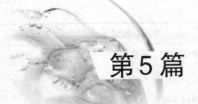

第5篇 儿科护理学临床见习实习内容

第1章 足月儿和早产儿的识别与护理

【学习目的和要求】

（1）通过结合模拟教学、床边教学和病例讨论，学会运用护理程序方法对新生儿（足月儿、早产儿）进行护理评估，并对收集的资料进行分析、整理，列出护理诊断，制订相应的护理计划，实施护理措施。

（2）熟悉新生儿的体格检查，掌握足月儿和早产儿的区别。

（3）通过对护理程序的讲述，培养学生建立以小儿及家庭为中心的现代儿科护理理念。

【学习地点】 医院产科病房、新生儿病房、实验室。

【学习方法】

1. 选择病例 由临床带教教师选择新生儿或早产儿案例，教师对案例进行集中讲解后，在家属知情同意的情况下，指定3～4人一组询问家长病史以及体格检查，由教师补充案例的有关资料，若无合适案例或遇患儿或家属不愿配合，可由教师介绍典型病案。

2. 病例讨论与情景教学

（1）小组讨论：学生分组对足月儿或早产儿的诊断、治疗及护理措施进行讨论后，各组派代表汇报讨论结果，由带教教师给予指导及评价，通过逐层分析，引导学生自主学习，培养学生的临床思维能力。

（2）角色扮演：学生分别扮演护士和新生儿家长，模拟护患交流，对新生儿家长进行健康指导等，通过视频回放，进行反馈教学，最后由临床带教教师总结和评价。

【学习内容】

（一）指导学生练习

以足月儿或早产儿护理病例为例，指导学生运用护理程序方法为足月儿或早产儿提供护理。

1. 护理评估

（1）收集病史：向家属了解母孕产史，了解新生儿出生情况、胎龄、分娩方式、出生体重、Apgar评分、母婴血型、喂养、睡眠、哭声、吸吮力和大小便以及母乳分泌等情况。

（2）身体评估：对新生儿的外观、皮肤黏膜、头面部（包括颅骨、眼、鼻、口腔）、颈部、胸部、腹部、脐部、生殖器、肛门、脊柱和四肢情况进行评估；① 呼吸系统，观察有无呼吸急促，气道阻塞、感染、呼吸困难及拒乳、周期性呼吸及呼吸暂停或青紫，早产儿多为呼吸浅快不规则；② 循环系统，新生儿心率通常为 90～160 次/分，足月儿血压平均为 70/50mmHg，早产儿心率偏快，血压较低；③ 消化系统，足月儿在生后 24 小时内排胎便，早产儿吸吮力差，常出现哺乳困难，易发生低蛋白血症、水肿和低血糖；④ 泌尿系统，新生儿在生后 24 小时内开始排尿，早产儿易发生水肿、脱水、低钠血症和糖尿；⑤ 血液系统，足月儿出生时血红蛋白约为170g/L，早产儿生理性贫血出现早，贫血持续时间长；⑥ 神经系统，足月儿大脑皮层兴奋性低，睡眠时间长，出生时已具备多种暂时性原始反射；早产儿原始反射不完全。

2. **护理诊断**　学会应用 PES 公式提出护理诊断，用简单确切的术语阐述或描述新生儿的主要健康问题。例如，体温过低　与体温调节功能差有关；有窒息的危险　与呛奶、呕吐有关；不能维持自主呼吸　与呼吸中枢和肺发育不成熟有关。

3. **护理目标**　根据护理诊断提出护理目标，期望能达到的结果。例如，新生儿未发生窒息；新生儿保暖适度，未发生体温上升或下降；新生儿未发生感染。

4. **护理措施**

(1) 足月儿的护理：① 保持呼吸道通畅，迅速清除口鼻部的黏液、羊水和分泌物；② 维持体温恒定，注意保暖，可用暖箱、热水袋、远红外线辐射床等；③ 严格执行消毒隔离制度，消毒处理好脐带残端，保持脐部清洁干燥；④ 做好皮肤护理，每天沐浴 1 次，选用柔软吸水性良好、大小适中的尿布，防止尿布性皮炎；⑤ 合理喂养，正常足月儿一般生后半小时就可吸吮，促进乳汁分泌，鼓励按需哺乳；人工喂养者，奶量以婴儿奶后安静、不吐、无腹胀和理想体重增长（15～30g/d）为标准；⑥ 确保安全，照顾者指甲要短而钝，避免让新生儿处于危险的环境，如高台面，不可触及电源、热源等。

(2) 早产儿的护理：① 维持体温稳定，体温不升者，放入暖箱或设法保温。暖箱温度应依早产儿的体重和体温情况，随时调整，体重＜2000g 者置于婴儿温箱中；体重＞2000g 者箱外保暖，应头部戴帽；② 维持有效呼吸，乏氧者给予间断低流量吸氧；呼吸暂停者给予拍打足底、托背、吸氧处理；③ 提倡母乳喂养，体重 1500g 以上有吸吮能力的早产儿，应尽量直接吸吮母乳，有吞咽能力而无吸吮能力者，可用滴管喂哺母乳，滴管前端应加小橡胶管，无吞咽能力时，可用鼻饲法；④ 预防感染：早产儿的皮肤柔嫩，屏障功能差，应加强皮肤、脐带的护理；注意观察早产儿的吃奶情况、精神发应、哭声、反射、面色、皮肤颜色、肢体末梢的温度及大小便等情况；⑤ 发展性照顾，护士应尽量减少不良刺激，调暗灯光，使小儿侧卧或用长毛巾环绕小儿，提供非营养性吸吮，保持安静，集中操作，以促进早产儿体格和精神的正常发育。

(3) 健康指导：提倡母婴同室和母乳喂养，鼓励提早吸吮，促进感情交流，利于新生儿身心发育；与家长沟通，介绍喂养，保暖和皮肤护理等知识；做好新生儿筛查；早产儿常常住院比较久，因此应在隔离措施的前提下，鼓励父母进入早产儿室，探视和参与照顾患儿的活动；指导父母如何冲调奶粉，如何沐浴等。

（二）临床病例讨论及情景教学

1. **案例讨论**　一学生收集的病例如下。

病史：一女婴，出生 10 分钟，全身青紫，哭声不畅，患儿系 G_1P_1 孕 32^+ 周，因胎膜早破行剖宫产娩出，体重 1590g。

入院查体：体温不升，心率 136 次/分，呼吸 66 次/分，反应差，哭声不畅，前囟平软，唇周微绀，面色及四肢发绀，两肺呼吸音粗，无三凹征，未闻及干湿性啰音，脐部干洁无渗血，双下肢无硬肿、水肿。神经系统反射征：握持反射（±），余原始反射未引出。入院诊断：① 早产儿；② 低出生体重儿。社会心理史：其父母年轻（父 20 岁，母 20 岁），现生第一胎女孩，对照顾小孩没有经验，但心里还是比较喜欢婴儿，对治疗有信心，乐于合作。

请讨论：

(1) 应如何护理该早产儿？

（2）应如何向该早产儿父母提供健康指导？

2. 情景教学

（1）角色扮演：学生分别扮演护士及早产儿父母，模拟从早产儿入院到治疗和护理的护患沟通与交流，模拟向早产儿父母进行健康指导时的沟通与交流等。

（2）查体及操作：学生间相互练习早产儿和新生儿的观察及护理，并辅以语言描述。

（三）护理计划的书写

以上述护理病例为例，书写护理计划单（表 5-1）。

表 5-1　护理计划单

护理诊断	护理目标	护理措施	护理评价
体温过低　与早产儿体温调节功能差有关	早产儿体温逐渐恢复正常	• 尽早将早产儿置于暖箱内保暖 • 注意缩短操作时间，暴露操作时应将早产儿置于远红外辐射台上	早产儿体温逐渐恢复正常
营养失调：低于机体需要量　与吸吮、吞咽、消化功能有关	早产儿营养支持充足，营养状况逐步恢复	• 尽量直接吸吮母乳，防止低血糖 • 可用滴管喂哺母乳或用胃肠外营养补液与喂养交叉进行	早产儿营养支持充足，营养状况逐步恢复
知识缺乏　与新生儿家长经验不足有关	家长具有一定的新生儿日常照护知识	• 介绍早产儿的护理知识，鼓励父母进入早产儿室进行探视并参与照护 • 指导父母冲调奶、预防接种等注意事项	家长具有一定的新生儿日常照护知识

（张　敏）

第2章 新生儿疾病患儿的护理

一、新生儿黄疸患儿的护理

【学习目的和要求】

（1）通过结合模拟教学、床边教学和病例讨论，学生能够对新生儿黄疸患儿实施适当的护理。充分理解临床上生理性黄疸与病理性黄疸的鉴别要点；熟悉新生儿黄疸的病因及相应的辅助检查；掌握蓝光照射指征及护理要点，并能够向家长作健康教育。

（2）学会运用护理程序方法对新生儿黄疸进行护理评估，并对收集的资料进行分析、整理，列出护理诊断，制订相应的护理计划，通过对护理程序的讲述，培养学生建立以小儿及家庭为中心的现代儿科护理理念。

（3）实践过程中能够体现出关心、爱护患儿的良好医德和团结协作精神。

【学习地点】 医院儿科病房、专科医院新生儿病房、实验室。

【学习方法】

1. **选择病例** 由儿科临床带教教师选择新生儿黄疸病例，教师对病例进行集中讲解后，在患儿家属知情同意的情况下，指定3～4人一组询问患儿家长病史，在带教教师的指导下或由带教教师亲自为新生儿进行检查，若无合适病例或遇患儿或家属不愿配合，可由教师介绍典型病案，补充病例的有关资料后进行讨论。

2. **病例讨论与情景教学**

（1）小组讨论：学生分组对病例的诊断、治疗及护理措施进行讨论后，各组派代表汇报讨论结果，由带教教师给予指导及评价。通过逐层分析，引导学生自主学习，培养学生的临床思维能力。

（2）角色扮演：学生分别扮演护士和新生儿，模拟通过表情、肢体等非语言形式与新生儿进行沟通与交流，模拟对患儿家长进行健康指导等，通过视频回放，进行反馈教学，最后由临床带教教师总结和评价。

【学习内容】

（一）指导学生练习

以新生儿黄疸患儿的护理病例为例，指导学生运用护理程序方法为新生儿黄疸患儿提供护理。

1. **护理评估**

（1）收集病史：了解患儿胎龄、分娩方式、Apgar评分、母婴血型、体重、喂养及保暖情况；询问患儿体温变化及大便颜色、药物服用情况、有无诱发物接触等；了解患儿家长对本病病因、性质、护理、预后的认识程度，尤其是胆红素脑病患儿家长的心理状况和有无焦虑等。

（2）身体评估：观察患儿的反应、精神状态、吸吮力、肌张力等情况，监测体温、呼吸、患儿皮肤黄染的部位和范围，注意有无感染灶，有无抽搐等，了解胆红素的变化。

2. **护理诊断**

（1）学会应用PES公式提出护理诊断，用简单确切的术语阐述或描述病人的主要健康问题。例如，婴儿喂养困难。

（2）潜在并发症是各种原因造成的并发症。例如，潜在并发症：胆红素脑病。

3. 护理目标　根据护理诊断提出护理目标，期望能达到的结果。例如，患儿胆红素脑病的早期征象得到及时发现、及时处理。

4. 护理措施

(1) 一般护理：注意观察患儿皮肤黏膜、巩膜的色泽，根据皮肤黄染的部位和范围，估计血清胆红素的近似值，评价进展情况；注意患儿神经系统的表现，如患儿出现拒食嗜睡、肌张力减退等胆红素脑病的早期表现，应立即做好抢救准备；黄疸期间应按需调整喂养方式，少量多次、间歇喂养等，保证奶量摄入；给予白蛋白和酶诱导剂，纠正酸中毒，利于胆红素和白蛋白结合，减少胆红素脑病的发生；合理安排补液计划，切忌快速输入高渗性药物，以免血脑屏障暂时开放，使已与白蛋白联结的胆红素进入脑组织。

(2) 蓝光治疗的护理：进蓝光箱床前先给患儿剪短指甲以免划破皮肤，患儿裸体卧于蓝光床中，可用长条尿布湿遮住会阴部，男婴要注意保护阴囊；将室温维持在 22～28℃，蓝光床内温度预热到 28～32℃，开灯前要先擦净灯管灰尘，以免影响光线穿透力；光疗过程中要注意观察患儿黄疸的部位、程度及变化，皮肤有无发红干燥、皮疹，有无呼吸暂停、烦躁、嗜睡、发热等，如患儿出现青铜症，应立即停止光疗，出现暂时性充血性皮疹，可补充 B 族维生素；每 2～3 小时测量一次患儿的体温，体温控制在 36～37.5℃ 之间；应及时补充水分，2～3 小时喂奶一次；一般持续光照 24 小时，除遮盖部位外黄疸明显减退，如退黄不明显，可延长至 72 小时，协助医师了解黄疸消退时间，及时调整治疗方案。

(3) 健康指导：若为母乳性黄疸，嘱可继续母乳喂养，如吃母乳后仍出现黄疸，可改为隔次母乳喂养逐步过渡到正常母乳喂养，若黄疸严重，患儿一般情况差，可考虑暂停母乳喂养；若为红细胞 G6PD 缺陷者，需忌食蚕豆及其制品；患儿衣物保管时勿放樟脑丸，并注意药物的选用，以免诱发溶血；发生胆红素脑病者，注意后遗症的出现，给予康复治疗和护理。

(二) 临床病例讨论及情景教学

1. 病例讨论　一学生收集的病例如下。

病史：患儿，女，1.5 天，发现皮肤黄染 20 小时入院。系第一胎，足月顺产，于生后 12 小时发现患儿皮肤黄染，不发热，不呕吐，无抽搐，吃奶尚可，解胎便 1 次，尿色深。查体：体温 37℃（肛），呼吸 35 次/分，心率 120 次/分，足月新生儿貌，哭声洪亮，全身皮肤及黏膜中度黄染，未见皮疹及出血点，巩膜明显黄染，口唇不红，咽部正常，心肺正常，腹平软，肝右肋下 1.0cm，脾未及，脐干燥，脊柱四肢无畸形。血常规：血红蛋白 100g/L，白细胞 $14.0×1/10^9$ L，N 0.35，L 0.45。血生化：肝功能正常，血清总胆红素 307.8μmol/L（18mg/dl），直接胆红素 17.1μmol/L（1.0mg/dl）。

请讨论：

(1) 该新生儿是生理性黄疸还是病理性黄疸？

(2) 最可能的病因是什么？

(3) 应采取的护理措施是什么？

2. 情景教学

(1) 角色扮演：学生分别扮演护士、患儿及家属，模拟从患儿入院到治疗和护理过程中的护患沟通与交流，模拟如何通过抚触、舒适护理与患儿进行沟通，模拟对新生儿家属进行健康指导时的沟通与交流等。

(2) 查体及操作：学生间相互练习患儿贫血、黄疸、肝脾肿大等症状和体征的检查方法，并辅以语言描述。

(三) 护理计划的书写

以上述护理病例为例，书写护理计划单（表 5-2）。

表 5-2　护理计划单

护理诊断	护理目标	护理措施	护理评价
知识缺乏　缺乏新生儿黄疸的相关知识	患儿家长能根据黄疸的原因，给予患儿正确的护理	告知家长患儿的病情和日常照护要点，使家长了解病情并学习相关护理知识	患儿家长能根据黄疸的原因，给予患儿正确的护理
潜在并发症：胆红素脑病	患儿胆红素脑病的早期征象得到及时发现和处理	合理应用蓝光照射疗法，预防胆红素脑病的发生 密切观察患儿皮肤黄染的部位和范围、神经系统的变化 合理安排补液计划，切忌快速输入高渗药物	患儿未出现胆红素脑病征象

二、新生儿溶血症患儿的护理

【学习目的和要求】

（1）通过结合模拟教学、床边教学和病例讨论，学生能够初步掌握新生儿溶血症换血疗法的护理；学会合理蓝光照射，能够正确地向家长作健康教育。

（2）学会运用护理程序方法对新生儿溶血症患儿进行护理评估，并对收集的资料进行分析、整理，列出护理诊断，制订相应的护理计划。

（3）实践过程中能够体现出关心、爱护患儿的良好医德和团结协作精神。

【学习地点】　医院儿科病房、专科医院新生儿病房、NICU、实验室。

【学习方法】

1. 选择病例　由儿科临床带教教师选择新生儿溶血症患儿病例，带教教师对病例进行集中讲解后，在患儿家属知情同意的情况下，指定 3～4 人一组询问患儿家长病史以及体格检查，由教师补充病例的有关资料，若无合适病例或遇患儿或家属不愿配合，可由教师介绍典型病案。

2. 病例讨论与情景教学

（1）小组讨论：学生分组对病例的诊断、治疗及护理措施进行讨论后，各组派代表汇报讨论结果，由带教教师给予指导及评价。

（2）角色扮演：学生分别扮演护士和患儿家属，模拟与家属护患交流、查体及对家属进行健康指导等，通过视频回放，进行反馈教学，最后由临床带教教师总结和评价。

【学习内容】

（一）指导学生练习

以新生儿溶血症患儿护理病例为例，指导学生运用护理程序方法为新生儿溶血症患儿提供护理。

1. 护理评估

（1）收集病史：了解产妇健康史，如产妇产前的 IgG 抗体量，抗体与胎儿红细胞结合程度；重症 Rh 阴性孕妇既往有无死胎、流产史；了解新生儿病史、诊断、出生日龄、体重、生命体征及一般状况；评估患儿家长对新生儿溶血病的了解程度和态度，对可能留有的后遗症，是否产生焦虑和恐惧心理等。

（2）身体评估：评估患儿皮肤、巩膜、大小便的色泽变化和神经系统的表现；根据患儿皮肤黄染的部位和范围，估计胆红素的近似值，判断进展情况；如患儿出现拒食、嗜睡、肌张力减退等胆红素脑病的早期表现，立即配合医师进行抢救；持续评估患儿黄疸的程度，贫血程度，有无心力衰竭的表现，以及观察患儿的面色及精神状态，患儿体温、脉搏、呼吸、心率、尿量的变化及肝脾肿大等情况。

（3）辅助检查：了解改良直接抗人球蛋白试验，患儿红细胞抗体释放试验，患儿血清中游离抗体试验等血型检测结果是否为阳性。

2．护理诊断

（1）学会应用 PES 公式提出护理诊断，用简单确切的术语阐述或描述患儿的主要健康问题。例如，有感染的危险　与溶血所致组织器官代谢发生紊乱，引起机体抵抗力低下有关。

（2）潜在并发症是各种原因造成的并发症。例如，潜在并发症：胆红素脑病。

3．护理目标　根据护理诊断提出护理目标，期望能达到的结果。例如，患儿在治疗过程未发生交叉感染；治疗期间不发生胆红素脑病。

4．护理措施

（1）一般治疗：密切观察患儿的病情变化，注意黄疸程度情况，有无反应低下，肌张力低下及尖叫、抽搐、双眼凝视等神经系统症状；采用纠正贫血及对症治疗方法，输入血浆、白蛋白，纠正酸中毒，避免快速输入高渗性药物，避免加重患儿心脏负荷，减少患儿哭吵，给予苯巴比妥镇静。

（2）换血疗法的护理：换血疗法是患儿严重溶血时抢救生命的重要措施，可以阻止继续溶血，降低胆红素，防止核黄疸发生，纠正贫血，防止缺氧及心功能不全。①换血指征：母婴有 ABO 血型不合或 Rh 血型不合，产前确诊为溶血病。出生时有胎儿水肿，明显贫血（脐带血血红蛋白<120g/L），血清胆红素在足月儿>342μmol/L（20mg/dl），早产儿体重在 1500g 者>256nmol/L（15mg/dl），体重 1200g 者>205μmol/L（2mg/dl）；凡是有核黄疸早期症状者；②换血过程应注意患儿保暖，密切观察全身情况及反应；③换血术后护理：严密观察患儿的体温、心率、呼吸、血压变化，以防发生心功能不全；观察黄疸程度和核黄疸症状，术后每 4 小时测胆红素 1 次，观察患儿有无嗜睡、肌张力低下、吸吮反射减弱等症状；注意观察腹部体征、大小便颜色、性质和次数，以防肠道缺血和坏死；观察有无水肿，必要时输入血浆和白蛋白；观察脐部有无出血；注意有无心功能不全、低血糖、休克等并发症的发生；④预防继发性感染，采取保护性隔离制度，加强口腔、脐部、颈项、腋窝、腹股沟以及臀部的皮肤护理。

（二）临床病例讨论及情景教学

1．病例讨论　一学生收集的病例如下。

病史：患儿，男，出生半小时，因"面色发绀半小时"入院。患儿系 G_4P_4 孕 38^{+5} 周（父母年龄均 30 岁，体健，其母曾流产 1 次，死胎 2 次，无特殊物质接触史）于产科自然娩出，生后即哭，面色发绀，羊水粪染（Ⅲ度），Apgar 评分 1 分钟 7 分，5 分钟 8 分，患儿出生后无明显诱因出现面色发绀，伴气促，无咳嗽、吐沫及呼吸困难，无发热及尖叫，以"新生儿溶血病"收入院。

查体：体温不升，心率 128 次/分，呼吸 42 次/分，体重 3500g，成熟儿貌，发育良好，神清，神萎，反应差，哭声无力，面部黄染，前囟平软 2cm×2cm，张力不高，双侧巩膜黄染，鼻唇沟及口周发绀，呼吸规则。心（一），律齐，心音有力。腹平软，肝脾肋下未扪及，肠鸣音 3 次/分。四肢末端皮肤凉。辅助检查：总胆红素 176.1μmol/L，母亲血型为 O 型血，Rh（一），患儿为 B 型血，Rh（＋）。患儿入院后，皮肤黄染呈进行性加重，面部、躯干、四肢及手足心均黄染，呼吸、心率增快，气促明显，三凹征（＋），肝脾进行性增大，无水肿表现。总胆红素迅速增至 276.1μmol/L，血常规：血红蛋白 80g/L，血小板 68×10^9/L，红细胞 1.23×10^{12}/L，白细胞 74.5×10^9/L。进一步做抗人球蛋白试验、抗体释放试验均阳性。考虑合并心力衰竭、中度贫血、呼吸性酸中毒并代谢性酸中毒，补充诊断为"Rh 溶血并 ABO 溶血症"。

请讨论：

（1）目前该患儿应如何处理？

（2）应如何护理该患儿？

2. 情景教学

（1）角色扮演：学生分别扮演护士及家属，模拟从患儿入院到治疗和护理时的护患沟通与交流，模拟向患儿家属进行换血知情告知、健康指导时的沟通与交流等。

（2）查体及操作：学生两人一组，分别对模拟新生儿进行光照疗法和换血疗法的护理操作，并辅以语言描述。

（三）护理计划的书写

以上述护理病例为例，书写护理计划单（表5-3）。

表 5-3　护理计划单

护理诊断	护理目标	护理措施	护理评价
有感染的危险　与溶血所致组织器官代谢紊乱，引起机体抵抗力低下有关	患儿在治疗过程未发生交叉感染	• 严格消毒隔离制度，防止交叉感染，按时按量应用抗生素 • 加强口腔、脐部、颈项、腋窝、腹股沟以及臀部的皮肤护理	患儿在治疗过程未发生交叉感染
潜在并发症：胆红素脑病	治疗期间不发生胆红素脑病	• 针对病因，给予光照疗法或换血疗法，预防胆红素脑病的发生 • 合理安排补液计划，切忌快速输入高渗药物	患儿未出现胆红素脑病征象

三、新生儿窒息患儿的护理

【学习目的和要求】

（1）通过结合模拟教学、床边教学和病例讨论，学生能够掌握新生儿窒息的病因、治疗及复苏程序，新生儿窒息复苏前后的护理，能够运用 Apgar 评分进行评估。

（2）学会运用护理程序方法对新生儿窒息患儿进行护理评估，并对收集的资料进行分析、整理，列出护理诊断，制订相应的护理计划。

（3）实践过程中能够体现出关心、爱护患儿的良好医德和团结协作精神。

【学习地点】　医院儿科病房、专科医院新生儿病房或患儿重症监护室、实验室。

【学习方法】

1. 选择病例　由临床带教教师选择新生儿窒息患儿病例，教师对病例进行集中讲解后，在患儿家属知情同意的情况下，指定 3～4 人一组询问患儿家长病史，由教师补充病例的有关资料，若无合适病例或遇患儿或家属不愿配合，可由教师介绍典型病案。

2. 病例讨论与情景教学

（1）小组讨论：学生分组对病例的诊断、治疗及护理措施进行讨论后，各组派代表汇报讨论结果，由带教教师给予指导及评价。

（2）角色扮演：学生分别扮演护士和家属，模拟与患儿家属进行护患交流、对患儿家属进行健康指导等，并在新生儿模型上进行复苏操作，通过视频回放，进行反馈教学，经过学生讨论和互评后，由临床带教教师总结和评价。

【学习内容】

（一）指导学生练习

以新生儿窒息患儿护理病例为例，指导学生运用护理程序方法为新生儿窒息患儿提供护理。

1. 护理评估

(1) 收集病史：向家长了解有无引起新生儿窒息的原因，如母体因素（母亲急性失血、严重贫血、低血压、妊高征、心脏病、心力衰竭、慢性高血压或呼吸功能不全等疾病造成低氧血症），胎盘及脐带因素（多胎，羊水过多，胎盘功能不全，前置胎盘，胎盘早剥，脐带打结、扭转、绕颈、脱垂等），胎儿因素（胎儿宫内发育迟缓、早产、过期产、先天畸形等）或是分娩时处理不当等造成胎儿或新生儿缺氧的因素；了解产妇及家属的心理反应状况。

(2) 身体评估：新生儿出生后，需要立即了解该新生儿是否足月、羊水是否浑浊、是否有哭声或呼吸、肌张力是否好、面色是否红润；根据 Apgar 评分判断新生儿有无窒息及窒息程度，内容包括皮肤颜色、心率、对刺激的反应、肌张力和呼吸五项指标，分别于出生后 1 分钟、5 分钟、10 分钟进行，如需要复苏，15 分钟、20 分钟仍需再一次评分。

(3) 辅助检查：了解血气分析结果，有无呼吸性酸中毒或代谢性碱中毒情况；根据病情需要还可观测血糖、血电解质、血尿素氮及肌酐等生化指标。

2. 护理诊断 学会应用 PES 公式提出护理诊断，用简单确切的术语阐述或描述患儿的主要健康问题。例如，自主呼吸受损 与羊水、气道分泌物吸入导致低氧血症和高碳酸血症有关；体温过低 与缺氧有关。

3. 护理目标 根据护理诊断提出护理目标，期望能达到的结果。例如，患儿体温逐渐恢复正常；患儿生命体征保持平稳；患儿家长情绪稳定。

4. 护理措施

(1) 复苏前的准备及复苏时机：预热远红外辐射保温台，备齐复苏器械和药物；新生儿娩出后，立即进行复苏及评估，应在出生后 15～20 秒内完成，不应延迟到 1 分钟，若等到 1 分钟后再开始复苏，就会失去宝贵的抢救时间。

(2) 新生儿窒息的复苏：采用国际公认的 ABCD 复苏方案，A 吸净黏液、畅通气道，应在生后 15～20 秒内完成；B 建立呼吸、保证吸氧；C 维持循环、保证心搏量；D 药物治疗、纠正酸中毒，及时建立有效的静脉通道，保证复苏药物应用；呼吸、心率、皮肤颜色是窒息复苏的三大指标，并遵循评估→决策→措施→再评估→再决策→再措施程序，循环往复，直至完成复苏；在完整和充分的复苏努力下，心搏停止 15 分钟后，停止复苏。

(3) 复苏后的护理：保暖，在清理呼吸道道后，迅速擦干羊水、血迹，断脐后立即移至预热 15 分钟设置腹壁温度为 36.5℃ 的辐射台上抢救，减少体表散热；复苏后除密切监护体温、心率、呼吸外，还要严密观察患儿的神志、瞳孔、前囟门、肌张力、抽搐、吸吮反射等；复苏后根据患儿情况决定用氧方式，防止吸氧过度；合理喂养，喂奶由少到多，由稀到稠，患儿宜取右侧卧位，上身抬高，避免呕吐引起窒息；防治感染，新生儿窒息患儿多病情危重，每天用 0.75% 碘酊或 75% 乙醇轻擦脐部 1～2 次，防止脐部感染，每天用生理盐水棉球清洁口腔，定时翻身，勤换尿布，做好皮肤护理，常规肌注青霉素防止感染性肺炎；凡气管插管者，注意无菌吸痰，定时消毒气管插管用物及更换呼吸机管道。

(4) 健康指导：耐心细致地解答病情，告诉家长患儿目前的情况和可能的预后、帮助家长树立信心，促进父母角色的转换。

（二）临床病例讨论及情景教学

1. 病例讨论 一学生收集的病例如下。

病史：一孕妇，孕 39 周，阴道流液一天入院，检查：宫口一指松，宫颈管已基本展平，可见清亮液体自阴道口流出，胎心规律，给予抗生素预防感染，并静滴缩宫素引产，因第二产程延长行胎头吸引术分娩出一男婴，体重 3100g，皮肤苍白，四肢稍屈曲，无自主呼吸，吸痰时喉部有些动作，心率 100 次/分。

请讨论：

（1）目前新生儿情况怎样？作为护士应进行哪些处理？

（2）熟悉新生儿复苏囊结构并学会操作方法。

（3）怎样进行人工呼吸及胸外按压的配合？

（4）在新生儿复苏过程中及复苏后，应如何与产妇及家属沟通？

2. 情景教学

（1）角色扮演：学生分别扮演护士、产妇及家属，模拟从产妇入院、治疗到护理时的护患沟通与交流，模拟向家属进行健康指导时的沟通与交流等。

（2）查体及操作：学生间相互练习新生儿窒息的复苏过程（ABCD复苏方案），并辅以语言描述。

（三）护理计划的书写

以上述护理病例为例，书写护理计划单（表 5-4）。

表 5-4　护理计划单

护理诊断	护理目标	护理措施	护理评价
自主呼吸受损　与羊水、气道分泌物吸入有关	患儿逐渐建立自主呼吸，未出现间断性呼吸困难等症状	• 迅速配合医师进行新生儿复苏 • 密切监护患儿的体温、心率、呼吸、神志、瞳孔、肌张力、抽搐、吸吮反射等 • 给予患儿吸氧	患儿逐渐建立自主呼吸，未出现间断性呼吸困难等症状
体温过低　与缺氧有关	患儿体温逐渐恢复正常	• 立即将患儿置于远红外保温床上 • 注意保暖，维持肛温 36.5～37℃	患儿体温逐渐恢复正常

四、新生儿缺氧缺血性脑病患儿的护理

【学习目的和要求】

（1）通过结合模拟教学、床边教学和病例讨论，学生能够明确新生儿缺氧缺血性脑病患儿（hypoxic-ischemic encephalopathy，HIE）的护理评估、护理诊断和护理目标，并能够根据具体情况制定新生儿缺氧缺血性脑病患儿的护理措施。

（2）熟悉新生儿缺氧缺血性脑病的临床表现；学会与患儿家长进行恰当的沟通和交流，疏通患儿家长的焦虑情绪，学会正确向家长作健康教育。

（3）实践过程中能够体现出关心、爱护患儿的良好医德和团结协作精神。

【学习地点】　医院儿科病房、专科医院新生儿病房、实验室。

【学习方法】

1. 选择病例　由儿科临床带教教师选择新生儿缺氧缺血性脑病患儿，教师对病例进行集中讲解后，在患儿家属知情同意的情况下，指定 3～4 人一组询问患儿家长病史以及体格检查，由教师补充病例的有关资料，若无合适病例或遇患儿或家属不愿配合，可由教师介绍典型病案。

2. 病例讨论与情景教学

（1）小组讨论：学生分组对病例的诊断、治疗及护理措施进行讨论后，各组派代表汇报讨论结果，由带教教师给予指导及评价。

（2）角色扮演：学生分别扮演护士和患儿家属，模拟与患儿家属进行护患交流及健康指导等，通过视频回放，进行反馈教学，最后由临床带教教师总结和评价。

【学习内容】

(一) 指导学生练习

以新生儿缺氧缺血性脑病患儿护理病例为例，指导学生运用护理程序方法为新生儿缺氧缺血性脑病患儿提供护理。

1. 护理评估

(1) 收集病史：应询问分娩时患儿有无脐带受压、打结、绕颈；产程有无延长以及分娩过程中有无使用吗啡类药物；胎儿有无胎粪吸入、宫内感染等病史；生后有无窒息、Apgar 评分情况、严重呼吸暂停、心力衰竭等；孕母有无糖尿病、高血压、抽烟、酗酒等；评估患儿家长的心理状态，由于该病的高病死率及后遗症，很多家长存在恐惧或放弃治疗的心理。

(2) 身体评估：有无围生期窒息，出生 24 小时内有无意识障碍、颅内高压表现；评估患儿的意识和精神状态，观察患儿的囟门是否有凹凸或紧张，评估患儿的生命体征，观察呼吸节律、频率的变化以及有无呼吸暂停等，观察患儿瞳孔、肌张力、神经反射等情况。

(3) 辅助检查：了解头颅 B 超、CT、ECG、MRI 情况。

2. 护理诊断

(1) 学会应用 PES 公式提出护理诊断，用简单确切的术语阐述或描述病人的主要健康问题。例如，低效性呼吸型态　与缺氧缺血呼吸中枢损害有关；营养失调：低于机体需要量　与意识障碍及呕吐是摄入量减少、消耗量增加有关。

(2) 潜在并发症是各种原因造成的并发症。例如，潜在并发症：颅内压升高、呼吸衰竭、心律不齐。

3. 护理目标　根据护理诊断提出护理目标，期望能达到的结果。例如，及时有效地控制惊厥，恢复颅内压；脑损伤减低到最小限度，不发生神经系统后遗症。

4. 护理措施

(1) 呼吸功能护理：及时清除呼吸道分泌物，以免分泌物反流气道加重窒息，可用肩枕使气道伸直，防止呼吸道受阻；如患儿出现呼吸不规则、呼吸暂停，应立即吸入给氧，轻度 HIE 可面罩给氧，重度 HIE 则用口呼吸机给氧，氧浓度在 40%～50% 为宜，避免氧中毒，同时给予呼吸兴奋剂，立即配合医师抢救。

(2) 亚低温治疗的护理：采用循环水冷却法进行选择性头部降温，起始水温保持在 10～15℃，体温降至 35.5℃ 时开启体部保暖，头部采用覆盖铝箔的塑料板反射热量，脑部温度下降至 34℃ 时间应控制在 30～90 分钟；注意保暖，防止体温下降引起新生儿硬肿症，可给予远红外或热水袋保暖，远红外保暖时，肤温探头放置于腹部，热水袋保暖时水温维持在 50℃ 左右，患儿持续肛温监测，体温维持在 35.5℃ 左右；亚低温治疗结束后，必须给予复温，体温上升速度不高于 0.5℃/h。

(3) 营养护理：使患儿血糖维持在 3.90～6.10mmol/L，急性期患儿应暂缓喂奶，减少喂奶次数，采用静脉营养支持；患儿病情稳定开奶后应注意观察患儿吞咽能力、吸吮能力、皮肤弹性、大便性质以及腹胀或呕吐等情况；患儿吸吮能力差可给予鼻饲。

(4) 神经系统症状的观察与护理：HIE 患儿因窒息致脑缺氧缺血，可有脑实质损害，护理中尽量减少可引起惊厥的诱因，避免声光刺激，操作轻柔，如患儿有烦躁、尖叫等惊厥先兆立即处理；患儿出现眼球震颤或斜视、眨眼、吸吮、咀嚼、屏气、四肢摆动或强直性伸展，伴有呼吸暂停，面色发绀，局部或全身痉挛等惊厥症状时，应立即止惊；常用药物为苯巴比妥钠、地西泮、水合氯醛等。

(5) 其他脏器功能的观察与护理：患儿一旦出现喜倚肩竖抱、喂养困难、呼吸急促、面色苍白、发绀或发灰、四肢湿冷、双下肢水肿时，多为心功能不全的表现，<u>应持续吸氧</u>，限制液体入量；如患儿尿量少于1ml/（kg·h），可能合并肾衰竭，应密切观察患儿尿量及颜色的变化，准确记录出入量；窒息缺氧可致胃黏膜糜烂、溃疡、出血，应遵医嘱给予止血药物。

（6）早期康复干预：对疑有功能性障碍患儿，将其肢体固定于功能位；早期给予患儿动作训练和感知刺激的干预措施，促进脑功能恢复；恢复期指导家长掌握康复干预的措施，以得到家长最佳的配合并坚持定期随访。

（二）临床病例讨论及情景教学

1. 病例讨论　一学生收集的病例如下。

病史：某产妇，27岁，因"孕39周，阴道流液1小时"入院。有不规律宫缩。查体：体温36.5℃，脉搏80次/分，血压100/70mmHg。一般状态尚可，心肺听诊无异常，腹部膨隆，呈单胎足月腹形。入产室后行会阴侧切术，自然分娩一女性活婴，新生儿皮肤躯干红，四肢青紫，2分钟内Apgar评分10分，新生儿哭声较弱，给予吸氧，吸氧约30分钟后，哭声响亮。新生儿生后第4天因反应差，拒乳4天转入本院儿科治疗。此时，患儿四肢肌张力减低，拥抱反射、吸吮反射及觅食反射均消失。头部CT示：双侧额、颞、枕、前后分水岭区见有大片状低密度灶，边缘尚清，邻近脑沟消失。临床诊断：新生儿缺血缺氧性脑病。

请讨论：

（1）针对患儿目前的状况，应如何处理？

（2）应如何护理该患儿？

2. 情景教学

（1）角色扮演：学生分别扮演护士及患儿家属，模拟从患儿入院到治疗和护理时的护患沟通与交流，模拟向患儿家属进行健康指导时的沟通与交流等。

（2）查体及操作：学生间相互练习缺氧缺血性脑病患儿的体格检查，并辅以语言描述。

（三）护理计划的书写

以上述护理病例为例，书写护理计划单（表5-5）。

表5-5　护理计划单

护理诊断	护理目标	护理措施	护理评价
低效性呼吸型态　与缺氧缺血致呼吸中枢损害有关	患儿缺氧症状得到改善，呼吸平稳	• 及时清除呼吸道分泌物，保持呼吸道通畅 • 给予鼻导管或面罩给氧，氧浓度在40%～50%为宜，避免氧中毒	患儿缺氧症状得到改善，呼吸平稳有节律
潜在并发症：颅内压升高、呼吸衰竭	患儿未出现颅内压升高或呼吸衰竭等并发症，或出现后得到及时有效的控制	• 给予亚低温治疗以及相应的护理，体温维持在35.5℃左右，注意保暖 • 注意病情监测，避免声光刺激，操作轻柔，如患儿有烦躁、尖叫等惊厥先兆立即处理	患儿未出现颅内压升高或呼吸衰竭等并发症
有废用综合征的危险　与缺氧缺血导致的后遗症有关	脑损伤减低到最小限度，不发生神经系统后遗症	给予早期康复干预，如动作训练和感知刺激等，促进脑功能的恢复	患儿脑损伤降低到最小限度，不发生神经系统后遗症

（张　敏）

第3章　呼吸系统、循环系统疾病患儿的护理

一、肺炎患儿的护理

【学习目的和要求】

（1）通过结合模拟教学、床边教学和病例讨论，学会运用护理程序方法对小儿肺炎患儿进行护理评估，并对收集的资料进行分析、整理，列出护理诊断，制订相应的护理计划，实施护理措施。

（2）熟悉小儿肺炎的临床表现；掌握小儿肺炎的处理方法及护理措施。

（3）实践过程中能够体现出爱护患儿的良好医德和人文关怀精神。

【学习地点】　医院儿科病房、专科医院儿童呼吸科病房、实验室。

【学习方法】

1. 选择病例　由儿科临床带教教师选择小儿肺炎病例，教师对病例进行集中讲解后，在患儿家属知情同意的情况下，指定3～4人一组询问患儿家长病史以及听诊等体格检查，由教师补充病例的有关资料，若无合适病例或遇患儿或家属不愿配合，可由教师介绍典型病案。

2. 病例讨论与情景教学

（1）小组讨论：学生分组对病例的诊断、治疗及护理措施进行讨论后，各组派代表汇报讨论结果，由带教教师给予指导及评价。

（2）角色扮演：学生分别扮演护士、患儿及家属，模拟与患儿及家属进行护患交流、查体及对患儿及家属进行健康指导等，最后由临床带教教师总结和评价。

【学习内容】

（一）指导学生练习

以小儿肺炎患儿典型护理病例为例，指导学生运用护理程序方法为肺炎患儿提供护理。

1. 护理评估

（1）收集病史：询问发病诱因，如受凉史，急性呼吸道感染疾病接触史；疾病的发生经过，如发热（体温变化、热型）、流涕、鼻塞、打喷嚏、咽痛、咳嗽性质，气促、发绀、呼吸困难及中毒症状，烦躁不安与精神萎靡、抽搐、呕吐、腹胀、腹泻等；既往有无佝偻病、营养不良、结核病或结核感染、先心病等病史，是否常患呼吸道感染疾病等；询问卡介苗接种情况。

（2）身体评估：评估患儿发育营养状况、精神状态、病容，呼吸频率、节律、深度、呼吸与脉搏比例，有无鼻翼扇动、三凹征、发绀等；观察流涕、鼻塞、咳嗽等情况，重症病人应测血压；评估病变体征（粗湿性啰音、细湿性啰音、哮鸣音等）；观察腹部有无腹胀，肝脾大小、质地、压痛、肠鸣音及心脏情况；评估有无出现重症肺炎的临床表现（中毒性心肌炎、中毒性脑病、中毒性肠麻痹等）。

（3）辅助检查：周围血常规中白细胞总数及中性粒细胞是否增加或降低；重症时血气分析的变化；病原学检查（包括病毒分离、细菌培养、肺炎支原体分离鉴定）；血清学检查等；对重症肺炎或有脓毒血症表现者，应作血培养或局部分泌物培养。

2. 护理诊断　学会应用PES公式提出护理诊断，用简单确切的术语阐述或描述患儿的主要健康问题。例如，气体交换受损　与肺部炎症有关；体温过高　与肺部感染有关。

3. 护理目标　根据护理诊断提出相应护理目标，期望能达到的结果。例如，患儿恐惧逐渐

减轻，情绪稳定；患儿生命体征可以保持平稳，没有出现并发症等。

4. 护理措施

（1）维持最佳呼吸功能：①保持病室空气清新，定时开窗通风，温度保持在18～20℃，湿度60%左右；②进行氧疗，轻度缺氧时使用鼻前庭导管给氧，氧流量为0.5～1L/min，缺氧明显时进行面罩给氧，氧流量为2～4L/min；呼吸衰竭者使用人工呼吸器；注意氧浓度不宜过高，持续时间不宜过长，以免发生晶体后纤维增生造成失明。

（2）保持呼吸道通畅：①经常协助患儿转换体位（半卧位或高枕卧位，胸痛者鼓励患侧卧位），同时轻拍背部，边拍边鼓励患儿咳嗽；②给予超声雾化吸入，稀释痰液；③给予祛痰剂或支气管解痉剂；④鼓励患儿多饮水；⑤考虑按需吸痰。

（3）密切观察病情变化：观察患儿的意识、瞳孔等变化，若患儿出现烦躁、嗜睡、惊厥、昏迷、呼吸不规则等，提示颅内压增高，立即配合医师抢救；患儿如出现腹胀，呕吐咖啡样胃内容物、黑粪等，提示有中毒性肠麻痹及胃肠道出血，应禁食、予以胃肠减压，皮下注射新斯的明促进肠蠕动；如患儿出现烦躁不安、面色苍白、呼吸＞60次/分、心率加速（＞160～180次/分）、肝脏在短时间内急剧增大等心力衰竭的表现，立即给予氧气吸入并减慢输液速度，给予强心、利尿药物。

（4）健康指导：安抚患儿家长焦虑情绪，促使患儿家长配合治疗和护理，鼓励患儿家长陪伴患儿，向患儿家长解释患儿的病情及用药等。

（二）临床病例讨论及情景教学

1. 病例讨论　一学生收集的病例如下。

病史：患儿，女，3岁，因持续高热、咳嗽、气促2周入院。患儿病始洗澡受凉，咳嗽，为单声咳，喉中有痰鸣，持续发热39～40℃至入院时不退，同时伴有气促。在外院已用青霉素、氨苄青霉素10天未见效，起病以来无吐泻及抽搐。查体：体温39.8℃，脉搏150次/分，呼吸50次/分，体重9kg。患儿精神差，气促，面色较苍白，鼻翼扇动，口周发绀，咽部充血，颈软。双肺有少许湿性啰音，心率150次/分，心律齐，心音可，未闻及杂音。肝肋下3cm，质地软，脾未扪及。无脑征。血常规：白细胞$13.5×10^9$/L，N 0.70，L 0.30。

请讨论：

（1）该患儿的临床诊断及诊断依据是什么？

（2）进一步检查应包括哪些项目？

（3）请结合病例制订一份护理计划。

2. 情景教学

（1）角色扮演：学生分别扮演护士、患儿及家属，模拟从患儿入院到治疗和护理的护患沟通与交流，模拟向患儿及家属进行健康指导时的沟通与交流等。

（2）查体及操作：学生间相互练习支气管肺炎的视诊和听诊，气管的检查方法等，并用语言描述。

（三）护理计划的书写

以上述护理病例为例，书写护理计划单（表5-6）。

表5-6　护理计划单

护理诊断	护理目标	护理措施	护理评价
气体交换受损　与肺部炎症有关	患儿气促、发绀症状逐渐改善或消失，呼吸平稳	·给予面罩或头罩给氧，流量为2～4L/min ·吸氧过程应经常检查导管是否通畅，患儿缺氧症状是否改善	患儿气促、发绀症状逐渐改善直至消失，患儿呼吸平稳

续表

护理诊断	护理目标	护理措施	护理评价
清理呼吸道无效　与呼吸道分泌物过多、黏稠、不易排出有关	患儿能顺利有效地咳出痰液，呼吸道通畅	• 经常变换体位，以利于肺的扩张及呼吸道分泌物的排出 • 必要时给予雾化吸入使痰液变稀薄利于咳出	患儿能够顺利有效地咳出痰液，呼吸道通畅
潜在并发症：心力衰竭、中毒性脑病、中毒性肠麻痹	患儿未发生并发症或发生时得到及时发现和处理	• 密切观察患儿的生命体征及神志、面色、心音变化，出现心力衰竭表现立即配合医师处理 • 密切观察意识、瞳孔、肌张力等变化，有异常立即配合医师处理 • 观察有无腹胀、肠鸣音减弱或消失等症状，有异常立即配合医师处理	患儿生命体征保持平稳，未出现并发症

二、先天性心脏病患儿的护理

【学习目的和要求】

（1）通过结合模拟教学、床边教学和病例讨论，学生能够对先天性心脏病的患儿进行护理评估、分析和确立护理诊断/问题。

（2）通过临床见习实践和情景教学法，学生具有对先天性心脏病患儿进行日常护理和术后护理、进行预防宣教和康复指导的能力，建立关爱患儿的护理职业情感。

（3）通过模拟场景，训练学生对重症肺炎心力衰竭患儿进行急救的能力。

（4）熟悉先天性心脏病的各项辅助检查指标。

【学习地点】　医院儿科病房、专科医院儿童心内科或心外科病房、实验室。

【学习方法】

1. 选择病例　由儿科临床带教教师选择先天性心脏病病例，通过病例讨论、临床实习掌握先天性心脏病患儿的相关护理。教师对病例进行集中讲解后，在患儿家属知情同意的情况下，指定 3～4 人一组询问患儿家长病史以及体格检查，由教师补充病例的有关资料，若无合适病例或遇患儿或家属不愿配合，可由教师介绍典型病案。

2. 以"病例引出-临床见习-病例讨论并总结"为主线进行教学

（1）小组讨论：在教学中选择先天性心脏病病例为切入点，学生分组对病例的诊断、治疗及护理措施进行讨论后，各组派代表汇报讨论结果，由带教教师给予指导及评价。

（2）角色扮演：学生分别扮演护士、患儿及家属，模拟与患儿及家属进行护患交流、查体及对患儿及家属进行健康指导等，通过视频回放，进行反馈教学，最后由临床带教教师总结和评价。

【学习内容】

（一）指导学生练习

以先天性心脏病患儿的护理病例为例，指导学生运用护理程序方法为先天性心脏病患儿提供护理。

1. 护理评估

（1）收集病史：重点了解母亲的妊娠史，特别注意孕早期有否感染、接触放射线、主（被）动吸烟、饮酒、用药等情况；母亲有否糖尿病合并妊娠或妊娠期糖尿病；家族中是否有先天性心脏病病人等；详细了解患儿有否喂养困难、有否活动后气促或活动后乏力、多汗、青紫等；了解患儿是否易患反复呼吸道感染、体重不增及生长发育落后等，以及上述症状出现的时间；询问患儿有无蹲踞、突然昏厥（缺氧发作）等；了解患儿家长的焦虑和恐惧心理情况，评估患儿家长对先天性心脏病相关知识的了解情况。

（2）身体评估：评估患儿精神状态、生长发育、有无特殊面容（提示染色体及遗传代谢性疾病）、有无合并其他畸形；观察患儿体位、呼吸频率、有无发绀-口唇、鼻尖、指（趾）端及有无杵状指（趾）。

（3）辅助检查：心电图、胸部 X 线片、超声心动图等检查。

2. 护理诊断

（1）学会应用 PES 公式提出护理诊断，用简单确切的术语阐述或描述患儿的主要健康问题。例如，活动无耐力 与先天性心脏病体循环血量减少或血氧饱和度下降有关；营养失调：低于机体需要量 与喂养困难、食欲低下有关。

（2）潜在并发症是各种原因造成的并发症。例如，潜在并发症：心力衰竭、脑血栓、昏厥等。

3. 护理目标 根据护理诊断提出护理目标，期望能达到的结果。例如，患儿活动无耐力症状逐步改善；生长发育逐步达到正常同龄儿标准。

4. 护理措施

（1）一般护理：指导家长帮助患儿建立合理的生活制度，安排好患儿的作息时间，保证睡眠、休息，根据病情安排适当活动量，减少心脏负担；合理喂养保证营养需要，饮食结构合理，严重缺氧的患儿，可在喂乳前先吸氧，并采取间歇喂乳，避免呛入气道；预防呼吸系统感染，一旦感染，应积极治疗以预防感染性心内膜炎的发生。

（2）法洛四联症患儿的血液黏稠度高，当患儿发热、出汗、吐泻时，指导补充液体预防血栓；预防患儿因活动、哭闹、便秘等引起的缺氧发作，限制患儿活动量，重症卧床休息，间歇吸氧，一旦缺氧发作，应将患儿置于胸膝卧位，抢救治疗；患儿在游戏或走路出现蹲踞现象时，不要强行拉起，让患儿自然蹲踞和起立。

（3）用药护理：应用洋地黄类药物时，应仔细复核剂量，注意给药方法，密切观察药物疗效及副作用，如患儿出现食欲减退、恶心、呕吐、心动过缓或过速、期前收缩、房室传导阻滞、视力模糊、黄视、嗜睡、昏迷等，可能发生洋地黄中毒，采取必要的处理措施。

（4）术后患儿的护理：上呼吸机的患儿，嘱患儿头部切勿过多转动，不要随意吞咽，对于不配合的小儿可给予镇静剂，护士应定时为患儿气管内吸痰；脱离呼吸机拔除气管插管后，继续用面罩或鼻导管给氧，鼓励患儿有效咳痰，必要时给予止痛剂；尽量让患儿保持安静，避免过分哭闹，保证充足睡眠，以减轻心脏负担；3～6 个月内要限制剧烈活动和重体力劳动；前胸正中切口者为防止术后胸骨畸形成"鸡胸"，睡时尽量仰卧，少侧卧；青紫型和非青紫型患儿术后心功能不全者一定要控制钠盐量，低盐饮食至少半年。

（5）健康指导：指导家长掌握先天性心脏病患儿的日常护理，合理安排患儿的生活制度，预防各种感染及并发症，定期复查，使患儿安全到达手术年龄；患儿术后出院后通常须服用 1 周至 2 个月的药物，以预防感染、辅助心功能恢复，指导家长不可随意增加或减少剂量，不可自行停药；先天性心脏病手术后 3 个月应回医院复查；术后 1～3 个月后心功能恢复良好，无发热、腹泻、皮疹均可同正常儿童一样接受各种预防接种。

（二）临床病例讨论及情景教学

1. 病例讨论 一学生收集的病例如下。

病史：患儿，男，3 月。2 天前无明显诱因出现咳嗽，伴气喘。1 天前，出现发热，体温波动于 37.5℃左右，伴痰鸣，平时吃奶数口后气促需停歇，一向多汗，无发绀，无恶心、呕吐、腹泻，院外未用药。患病来，患儿精神差，哺乳量差，大小便正常。

患儿系 G_3P_3，足月顺产。生后人工喂养，喂养量可。母孕两个月时曾感冒。已按时接种卡介苗、乙肝疫苗等，无不良反应；否认传染病接触史。父母及两个姐姐体健，非近亲婚配，否认家族中有遗传性、过敏性或急、慢性传染病病人。患儿出生时为低体重儿，曾因高胆红素血症在附近医院治疗，住院期间，查心脏彩超示：先天性心脏病，具体类型不详。

护理查体：体温 37.7℃，脉搏 148 次/分，呼吸 50 次/分，体重 4kg。神志清，呼吸呈点头状，鼻翼扇动，唇周轻度发绀，三凹征阳性，双肺叩诊清音，听诊呼吸音粗，可闻及大量细湿性啰音。心前区无隆起，心尖搏动弥散，可触及震颤，心界不大，左界位于左乳线上，右界接近右胸骨线。心率 148 次/分，律齐，心音低钝，心前区可闻及 SMⅢ/6 级吹风样杂音，向四周传导。四肢肌肉松弛，肌张力差。X 线胸片：双肺纹理增粗，双下肺野见较多小斑片状阴影，肺动脉段膨隆，左心缘饱满。

请讨论：

（1）该患儿目前最主要的护理诊断是什么？诊断依据有哪些？

（2）患儿突出的医护合作性问题有哪些？遵医嘱治疗时应注意什么？

（3）应如何护理该患儿？

2. 情景教学

（1）角色扮演：学生分别扮演护士、患儿及家属，模拟从患儿入院到治疗、护理时的护患沟通与交流，模拟向患儿及家属进行健康指导时的沟通与交流等。

（2）查体及操作：学生间相互练习各种先天性心脏病的心音听诊等体格检查，学会识别影像学检查、心电图、超声心动图及心导管检查并辅以语言描述。

（三）护理计划的书写

以上述护理病例为例，书写护理计划单（表 5-7）。

表 5-7 护理计划单

护理诊断	护理目标	护理措施	护理评价
活动无耐力 与先天性心脏病体循环血量减少或血氧饱和度下降有关	患儿活动量得到适当限制，能满足基本生活所需	• 根据病情适当安排活动量，避免哭闹、减少心脏负担 • 合理喂养保证营养需要，饮食结构合理 • 合理应用洋地黄类药物，避免发生中毒反应	患儿活动耐力有所增加，能满足基本生活所需
有感染的危险 与肺循环血量增多及心内缺损易致心内膜损伤有关	治疗期间不发生感染	• 注意体温变化，避免受凉 • 注意保护性隔离，以免交叉感染，一旦感染积极治疗	治疗期间无感染发生

（张 敏）

第 4 章　消化系统、营养障碍性疾病患儿的护理

一、小儿腹泻的护理

【学习目的和要求】

（1）通过结合模拟教学、床边教学和病例讨论，学会运用护理程序方法对小儿腹泻患儿进行护理评估，并对收集的资料进行分析、整理，列出护理诊断，制订相应的护理计划，实施护理措施。

（2）熟悉小儿腹泻的临床表现；掌握小儿腹泻脱水时补液的护理要点。

（3）实践过程中能够体现出爱护患儿的良好医德和人文关怀精神。

【学习地点】　医院儿科病房、专科医院儿童消化科病房、实验室。

【学习方法】

1. 选择病例　由儿科临床带教教师选择小儿腹泻病例，通过病例讨论、临床实习掌握腹泻患儿的相关护理。教师对病例进行集中讲解后，在患儿家属知情同意的情况下，指定 3～4 人一组询问患儿家长病史以及体格检查，由教师补充病例的有关资料，若无合适病例或遇患儿或家属不愿配合，可由教师介绍典型病案。

2. 病例讨论与情景教学

（1）小组讨论：学生分组对病例的诊断、治疗及护理措施进行讨论后，各组派代表汇报讨论结果，由带教教师给予指导及评价。

（2）角色扮演：学生分别扮演护士、患儿及家属，模拟与患儿及进行护患交流、查体及对患儿及家属进行健康指导等，通过视频回放，学生互相评价，最后由临床带教教师总结和评价。

【学习内容】

（一）指导学生练习

以小儿腹泻患儿护理病例为例，指导学生运用护理程序方法为患儿提供护理。

1. 护理评估

（1）收集病史：详细了解喂养史包括喂养方式，如为人工喂养儿，喂何种乳品、冲调浓度、喂哺次数及量、添加辅食及断奶情况；注意有无不洁饮食史和食物过敏史；询问患儿腹泻开始时间、大便次数、颜色、性状、量、气味，有无发热、呕吐、腹胀、腹痛、里急后重等不适；既往有无腹泻史，有无其他疾病及长期使用抗生素史；了解家长的心理状态及对疾病的认识程度，有无缺乏小儿喂养和卫生知识；评估患儿家庭居住环境条件、经济状况、家长的文化程度等。

（2）身体评估：观察患儿生命体征如神志、体温、脉搏、呼吸、皮肤、黏膜情况和营养状态；记录 24 小时出入量，测量患儿体重以及前囟、眼窝、皮肤弹性、循环情况和尿量等，评估脱水的程度和性质；检查肛周皮肤有无发红、发炎和破损。

（3）辅助检查：了解血常规、粪常规、粪致病菌培养和血生化等化验结果。

2. 护理诊断

（1）学会应用 PES 公式提出护理诊断，用简单确切的术语阐述或描述患儿的主要健康问题。例如，腹泻　与喂养不当、感染导致胃肠道功能紊乱有关；有皮肤完整性受损的危险　与大便次数增多刺激臀部皮肤有关。

（2）潜在并发症是各种原因造成的并发症。例如，潜在并发症：酸中毒、低血钾。

3. 护理目标　根据护理诊断提出相应护理目标，期望能达到的结果。例如，患儿腹泻、呕吐次数逐渐减少至停止，大便性状正常；患儿能保持皮肤的完整性，无红臀发生。

4. 护理措施

（1）控制腹泻、防止继续失水：严格消毒隔离，护理患儿前后认真洗手，防止交叉感染；腹泻脱水患儿除严重呕吐者暂禁食4～6小时（不禁水）外，均应继续进食；母乳喂养者继续哺乳，暂停辅食；人工喂养者，可喂以等量米汤或稀释的牛奶，腹泻次数减少后，给予半流质逐步过渡到正常饮食；腹泻停止后，继续给予营养丰富的饮食，并每日加餐1次，共2周，以赶上正常生长；严重病例可施行全静脉营养。

（2）补充体液：口服补液，由WHO推荐的口服补液盐（oral rehydration salt，ORS）液，一般轻度脱水需50～80ml/kg，中度脱水需80～100ml/kg，于8～12小时内将累积损失量补足，脱水纠正后，将余量用等量水稀释按病情需要随时口服，有明显腹胀、休克、心功能不全或其他严重并发症者及新生儿不宜口服补液；静脉补液，用于中、重度脱水或吐泻频繁的患儿，根据不同的脱水程度和性质，结合年龄、营养状况、自身调节功能，决定溶液的成分、容量和滴注时间。

（3）维持皮肤完整性：腹泻时，肛门周围皮肤容易发生糜烂甚至引起溃疡及感染，需选用柔软布类尿布，勤更换，每次便后用温水清洗臀部并吸干；局部皮肤发红处涂以5％鞣酸软膏或40％氧化锌油并按摩片刻；皮肤溃疡局部可用灯泡照射。

（4）严密观察病情：监测生命体征的变化，密切观察患儿有无代谢性酸中毒、低血钾表现，例如，出现呼吸深长、精神萎靡、患儿全身乏力、哭声低下或不哭、吃奶无力等，应采取相应措施。

（5）健康指导：宣传母乳喂养的优点，指导合理喂养，避免在夏季断奶；指导患儿家长配制和使用ORS溶液，按时逐步添加辅食；注意食物新鲜、清洁和食具消毒，避免肠道内感染；教育儿童饭前便后洗手，勤剪指甲；气候变化时防止受凉或过热，夏天多喝水。

（二）临床病例讨论及情景教学

1. 病例讨论　一学生收集的病例如下。

病史：患儿，男，1岁。因呕吐、腹泻2天伴发热1天入院。患儿2天前突起腹泻，每天10余次，稀水便，无黏液。入院当天感觉发热伴咳嗽，咳后即吐，一天上午呕吐3次，呕吐为胃内容物，量少，哭时泪少，尿量显著减少。

护理查体：体温38.8℃，体重8.5kg，精神萎靡，眼窝及前囟凹陷，皮肤弹性差，口唇呈樱桃红，呼吸深快，心率120次/分，心律齐，两肺呼吸音稍粗，腹软，肝肋下1cm，脾肋下未触及，肠鸣音亢进。大便为黄水样，未见脓细胞。血生化：血钠135mmol/L，血钾4mmol/L。

请讨论：

（1）该患儿的疾病诊断是什么？（包括疾病名称，水、电解质及酸碱平衡紊乱的程度和性质。）

（2）请评估患儿目前的情况，列出护理诊断。

（3）对该患儿应如何进行补液治疗？

2. 情景教学

（1）角色扮演：学生分别扮演护士、患儿及家属，模拟从患儿入院到治疗和护理时的护患沟通与交流，模拟向患儿及家属进行健康指导时的沟通与交流等。

（2）查体及操作：学生间相互练习小儿腹泻的体格检查，并用语言描述。

（三）护理计划的书写

以上述护理病例为例，书写护理计划单（表5-8）。

表 5-8　护理计划单

护理诊断	护理目标	护理措施	护理评价
体液不足　与腹泻、呕吐丢失过多和摄入量不足有关	患儿获得足够的液体、电解质紊乱得以纠正，尿量恢复正常	• 给予静脉补液，控制补液的总量、种类和输液速度 • 注意补充电解质	患儿脱水、电解平衡紊乱得到纠正，尿量增加
有皮肤完整性受损的危险　与大便次数增多刺激臀部皮肤有关	患儿臀部皮肤保持完整、无破损	• 勤换尿布，做好会阴部护理 • 便后清水擦洗并擦干，保持皮肤清洁、干燥	患儿臀部皮肤保持正常
知识缺乏　与患儿家长缺乏合理喂养知识及腹泻患儿的护理知识有关	家长能掌握儿童喂养知识以及患儿腹泻的预防、护理知识	• 指导家长合理喂养及注意饮食卫生 • 指导家长做好污染尿布及衣物的处理	家长能够掌握儿童喂养知识以及腹泻的预防、护理知识

二、维生素 D 缺乏佝偻病患儿的护理

【学习目的和要求】

（1）通过结合模拟教学、床边教学和病例讨论，学生能够对维生素 D 缺乏佝偻病患儿实施护理；学会合理使用维生素 D 制剂，并正确的向家长作健康教育。

（2）学会运用护理程序方法对维生素 D 缺乏佝偻病患儿进行护理评估，并对收集的资料进行分析、整理，列出护理诊断，制订相应的护理计划，通过对护理程序的讲述，强调整体护理理念，培养学生建立以小儿及家庭为中心的现代儿科护理理念，为今后的临床实践工作打下基础。

（3）熟悉维生素 D 缺乏佝偻病的发病机制及辅助检查，充分理解维生素 D 缺乏佝偻病的临床表现、治疗要点。

【学习地点】　医院儿科病房、专科或社区医院儿科病房、实验室。

【学习方法】

1. 选择病例　由儿科临床带教教师选择维生素 D 缺乏佝偻病病例，通过病例讨论、临床实习掌握维生素 D 缺乏佝偻病患儿的相关护理。教师对病例进行集中讲解后，在患儿家属知情同意的情况下，指定 3~4 人一组询问患儿家长病史以及体格检查，由教师补充病例的有关资料，若无合适病例或遇患儿或家属不愿配合，可由教师介绍典型病案。

2. 以"病例引出-临床见习-病例讨论并总结"为主线进行教学

（1）小组讨论：在教学中选择临床较典型的维生素 D 缺乏佝偻病病例为切入点，学生分组对病例的诊断、治疗及护理措施进行讨论后，各组派代表汇报讨论结果，由带教教师给予指导及评价。通过逐层分析，引导学生自主学习，培养学生的临床思维能力。

（2）角色扮演：学生分别扮演护士、患儿及家属，模拟与患儿及家属进行护患交流、查体及对患儿及家属进行健康指导等，通过学生视频回放，进行反馈教学，最后由临床带教教师总结和评价。

【学习内容】

（一）指导学生练习

以维生素 D 缺乏佝偻病患儿护理病例为例，指导学生运用护理程序方法为维生素 D 缺乏佝偻病患儿提供护理。

1. 护理评估

（1）收集病史：重点询问患儿是否有户外活动少、日光照射不足的情况（为引起佝偻病的主要原因）；是否系单纯乳类喂养、未添加含维生素 D 的辅食；是否早产或多胎、生后生长过速，有无胃肠道或肝肾慢性疾病史；由于重症患儿可留有后遗症如骨骼畸形，了解患儿对自身形象的感知情况，患儿的心理健康及社会交往情况，家长有无感到焦虑或自责心理。

（2）身体评估：对 3 个月左右的婴儿主要询问夜间睡眠情况，有无多汗、夜间啼哭、易惊、烦躁、睡眠不安等神经精神症状，有无枕秃；主要询问有无以上神经精神症状，询问患儿是否出牙延迟，以及会抬头、坐、站立、行走的时间是否较正常儿晚，有无颅骨软化（3~6 个月）、方颅（8~9 个月以上）、前囟过大或迟闭、肋骨串珠、肋膈沟、鸡胸或漏斗胸，有无手镯、脚镯样改变等，独立行走后下肢有无 O 形腿及 X 形腿，有无脊柱后突、侧弯，有无扁平骨盆、蛙形腹、肝脾肿大、骨骼畸形等体征。

（3）辅助检查：了解有无血钙、血磷及钙磷乘积降低，碱性磷酸酶升高，长骨 X 线摄片显示干骺端增宽，临时钙化带模糊，呈毛刷样或杯口样改变，骨干密度减低等改变。

2. 护理诊断

（1）学会应用 PES 公式提出护理诊断，用简单确切的术语阐述或描述病人的主要健康问题。例如，营养失调：低于机体需要量　与日光照射不足、维生素 D 摄入量不足有关；生长发育改变　与骨骼及肌肉韧带发育障碍有关。

（2）潜在并发症是各种原因造成的并发症。例如，潜在并发症：维生素 D 中毒、感染。

3. 护理目标　根据护理诊断提出护理目标，期望能达到的结果。例如，患儿及时获得维生素 D，症状逐步改善；生长发育逐步达到正常同龄儿标准。

4. 护理措施

（1）定期户外活动：指导家长采取不同方式使患儿接受日光照射，初生儿可在满 1~2 个月后开始，活动时间由短到长，从数分钟增加至 2 小时以上，夏季可在阴凉处获得反射光，其他季节可开窗或在背风处进行。

（2）补充维生素 D：提倡母乳喂养，按时添加辅食，给予富含维生素 D、钙、磷和蛋白质的食物；遵医嘱供给维生素 D 制剂，注意应使用单纯维生素 D 制剂，应选择稍粗针头作深部肌内注射，用大剂量维生素 D 突击治疗时，应在治疗前给钙剂预防低血钙。

（3）预防骨骼畸形和骨折：衣着柔软、宽松，床铺松软；避免早坐、久坐，以防脊柱后突畸形；避免早站、久站和早行走，以防下肢弯曲形成 O 形或 X 形腿；严重佝偻病患儿肋骨、长骨易发生骨折，护理操作时应避免重压和强力牵拉；遗留胸廓畸形，可作俯卧位抬头展胸运动；下肢畸形可施行肌肉按摩，O 形腿按摩外侧肌，X 形腿按摩内侧肌，以增加肌张力，矫正畸形。对于行外科手术矫治者，指导家长正确使用矫形器具。

（4）健康指导：向家长讲解佝偻病的致病因素，做好饮食指导，强调日光照射的重要性，尽早开始户外活动；指导对患儿的护理方法，示教日光浴、户外活动、服维生素 D 及按摩肌肉纠正畸形的方法；新生儿出生 2 周后每日给予维生素 D 400~800U；可做胸廓被动操，以增加肺活量等。

（二）临床病例讨论及情景教学

1. 病例讨论　一学生收集的病例如下。

病史：患儿，女，8 个月，因烦躁多汗来院就诊。患儿为早产儿，牛奶喂养，未加辅食，晒太阳。护理查体：表情淡漠，前囟门 2cm×3cm，平坦，有枕秃、方颅，可见肋骨串珠，心肺听诊无异常，腹软，肌张力低下。实验室检查：血钙 1.96mmol/L，磷 1.25mmol/L。腕部 X 线片：

钙化带消失，干骺端呈杯口状改变，骨骺增宽，骨质稀疏。

请讨论：

（1）该患儿存在哪些症状、体征？可能的致病原因是什么？实验室检查有哪些异常？

（2）如何护理该患儿？护理措施中最重要的技能是什么？

2. 情景教学

（1）角色扮演：学生分别扮演护士、患儿及家属，模拟从患儿入院、治疗和护理时的护患沟通与交流，模拟向家属进行健康指导时的沟通与交流等。

（2）查体及操作：学生间相互练习维生素 D 缺乏佝偻病的体格检查，骨骼畸形的主动和被动运动矫正方法，并辅以语言描述。

（三）护理计划的书写

以上述护理病例为例，书写护理计划单（表 5-9）。

表 5-9　护理计划单

护理诊断	护理目标	护理措施	护理评价
营养失调：低于机体需要量　与日光照射不足、维生素 D 摄入量不足有关	患儿及时获得维生素 D，症状逐步改善	• 遵医嘱供给维生素 D 制剂 • 指导家长使患儿定期户外活动	患儿及时获得维生素 D，症状逐步改善
潜在并发症：维生素 D 中毒与感染	治疗期间未发生维生素 D 中毒与感染	• 遵医嘱供给维生素 D 制剂，注意应使用单纯性维生素 D 制剂 • 加强生活护理，避免交叉感染	治疗期间未发生维生素 D 中毒与感染

三、营养性缺铁性贫血患儿的护理

【学习目的和要求】

（1）通过结合模拟教学、床边教学和病例讨论，学生能够对营养性缺铁性贫血患儿实施适当的护理。学会合理使用铁剂，并能正确向家长作健康教育。

（2）学会运用护理程序方法对营养性缺铁性贫血患儿进行护理评估，并对收集的资料进行分析、整理，列出护理诊断，制订相应的护理计划，通过对护理程序的讲述，培养学生建立以小儿及家庭为中心的现代儿科护理理念。

（3）充分理解营养性缺铁性贫血的临床表现、治疗要点。

（4）熟悉小儿血液特点及辅助检查。

【学习地点】 医院儿科病房、专科医院血液科病房、实验室。

【学习方法】

1. 选择病例　通过病例讨论、临床实习掌握营养性缺铁性贫血患儿的相关护理。儿科临床带教教师对病例进行集中讲解后，在患儿家属知情同意的情况下，指定 3～4 人一组询问患儿家长病史以及体格检查，由教师补充病例的有关资料，若无合适病例或遇患儿或家属不愿配合，可由教师介绍典型病案。

2. 病例讨论与情景教学

（1）小组讨论：学生分组对病例的诊断、治疗及护理措施进行讨论后，各组派代表汇报讨论结果，由带教教师给予指导及评价。通过逐层分析，引导学生自主学习，培养学生的临床思维能力。

（2）角色扮演：学生分别扮演护士、患儿及家属，模拟与患儿及家属进行护患交流、查体及对患儿和家属进行健康指导等，通过视频回放，进行反馈教学，最后由临床带教教师总结和评价。

【学习内容】

(一) 指导学生练习

以营养性缺铁性贫血患儿护理病例为例，指导学生运用护理程序方法为营养性缺铁性贫血患儿提供护理。

1. 护理评估

(1) 收集病史：向家长了解患儿的喂养方法和饮食习惯，是否及时添加辅食，饮食结构是否合理，有无偏食、挑食等；小婴儿还应了解其母孕产史，如孕期母亲有无严重贫血，是否早产、双胎、多胎及胎儿失血等；了解有无生长发育过快，有无慢性疾病如慢性腹泻、肠道寄生虫、吸收不良综合征、反复感染等及青春期少女月经量过多等致铁吸收减少，消耗、丢失过多的因素；评估患儿有无因成绩下降或智力低于同龄儿而产生自卑、焦虑或恐惧等心理；患儿及家长对本病的病因及防护知识的了解程度，对健康的需求及家庭背景等。

(2) 身体评估：了解患儿贫血程度，观察皮肤黏膜颜色及毛发、指甲情况；了解有无乏力、烦躁或萎靡、记忆力减退、成绩下降等，年长儿有无头晕、耳鸣、眼前发黑，贫血严重者要注意有无心率增快、心脏扩大及心力衰竭表现；还应了解患儿有无异食癖、口腔炎、舌炎及生长发育情况。

(3) 辅助检查：了解血液及骨髓检查结果，有无红细胞、血红蛋白、SI 下降，红细胞形态改变及骨髓增生情况。

2. 护理诊断

(1) 学会应用 PES 公式提出护理诊断，用简单确切的术语阐述或描述患儿的主要健康问题。例如，活动无耐力　与贫血致组织、器官缺氧有关；营养失调：低于机体需要量　与铁的供应不足吸收不良、丢失过多或消耗增加有关。

(2) 潜在并发症是各种原因造成的并发症。例如，潜在并发症：感染。

3. 护理目标　根据护理诊断提出护理目标，期望能达到的结果。例如，患儿活动无耐力症状逐步改善；患儿生长发育逐步达到正常同龄儿标准。

4. 护理措施

(1) 合理安排饮食：指导家长合理搭配患儿的饮食，告知家长含铁丰富的食物包括动物血、肉类、鱼类、肝脏及豆制品；维生素 C、氨基酸、果糖等可促进铁的吸收，可与铁剂或含铁食品同时进食；茶、咖啡、牛奶、蛋类、麦麸、植物纤维可抑制铁的吸收，应避免与含铁食品同食；婴儿提倡母乳喂养，6 个月后应逐渐减少奶类的每日摄入量，按时添加含铁丰富的辅食或补充铁强化食品如铁强化奶；协助患儿纠正不良的饮食习惯。

(2) 指导正确应用铁剂：指导服用铁剂的正确剂量和疗程，注意药物应放在患儿不能触及之处且不能存放过多，以免误服过量中毒；口服铁剂宜从小剂量开始逐渐加至足量，副作用明显者可饭后服用，或者两餐之间服药，以减少胃肠道刺激利于吸收；液体铁剂可使牙齿染黑，应用吸管或滴管服之；铁剂可与维生素 C、果汁等同服，利于吸收；服用铁剂后，大便变黑或呈柏油样，应向家长说明原因，消除紧张心理；注射铁剂时应分次深部肌内注射，每次更换注射部位；注意观察疗效，用药 36～48 小时骨髓出现红系增生现象，网织红细胞 2～3 天可升高，5～7 天可达高峰，血红蛋白：1～2 周逐渐上升，3～4 周达正常。

(3) 健康指导：强调贫血纠正后，仍要坚持合理安排小儿膳食，培养良好饮食习惯，这是防止复发及保证患儿正常生长发育的关键；提倡母乳喂养，及时添加含铁丰富且铁吸收率高的辅食如肝脏、瘦肉、鱼等；婴儿如以牛奶喂养，必须经加热处理，以减少因过敏引起的肠道失血；牛奶制品、谷类制品可加入适量的铁剂进行强化；注意食物搭配的宜忌；坚持正确用药。

（二）临床病例讨论及情景教学

1. 病例讨论　一学生收集的病例如下。

病史：患儿，女，1 岁 6 个月，于两个月前开始食欲差，喜食烟丝、鸡蛋壳等，伴面色苍白，进行性加重，不爱活动。有发热、咳嗽、呕吐及腹泻。足月顺产，母乳喂养。1 岁说话，1 岁 4 个月会走。查体：口唇黏膜苍白，颈部浅表淋巴结肿大，颈软，毛发稀黄。心尖区可闻及 2～3 级收缩期杂音。指（趾）甲床苍白并有反甲。

请讨论：

（1）.患儿可能的诊断是什么？依据是什么？

（2）应采用何种治疗方法？

（3）应如何护理该患儿？

2. 情景教学

（1）角色扮演：学生分别扮演护士、患儿及家属，模拟从患儿入院到治疗和护理的护患沟通与交流，模拟向患儿及家属进行健康指导时的沟通与交流等。

（2）查体及操作：学生间相互练习营养性缺铁性贫血患儿的体格检查，并辅以语言描述。

（三）护理计划的书写

以上述护理病例为例，书写护理计划单（表 5-10）。

表 5-10　护理计划单

护理诊断	护理目标	护理措施	护理评价
活动无耐力　与贫血致组织、器官缺氧有关	患儿倦怠有所减轻，活动耐力逐渐增强	• 调整饮食，指导合理的安排饮食，多食高热量、高蛋白，含铁丰富的食物 • 合理应用铁剂	患儿的倦怠症状有所减轻，活动耐力增强
体液不足　与腹泻、呕吐丢失过多和摄入量不足有关	患儿获得足够的液体和电解质，脱水、电解质紊乱得以纠正	• 给予口服或静脉补液，控制补液的总量、种类和输液速度 • 合理应用抗生素以控制感染	患儿脱水、电解平衡紊乱得到纠正 腹泻、呕吐症状消失
知识缺乏　与家长及年长患儿的营养知识不足，缺乏本病的防护知识有关	家长能说出该病的防治知识和护理能力	• 向家长讲解疾病的有关知识和护理要点，知晓应合理喂养，及时为患儿添加含铁丰富且吸收率高的辅食 • 指导家长培养小儿良好的饮食习惯	家长能够叙述该病的原因，积极主动配合治疗，纠正小儿不良饮食习惯，合理搭配饮食

（张　敏）

第5章   儿科保健及护理操作技术考核标准

一、儿科更换尿布法操作及考核标准

见表 5-11。

表 5-11   儿科更换尿布法操作及考核标准

步骤	操作流程	考核标准要求	得分
准备（20分）	操作者准备：着装整洁（衣、帽、鞋），洗手	服装、鞋帽整洁 洗手	6
	评估婴儿：患儿诊断及臀部皮肤情况	口述完整	4
	用物准备： (1) 尿布、尿布桶、小盆及温水、小毛巾 (2) 按臀部皮肤情况准备治疗药物（0.02％高锰酸钾溶液、油类、软膏、抗生素）及烤灯等	用物齐全	10
实施（56分）	携用物至床旁，放下床栏，揭开盖被，解下尿布带，露出臀部，以原尿布上端两角洁净处轻拭会阴及臀部，并以此盖上污湿部分垫臀部下面	放床栏 用原尿布轻拭会阴部臀部 盖上污湿部位垫于臀部下面 动作轻柔 注意保暖	20
	如有大便，用温水洗净，轻轻吸干	口述完整	4
	用一手轻轻提起双足，使臀部略抬高，另一只手取下污布，再将清洁的尿布垫于腰下，放下两足，尿布的底边两角折到腹部，两腿间的一角上拉，系好尿布带，结带松紧适宜，拉下衣服，盖好被子，整理床单位	抬高臀部高度适宜 尿布的两角折到腰部 尿布包扎松紧适宜 动作轻柔	20
	打开污尿布，观察大便性质（必要留标本送检）后放入尿布桶	注意观察大便性质 口述留标本	8
	洗手、记录	洗手、记录	4
评价（24分）	操作熟练，动作流畅、轻巧	动作熟练、轻柔	8
	时间：5分钟（从至床旁到整理用物止）	在规定时间内完成操作	8
	提问：更换尿布法的目的、注意事项	回答完整	8

二、婴儿沐浴法操作及考核标准

见表 5-12。

表 5-12   婴儿沐浴法操作及考核标准

步骤	操作流程	考核标准要求	得分
准备（20分）	操作者准备：着装整洁（衣、帽、鞋），洗手	服装、鞋帽整洁 洗手	4
	评估婴儿：测量体温，检查全身皮肤情况（口述）	口述完整	2
	用物准备： (1) 浴盆、水温计、热水、婴儿皂、大毛巾、小面巾、浴巾、衣服、尿布、护理盘（内放石蜡油、50％乙醇、爽身粉、小剪刀、棉签及皮肤护理用物等），必要时备磅秤	用物齐全 口述完整	6

续表

步骤	操作流程	考核标准要求	得分
准备（20分）	（2）浴盆：内备温热水（2/3满），水温为冬季38～39℃，夏季末37～38℃，备水水温稍高2～3℃为宜（口述）		
	婴儿准备：沐浴于喂奶前或喂奶后1小时进行，以防呕吐和溢奶（口述）	口述正确	4
	环境准备：关闭门窗，调节室温在27℃左右（口述）	口述正确	4
实施（60分）	脱衣，用浴巾包裹小儿全身	脱衣	2
	擦洗面部。用面巾从内眦向外眦擦拭眼睛，然后擦耳，最后擦面部。擦洗禁用肥皂（口述）	顺序正确 口述正确	10
	擦洗头部。抱起小儿，用左手托住头颈部，拇指与中指分别将小儿双耳郭折向前方，轻轻按住，堵住外耳道口，左臂及腋下夹住小儿臀部及下肢；右手搓皂洗头，清水冲洗干净，并用大毛巾擦干头发	堵住外耳道口 动作轻柔、规范	10
	左手握住小儿左肩及腋窝处，使其头颈部枕于操作者前臂；用右手握住小儿左腿靠近腹股沟处，使其臀部位于护士手掌上，轻放小儿于水中	左手操作规范 右手操作规范	8
	松开右手，用水淋湿小儿全身，抹肥皂按顺序洗颈下、胸、腹、腋下、臂、手、会阴、臀部、腿、脚。随洗随冲，同时观察皮肤有无异常状况（口述）	顺序正确 口述完整	10
	以右手从小儿前方握住小儿左肩及腋窝处，使其头颈部俯于操作者右前臂，左手抹肥皂清洗小儿后颈及背部，以水冲净	动作规范 冲洗正确	8
	洗毕，迅速将小儿依照放入水中的方法抱出，用浴巾包裹全身并将水分吸干。必要时用棉签蘸水擦净女婴大阴唇及男婴包皮处污垢（口述）	将水分吸干 口述正确	8
	为小儿穿衣，置小儿舒适卧位，整理用物	穿衣方法正确	2
	洗手、记录	洗手、记录	2
评价（20分）	操作熟练，动作流畅、轻巧	操作熟练 动作轻柔	8
	时间：10分钟（从至床旁到洗手、记录）	在规定时间内完成操作	8
	减少暴露，注意保暖	操作正确	4

三、儿科全身约束法操作及考核标准

见表5-13。

表 5-13　儿科全身约束法操作及考核标准

步骤	操作流程	考核标准要求	得分
准备（20分）	操作者准备：着装整洁（衣、帽、鞋），剪指甲，洗手	服装、鞋帽整洁 洗手 剪指甲	8
	评估婴儿情况 做好家长说服、解释工作，以取得合作	评估婴儿情况 作解释工作	8
	用物准备：大毛巾或床单	准备用物齐全	4

续表

步骤	操作流程	考核标准要求	得分
实施（60分）	折叠大毛巾（或床单）达到能盖住小儿由肩至脚跟部的宽度	折叠宽度正确	8
	放小儿于大毛巾中间	小儿放置位置正确	20
	将大毛巾一边紧裹小儿一侧上肢、躯干和下肢，经胸、腹部至对侧腋窝处，再将大毛巾整齐得压于小儿身下	包裹部位正确 大毛巾整齐压于小儿身下	
	大毛巾另一边紧裹小儿另一侧手臂，经胸压于背下口述：如小儿活动剧烈，可用布带围绕双臂打活结系好	包裹方法正确 口述正确	16
	检查：结扎或包裹松紧适宜 口述：避免过紧损伤小儿皮肤、影响血运，过松则失去约束意义	松紧度适宜 口述正确	18
评价（20分）	操作熟练，动作流畅、轻巧	操作熟练 动作轻柔	12
	提问：全身约束法的目的、注意事项	回答正确	8

四、温箱使用方法操作及考核标准

见表 5-14。

表 5-14　温箱使用方法操作及考核标准

步骤	操作流程	考核标准要求	得分
准备（40分）	仪表端庄，服装整洁	符合要求	5
	确认医嘱：患儿床号、姓名等	核对完整、正确	5
	评估患儿家属的合作程度，告知家属用用暖箱的目的、方法，取得患儿家属的配合	解释到位，交流自然	5
	评估患儿的孕周、出生体重、日龄、生命体征、有无并发症等	评估正确	5
	评估患儿的准备情况：患儿穿单衣，裹尿布；皮肤、黏膜有无破损、水肿等情况	评估准确	5
	个人准备：应用六步洗手法清洗双手；戴口罩	正确	5
	物品准备：①婴儿暖箱1台；②棉垫1块、灭菌蒸馏水适量、新生儿中单一块、尿裤数块；③医嘱执行单、笔	物品齐全、放置合理	5
	暖箱的准备：①暖箱需先用消毒液擦拭消毒；②接通暖箱电源，检查暖箱各项配件、仪表是否正常	操作正确、熟练	5
实施（50分）	暖箱应用前核对患儿床号、姓名	核对完整、正确	5
	铺好箱内床，准备箱内患儿用品	操作正确、熟练	5
	在加水杯内加蒸馏水至水位管上端指示线处	水量准确	3
	接通电源，打开电源开关，加热指示灯亮	操作正确、熟练	2
	根据患儿体重设定暖箱温度：一般①体重在 1501~2000g 者，暖箱温度设定在 30~32℃；②体重在 1001~1500g 者，暖箱温度设定在 32~34℃；③体重小于 1000g 者，暖箱温度宜设定在 34~36℃。当暖箱温度达到设定温度时，恒温指示灯亮	温度设定正确，操作正确、熟练	10

续表

步骤	操作流程	考核标准要求	得分
实施（50 分）	调节暖箱湿度：相对湿度保持在 55％～65％之间	湿度调节适宜	5
	待暖箱温度、湿度达到设定值后，再继续稳定 20 分钟，然后为患儿穿上预热尿裤放入暖箱	操作正确、熟练	5
	各项治疗、护理尽量在暖箱内集中进行，避免过多搬动刺激患儿，如需将患儿抱出暖箱做治疗护理时，应注意保暖	操作正确、熟练	5
	密切观察患儿生命体征变化，注意面色、呼吸、心率、体温等，并做好记录；密切观察箱温和使用情况，严格交接班，发现问题及时妥善处理	观察、记录认真、细致	5
	对物品进行分类处理：将暖箱先用含氯消毒液擦拭，然后再用清水擦拭一遍，并用紫外线照射 30 分钟后，表面覆遮盖物备用；一次性尿布放入医疗垃圾桶内；棉织品放入污染区待消毒；水箱内的蒸馏水倒入水池（空桶）内	用物处理方法正确	2
	洗净双手；在治疗单（医嘱单）签执行时间与全名；在护理记录单上记录入箱日期、时间、生命体征，并签名。停用暖箱时，在护理记录单上记录停用暖箱的日期、时间、出箱时患儿的生命体征等，并签名	操作熟练，记录完整、正确	3
评价（10 分）	态度认真，有爱婴观念，患儿安全、无损伤	正确	5
	提问：相关理论知识	回答正确	5

五、光照疗法操作及考核标准

见表 5-15。

表 5-15　光照疗法操作及考核标准

步骤	操作流程	考核标准要求	得分
准备（35 分）	仪表端庄，服装整洁	符合要求	2
	确认医嘱及治疗卡：患儿床号、姓名等	核对清晰	3
	评估患儿家属的合作程度，向家属解释操作目的、方法，取得家属的配合	解释到位，语言通俗易懂	5
	评估患儿的诊断、体重、日龄、黄疸的程度和范围、胆红素检查结果、生命体征、精神反应、出入量等资料	评估准确	5
	评估患儿的准备情况：患儿入箱前需要进行皮肤清洁，勿在皮肤上涂粉和油类，剪短指甲	评估准确	5
	个人准备：应用六步洗手法清洗双手；戴口罩、墨镜	个人准备正确	5
	物品准备：①单面或者双面光疗箱 1 台；②遮光眼罩、尿布或者一次性尿布数块；③必要时准备医嘱执行单、笔	物品按需备齐	5
	光疗箱的准备：清洁光疗箱，特别注意清除灯管及反射板的灰尘，检查线路及光管亮度是否正常	准备正确	5

步骤	操作流程	考核标准要求	得分
实施（55分）	核对患儿床号、姓名；将光疗箱内水箱加水至2/3，接通电源，启亮蓝光灯管，调节箱内温度30～32℃（早产儿32～36℃）、相对湿度55%～65%；灯管距皮肤距离33～50cm；	操作正确、熟练	10
	入箱：将患儿全身裸露，佩戴护眼罩，用尿布遮盖会阴部，特别是男婴生殖器。放入已经预热好的光疗箱中，记录开始照射时间及灯管开启时间	患儿入箱安全、舒适	10
	光疗：应使患儿皮肤均匀受光，若使用单面光疗箱2小时更换体位1次，可以仰卧、侧卧、俯卧交替更换；俯卧照射时有专人巡视	操作正确、熟练	5
	在患儿光疗期间随时监测体温和箱温的变化，每2～4小时测体温1次，使体温保持在36～37℃为宜，根据体温调节箱温；若光疗时患儿体温上升超过38.5℃时，需暂停光疗	操作正确、熟练	10
	光疗过程中注意观察，如患儿出现烦躁、嗜睡、高热、皮疹、呕吐、拒乳、腹泻及脱水等症状时，及时与医师取得联系，妥善处理	观察细致	5
	出箱护理：切断电源，摘掉眼罩，将患儿衣着整理舒适，测体重	操作正确、熟练	5
	对物品进行分类处理：将光疗箱用含氯消毒液擦拭，然后用清水擦拭一遍，再用紫外线照射30分钟，表面置遮盖物备用；一次性尿布、遮光眼罩、胶布、放入医疗垃圾桶内；所用棉织品送洗衣房清洗消毒；水箱内的蒸馏水倒入水池（空桶）内	用物处理方法正确	5
	清洗双手；在治疗单（医嘱单）签执行时间与全名；在护理记录单上记录开始照射时间、出箱时间、灯管使用时间以及患儿精神反应、呼吸、脉搏、皮肤完整性、四肢张力有无变化、黄疸进展程度等，并签名	符合要求	5
评价（10分）	态度认真，有爱婴观念，患儿安全、无损伤	符合要求	5
	提问：相关理论知识	回答正确	5

六、新生儿脐部护理操作及考核标准

见表5-16。

表5-16　新生儿脐部护理操作及考核标准

步骤	操作流程	考核标准要求	得分
准备（35分）	仪表端庄，服装整洁	符合要求	5
	确认医嘱及治疗卡：患儿床号、姓名等	完整、正确	5
	评估患儿家属的合作程度，告知家属脐部护理的目的、方法、取得家属配合	解释到位，交流自然	5
	评估患儿的脐带有无红肿、渗血、渗液、异常气味	评估正确	5
	评估患儿的准备情况：患儿沐浴后，擦干全身皮肤，评估全身状况	评估正确	5
	个人准备：应用六步洗手法清洗双手。戴口罩	正确	5
	物品准备：①治疗盘内容：消毒物品（2%碘酊、75%乙醇、无菌棉签）1套、生理盐水、无菌纱布；②治疗卡、笔；③必要时准备10%氯化钠，3%过氧化氢溶液	物品齐全、放置合理	5

续表

步骤	操作流程	考核标准要求	得分
实施（55分）	携用物至患儿床旁，核对床号、姓名等	核对完整、正确	5
	于每日沐浴后暴露脐部，用75％乙醇棉签先擦净脐带残端，然后提起脐带的结扎线，用75％乙醇棉签环形擦拭脐带根部（从脐窝中心向外转圈），擦拭干净后再将提过的结扎线进行消毒	操作轻柔，正确、熟练	20
	一般情况下不宜包裹，保持干燥使其易于脱落	操作正确、熟练	5
	发现异常，遵医嘱给予处理；对脐部红肿有分泌物者，局部先用3％过氧化氢溶液及75％乙醇洗涤；脐带脱落处，如有红色肉芽组织增生，轻者用75％乙醇擦拭，重者用10％氯化钠纱布覆盖；有脐轮红肿的新生儿，用75％乙醇消毒后，覆盖75％乙醇纱布	观察细致，操作正确、熟练	10
	将患儿衣着整理舒适，患儿处于安全、舒适卧位	卧位安全、舒适	5
	对物品进行分类处理：将棉签、纱布投入医疗垃圾桶内；剩余生理盐水倒入水池（空桶）内；其他未污染物品物归原处	用物处理方法正确	5
	清洗双手；在治疗单（医嘱单）签执行时间与全名；在护理记录单上记录脐部护理的日期、时间、脐部周围皮肤的状况，并签名	操作熟练，记录完整、正确	5
评价（10分）	态度认真，有爱婴观念，患儿安全、无损伤	符合要求	5
	提问：相关理论知识	回答正确	5

七、小儿头皮静脉穿刺术操作及考核标准

见表5-17。

表5-17　小儿头皮静脉穿刺术操作及考核标准

步骤	操作流程	考核标准要求	得分
准备（40分）	核对患儿的信息（床号、姓名、年龄、性别）	符合要求	5
	沟通：操作目的、评估患儿的精神状态和合作程度（完成两项以上、口述签署知情同意）	交流自然，口述正确	5
	明确适应证，排除禁忌证	解释到位	5
	洗手（6步洗手法）、戴帽子、口罩	符合要求	5
	物品准备治疗卡、治疗巾、输液器、消毒用品、备皮刀、胶条、污物盒、利器盒，备头皮针一个（4.5号或5.5号），注射器2ml、5ml（齐全、有序）	物品齐全、放置合理	5
实施（45分）	操作者洗手	正确	5
	准备输液器，配药核对床号、姓名；医嘱、药名、剂量、浓度；时间、用法、有效期；连接、挂输液器、排气至滤网处（流畅性）；可另准备引针，2ml或5ml注射器；同时检查各物品的消毒状态及有效日期（包括总有效期和开封后有效期）；复合碘医用消毒棉签开封后有效期为2天；检查输液瓶和沉淀；应正、侧、倒各检查一次，包装的密封性；连接输液器至输液瓶前消毒；消毒瓶塞、插入瓶塞、无菌过程	核对完整、正确	10

步骤	操作流程	考核标准要求	得分
实施（45分）	根据病情协助患儿摆体位、约束（固定头部）（用模型时口述）、充分暴露穿刺部位，确认过敏史，事先可排尿排便	患儿体位正确、安全	10
	穿刺点定位：需口述所选点，垫巾、湿润、剃发，向心方向	操作轻柔、正确、熟练	10
	常规消毒皮肤范围、次数、准备胶条	操作正确、熟练	5
	再次核对、去掉针头套管后再排气	操作正确、熟练	5
	进针前左手拇示指固定皮肤；见回血后不再进针；胶条固定：贴好胶布前手不离针，直到贴第三块胶布时才可放松；穿刺过程及输液过程注意观察患儿反应，如有异常，立即停止；开止水阀、胶条固定，调整体位和滴速，最后核对，嘱咐患儿，记录	操作熟练，记录完整、正确	10
	操作后整理用物、废弃物的处理（生活垃圾和医疗垃圾分类、锐器处理）离开	用物处理方法正确	5
评价（15分）	仪表端庄，态度认真，爱伤关怀	符合要求	5
	操作流畅，条理性好；无菌观念	符合要求	5
	观察术后反应	符合要求	5

八、小儿骨髓穿刺术操作及考核标准（单人操作）

见表5-18。

表5-18 小儿骨髓穿刺术操作及考核标准（单人操作）

步骤	操作流程	考核标准要求	得分
准备（30分）	核对患儿的信息（床号、姓名、年龄、性别）	符合要求	5
	明确适应证、排除禁忌证	口述正确	5
	沟通：操作目的、简要步骤、注意事项、评估患儿的精神状态和合作程度（完成两项以上）	解释到位，正确评估	5
	签署知情同意书	符合要求	2
	洗手（6步洗手法）、戴帽子、口罩	符合要求	3
	物品准备（齐全、有序）：消毒物品、骨髓穿刺包、无菌手套、麻醉药物（小儿多使用普鲁卡因，用前须皮试；利多卡因）、注射器（10ml、20ml），培养瓶，胶布、玻片、血压计、听诊器。同时检查各物品的消毒状态及有效日期（包括总有效期和开封后有效期）	物品齐全、放置合理	5
	测量患儿的血压、心率（测量生命体征，可口述）	操作正确	5
实施（55分）	患儿床边隔离、清场，嘱患儿做好操作前准备，摆放玻片，治疗车及物品放置于右手边	正确、熟练	5
	摆放体位（仰卧位或侧卧位）、充分暴露穿刺部位、穿刺部位定位、做记号（可用模型时口述不同部位的选择）（见备注）	体位正确	5
	检查骨髓穿刺包外包装（有无破损、有效期），打开穿刺包（仅打开3个方向）	操作正确、熟练	5

续表

步骤	操作流程	考核标准要求	得分
实施（55分）	操作者洗手、戴手套、打开骨髓穿刺包的第 4 个方向、确认无菌标记、检查包内器械调整穿刺针并检查负压，穿刺针垫片：髂骨 1.5cm，胸骨 1cm，同时考虑体型及皮下脂肪厚度，保证穿刺针和针筒干燥	操作正确、熟练	5
	常规消毒：包内消毒（见备注）。皮肤范围、铺好消毒孔巾（避免铺巾的手指触碰到有菌部位）	操作熟练、正确	5
	局麻（见备注）：局麻药准备（药品核对、消毒、抽吸、排气）、局麻过程（皮丘、逐层局麻、回抽、注药、进针、骨面多点浸润、退针、纱布按压、稍候）（在局麻时，需要告知病人，以免紧张）	操作熟练、正确	10
	穿刺：旋转穿刺，脱空感，固定感，持 20ml 注射器（注射器乳突向下，注射器内预留少许空隙），拔针芯，抽吸 0.1～0.2ml，拔注射器、插针芯，乳突向下打于玻片上，穿刺成功后立即涂片，助手检查骨髓质量，推片，拔针、纱布按压消毒、贴敷料，胶布固定、术中观察病人的反应（穿刺不成功扣 4 分）	操作熟练，动作轻柔，正确	10
	操作后整理用物、废弃物的处理（生活垃圾和医疗垃圾分类、锐器处理）（此处脱去手套，暂不洗手）	用物处理方法正确	5
	洗手、观察生命体征、嘱咐患儿，记录，巡视	操作正确，记录完整	5
评价（15分）	仪表端庄，态度认真；爱伤关怀	符合要求	5
	操作流畅，条理性好；无菌观念	符合要求	5
	观察术后反应	符合要求	5

九、新生儿窒息复苏操作及考核标准（单人操作）

见表 5-19。

表 5-19　新生儿窒息复苏操作及考核标准（单人操作）

步骤	操作流程		考核标准要求	得分
准备（10分）	护士准备：洗手、戴口罩、衣帽整洁、戴无菌手套		符合要求	5
	用物准备：新生儿复苏模型、辐射暖台或模拟暖台的桌子、手套、吸引球囊或吸管、听诊器、肩垫、擦干新生儿用的毛巾和毯子、自动充气式气囊或带压力表和氧源的气流充气式气囊、流量表、面罩（足月和早产的尺寸）、执行常压给氧的方式（氧气面罩、氧气管）、计时器、胶带、吸引器和导管、胎粪吸引管、功能良好的喉镜和镜片、气管导管、金属芯		物品齐全、放置合理	5
实施（75分）	评估	新生儿：Apgar 评分	评估正确	2
		环境：温度、光线适宜	环境准备充分	2
	复苏初步步骤： (1) 将新生儿放在预热的辐射保温台上 (2) 摆正体位（鼻吸气位） (3) 清理呼吸道，先口后鼻（必要时气管插管） (4) 擦干全身，拿开湿毛巾，给予刺激，重新摆正体位 评价呼吸、心率、肤色，要求讲述根据评价需采取的措施		操作正确、熟练	10

步骤	操作流程	考核标准要求	得分
实施（75分）	复苏气囊和面罩的使用： (1) 选择气囊，接上氧源，选择合适型号的面罩 (2) 检查气囊（压力、减压阀、性能等） (3) 站在新生儿的一侧或头部，将新生儿的头部摆正到鼻吸气位 (4) 将气囊和面罩放置在新生儿面部，查气道密闭性（用正压压力通气2～3次，观察胸廓扩张情况） (5) 正压人工呼吸30秒（频率：40～60次/分；压力：胸部略见起伏）用听诊器听心率6秒，评价	操作正确、熟练	20
	胸外按压： (1) 用100％氧开始气囊面罩正压人工呼吸30秒后，心率小于60次/分或介于60～80次/分无上升，需要实行胸外按压 (2) 手的正确位置在胸骨下1/3处（两乳头连线中点下方） (3) 双指法（用中指和示指或无名指指尖，垂直压迫） (4) 拇指法（两拇指可并排放置或重叠，拇指第1节应弯曲，垂直压迫，双手环抱胸廓支撑背部） (5) 压迫深度为前后胸直径1/3，放松时指尖或拇指不离开胸骨，下压时间应稍短于放松时间，节奏每秒按压3次呼吸1次，频率为120次/分 (6) 30秒胸外按压后，听心率6秒，心率小于60次/分，重新开始胸外按压（并使用药物），若心率大于60次/分，停止胸外按压继续人工呼吸	操作正确，熟练	20
	药物治疗： (1) 肾上腺素 指征：心搏停止或在30秒的正压人工呼吸和胸外按压后心率持续<60次/分 剂量：静脉或气管注入的剂量是0.1～0.3ml/kg的1：10000溶液（0.01～0.03mg/kg），需要时3～5分钟重复1次 (2) 碳酸氢钠 (3) 纳洛酮 产妇使用麻醉药物引起的新生儿呼吸抑制，可给予0.1mg/kg肌注。	正确、熟练	5
	复苏过程中随时评价新生儿的皮肤、呼吸、心率、喉反射、肌张力，为确定进一步的抢救提供依据	操作正确	5
	气管插管指征： (1) 需要气管内吸引清除胎粪时 (2) 气囊面罩人工呼吸无效或要延长时 (3) 经气管注入药物时 (4) 特殊复苏情况，如先天性膈疝或超低出生体重儿 1) 选择合适型号的镜片（1号足月儿用，0号早产儿用） 2) 选择正确的气管导管 内径2.5mm——小于1000g、<28周 　　　3.0mm——1000～2000g、28～34周 　　　3.5mm——2000～3000g、34～38周 　　　4.0mm——大于3000g、>38周 (5) 整个操作要求在20秒内完成并常规作1次气管吸引	操作正确、熟练	5

续表

步骤	操作流程	考核标准要求	得分
评价（15 分）	仪表端庄，态度认真；爱伤关怀	符合要求	5
	操作流畅，条理性好	符合要求	5
	及时观察复苏后反应	符合要求	5

十、婴儿抚触护理操作及考核标准

见表 5-20。

表 5-20　婴儿抚触护理操作及考核标准

步骤	操作流程	考核标准要求	得分
准备（9 分）	解释抚触的好处、查对： （1）促进抚触者和婴儿情感的交流 （2）有利于婴儿的生长发育 （3）增加睡眠，减少哭闹 （4）减弱应激反应、加强免疫力 （5）查对婴儿胸牌、手圈 每 1 点 0.5 分，查对 2 分	解释到位，符合要求	4
	抚触前准备（操作者、环境、物品、时间）： （1）房间温度 28℃以上，有轻柔背景音乐 （2）操作者与婴儿体位舒适，操作台柔软 （3）操作者衣帽整齐、剪短指甲、脱下手饰，肥皂洗净双手，润肤油涂于双手 （4）物品齐全 （5）时间选择：两次进食中间，沐浴后、睡前，婴儿清醒、不疲倦时 每步骤 1 分，用物少 1 扣 1 分	物品齐全、放置合理	5
实施（76 分）	头面部（额部、下颌部、头部；呈微笑状）： （1）额部：两拇指从额部中央向两侧推 （2）下颌部：两拇指从下颌部中央向两侧以上滑动，让上下唇形成微笑状 （3）头部：两手从前额发际抚向脑后，最后两中指分别停在耳后，像洗头时用洗发香波一样。每个部位 4～6 次	解释到位，正确评估	15
	胸部：两手分别从胸部的外下方向对侧上方交叉推进，在胸部画成一个大的交叉，避开乳头	操作正确、熟练	5
	腹部（顺时按摩）：两手依次从宝宝的右下腹向左下腹移动，呈顺时针方向画半圆，避开脐部	操作正确、熟练	5
	腹部：用右手在婴儿左腹由上向下画一个英文字母 I；由左至右画一个倒的 L（LOVE）；由左向右画一个倒写的 U（YOU），做这个动作时，用关爱的语调向婴儿说"我爱你"（I LOVE YOU），与婴儿进行情感交流	操作正确、熟练	15
	四肢（捏挤搓滚）：两手抓住婴儿胳膊，交替从上臂至手腕轻轻挤捏，像牧民挤牛奶一样，然后从上到下搓滚。对侧及双下肢做法相同	操作正确、熟练	10
	手与足（指腹推进，捏拉关节）： 捏拉指趾各关节。用两拇指的指腹从婴儿（掌面）脚跟向脚趾方向交叉推进，并捏拉脚趾各关节。手的做法与足相同。每侧肢体	操作正确、熟练	10

步骤	操作流程	考核标准要求	得分
实施（76分）	背（分分合合，上上下下）： 以脊椎为中分线，双手与脊椎成直角，往相反方向重 　复移动双手，从背部上端开始移往臀部，再回肩膀。 　每步骤5分钟	操作正确，动作轻柔	5
	穿好衣服，换尿布（涂护臀霜）： (1) 先垫尿裤 (2) 握住婴儿手腕迅速穿好衣服 (3) 穿尿布，松紧合适容两指，侧边翻好，涂护臀霜	操作正确、熟练	6
	查对： (1) 查对婴儿胸牌、手圈 (2) 抱到母亲身旁 (3) 再次查对胸牌、母亲、母亲床头卡	操作正确、熟练	3
	处置： (1) 收拾整理用物 (2) 填写执行单 (3) 15分钟完成，超过10秒扣1分	操作正确，记录完整	2
评价（15分）	操作过程面带微笑，表情丰富	符合要求	5
	与婴儿有眼神对视，语言表情交流	符合要求	5
	动作连贯、优美	符合要求	5

十一、婴幼儿灌肠法护理操作及考核标准

见表5-21。

表 5-21　婴幼儿灌肠法护理操作及考核标准

步骤	操作流程	考核标准要求	得分
准备（15分）	评估患儿身体，了解腹胀和排泄情况	评估正确	5
	物品准备： 治疗盘、灌肠筒、玻璃接头、各种型号的肛管、血管 　钳、垫巾、弯盘、卫生纸、手套、润滑剂、量杯、 　水温计、输液架、便盆、尿布，根据医嘱备灌肠液， 　溶液温度为39～41℃	物品齐全、放置合理	5
	护士操作前洗手、戴口罩	解释到位，正确评估	5
实施（70分）	携物品至床旁，关闭门窗，遮挡病人，核对，挂灌肠筒 　于输液架上，灌肠筒底距患儿臀部所在平面30～40cm	操作正确、熟练	5
	将枕头竖放，使其厚度与便盆高度相等，下端放便盆	操作正确、熟练	5
	将垫巾一端放于枕头上，一端放于便盆之下防止污染 　床单位	操作正确、熟练	5
	协助患儿脱去裤子，取仰卧于枕头上，解开尿布，如 　无大小便，可用尿布垫住臀部和便盆之间，患儿臀 　部放于便盆宽边上，双膝屈曲，约束固定患儿，适 　当遮盖患儿保暖	操作正确、熟练	10
	再次核对，戴手套，连接肛管，排净空气，用止血钳 　夹闭橡胶管，润滑肛管前端，分开臀部，显露肛门， 　将肛管缓缓插入肛门，婴儿2.5～4cm，幼儿5～ 　7.5cm，用手固定，可用一块尿布覆盖于会阴部， 　以保持床单清洁	操作正确、熟练	15

续表

步骤	操作流程	考核标准要求	得分
实施（75分）	松开止血钳，使液体缓缓流入，护士一手持肛管，同时观察灌肠液下降速度和患儿情况	操作正确，动作轻柔	10
	灌肠后夹紧肛管，用卫生纸包裹后轻轻拔出，放入弯盘内。让患儿保留数分钟后再排便，如果患儿不能配合，可用手夹紧患儿两侧臀部	操作正确、熟练	10
	协助排便，擦净臀部，取下便盆，包好尿布，整理床单位	操作正确、熟练	5
	核对，清理用物，洗手，记录	操作正确，记录完整	5
评价（15分）	仪表端庄，态度认真；爱伤关怀	符合要求	5
	与婴幼儿有眼神对视，语言表情交流	符合要求	5
	及时观察灌肠后反应	符合要求	5

十二、经外周静脉导入中心静脉置管术操作及考核标准

见表 5-22。

表 5-22　经外周静脉导入中心静脉置管术操作及考核标准

步骤	操作流程	考核标准要求	得分
准备（15分）	评估患儿身体和用药情况，观察穿刺部位皮肤和静脉情况	评估正确	5
	物品准备： PICC 穿刺包（包含套管针、导管、孔巾、治疗巾、10ml 注射器、消毒液、敷料、纱布、止血带、纸尺、胶布和镊子）、无菌手套 2 副、无菌生理盐水、肝素生理盐水稀释液、可来福接头或肝素帽、弯盘、污物桶	物品齐全、放置合理	5
	护士操作前洗手、戴口罩	解释到位，正确评估	5
实施（70分）	选择穿刺部位，贵要静脉、肘正中静脉、头静脉，以及大隐静脉都可作为穿刺静脉，其中贵要静脉一般为最佳选择	操作正确、熟练	5
	患儿仰卧，将手臂外展 90°，测量插管的长度	操作正确、熟练	5
	测量并记录上臂中段臂围，用于监测可能出现的并发症，如渗漏和栓塞	操作正确、熟练	5
	打开 PICC 导管包，建立无菌区，戴无菌手套，按无菌技术在患儿手臂下垫治疗巾	操作正确、熟练	10
	按规定消毒，范围在穿刺部位上下各 10cm，两侧到臂缘	操作正确、熟练	15
	更换无菌手套，铺孔巾，检查导管的完整性，冲洗管道	操作正确，动作轻柔	10
	请助手扎止血带。穿刺，与常规静脉穿刺相同，见回血后再进少许，固定导引套管，让助手松开止血带，示指固定导引套管，中指压在套管尖端所在血管处减少出血，退出穿刺针	操作正确、熟练	10
	用镊子或手从导引管轻轻送入 PICC 导管，当导管进入肩部时，让患儿头转向穿刺侧，下颌贴向肩部，避免导管误入颈内静脉。将导管置入到预计刻度后，退出导引套管，同时注意固定导管	操作正确、熟练	5

步骤	操作流程	考核标准要求	得分
实施 70 分)	用生理盐水注射器抽吸回血并注入生理盐水，确保管道通畅，无血液残留，连接可来福接头或肝素帽，用肝素盐水正压封管		
	清理穿刺点，再次消毒，固定导管，注明穿刺日期、时间		
	操作完毕行 X 线检查，观察导管尖端是否处在预计位置		
	确定导管的位置正确后，将输液装置与导管相连，即可输入药物		
	交代患儿及家长注意事项，清理用物，洗手，记录置管过程	口述清晰，记录完整	
评价（15 分）	仪表端庄，态度认真；爱伤关怀	符合要求	5
	与婴幼儿有眼神对视，语言表情交流	符合要求	5
	及时观察灌肠后反应	符合要求	5

（张　敏）

第6篇 急救护理学临床见习实习内容

第1章 急诊科与ICU

一、急诊科与ICU设置和布局

【学习目的和要求】

（1）通过参观急诊科和ICU来了解急诊科和ICU的布局、设置。

（2）通过临床带教教师的讲解，了解急诊科和ICU物品仪器的放置、消毒、使用与保管。

【学习地点】 医院急诊科、医院ICU、示教室。

【学习方法】

1. 了解急诊科和ICU布局与设置 由急诊科和ICU带教教师将急诊科和ICU的布局、设置、物品仪器的放置、消毒、使用与保管。先向学生做总体介绍，让学生有大概了解。然后带领学生参观急诊科和ICU各区域，在各区域就实地情况分别讲解。

2. 选择病例 在示教室将学生7～10人一组分组讨论，讨论所在医院急诊科和ICU的布局、设置、物品仪器的放置等是否合理，有哪些地方需要改进。

【学习内容】

（一）指导学生练习

以急诊科和ICU实地情况为例，指导学生了解急诊科和ICU的布局、设置，掌握物品仪器的放置、消毒、使用与保管。

1. 急诊科布局与设置 急诊科应位于医院的一侧或前部，标志必须醒目，有明显的指路标志。急诊科应有独立的进出口，畅通无阻的绿色通道。

（1）基础设施应设有分诊室、抢救室、诊察室、清创室或急诊手术室、治疗室、观察室、重症监护室、隔离室和洗胃室等。

（2）辅助设施与布局：急诊科就像小医院，所以要配备齐全，才能运作顺畅良好。

（3）急救绿色通道：即急救绿色生命安全通道，是指对危急重病人一律实行优先抢救、优先检查和优先住院的原则，医疗相关手续按情补办。

2. 加强医疗病房（ICU）布局与设置 ICU是应用现代医学理论，利用高科技现代医疗设备，对危重病病人进行集中监测，强化治疗的一种特殊场所。

（1）ICU模式：专科ICU，部分专科ICU，综合ICU。

（2）ICU规模：床位设置、监护站设置、人员编制、ICU装备等。

3. 急诊科与 ICU 物品仪器的放置、消毒、使用与保管

（1）仪器设备的基本配置：抢救监护仪器设备，手术设备，出诊车设备。

（2）维护与管理：账目清楚，账物相符。专人保管、专人负责、妥善使用原则。保证各仪器设备处于良好备用状态。定点放置要做到五防。

（二）情景教学

（1）角色扮演：学生分别扮演急诊科病人、值班人员、管理者，体会急诊科及 ICU 设置、布局是否合理。物品、仪器设备使用是否方便合理。

（2）学生谈自己参观急诊科和 ICU 的体会。

二、急诊科管理

【**学习目的和要求**】

（1）熟悉急诊科工作质量要求。

（2）熟悉急诊科的主要工作制度。

（3）熟悉急诊科的护理分工及职责。

【**学习地点**】 医院急诊科病房、示教室。

【**学习方法**】

1. 讲解急诊科制度 由急诊科临床带教教师对学生进行集中讲解工作质量要求、主要工作制度及护理分工。

2. 讲解急诊科护士职责 由急诊科各班护士讲解各班护士岗位职责。

【**学习内容**】

（一）急诊科工作质量要求

（1）医护人员应有全心全意为人民服务的医疗态度，有良好的医德和献身精神，工作中热情礼貌、主动周到。

（2）所有抢救工作均要有相应的时间要求。

（3）强调危重病人的抢救成功率。

（4）急诊用医疗仪器、药品要时刻保持性能良好、齐全，有固定的存放位置，处于备用状态，不准随意拿动。要严格执行交接班制度，有专人负责。

（5）各种抢救记录、表格、病历应写清楚、完整、及时真实。

（6）建立常见病、成批伤病员的抢救预案。

（7）抢救组织工作要严密，要井然有序地进行，真正做到人在其位，各尽其责。

（8）积极采取措施，防止各种医护差错事故的发生。

（二）急诊科主要工作制度

1. 急诊预诊分诊制度

（1）预检分诊工作由有经验的高年资护士担任，护士须在 5 分钟内对病人进行处置，判断病情危重程度并确定相应首诊科室，安排病人挂号或进入抢救室，及时通知有关医师尽快接诊。

（2）对患有或疑患呼吸道、肠道等传染病的病人，均应到相应门诊就诊，同时对预检处采取必要的消毒措施。经排除传染病后再进行二次分诊。

（3）必要时，挂号、交款、取药等均可由医护人员或陪伴者代办。（危重病人应先通知医师抢救，后补办手续。）

（4）执行首诊负责制，各有关科室接到分诊护士通知后应及时接诊，不得以任何借口推诿

病人。

（5）遵守绿色通道制度，遇符合绿色通道的病人应立即按急诊绿色通道管理制度执行。遇大批伤病员或突发事件时，应立即报告科主任、医务科或总值班，同时通知相关部门协同抢救。遇涉及法律等问题应向公安部门报告。

（6）对无急诊值班的专科要叫有关专科医生参加会诊。

（7）对不符合急诊条件的病人要作妥善处理，并做好解释工作，不能轻率从事，以免延误病情。

（8）分诊有困难时，应由护士长组织护士共同会诊解决，以提高分诊质量，分诊符合率应在90%以上。亦可请医师协助分诊。

（9）做好各项病人信息登记工作，如病人姓名、性别、年龄、工作单位或家庭住址、接诊时间、初步诊断、去向等。无陪护的病人应及时与家人或单位取得联系。

2. **急诊科工作制度** 急诊室是医院抢救危重病人的地方，是医院体现医疗质量和管理质量的重要部门。为保证急诊室护理工作的高效、迅速，特制订本管理规定。

（1）组织管理要求

1）急诊室的护理人员，必须有救死扶伤的精神，业务水平高，反应迅速敏捷，熟悉各专科知识，技术操作熟练，抢救动作迅速，治疗及时、准确。

2）要有严格的以岗位责任制为核心的各项规章制度，如交接班制度、仪器使用检查保管制度、医生值班制度等。分诊室、抢救室、治疗室、换药室等处的工作人员不得擅离职守。

3）要有健全的院内抢救组织，遇有特殊情况，通过信号系统立即组织人员，赶赴急诊室进行抢救。

4）急诊室工作人员要有严格的时间观念，对病人的接诊时间、抢救时间、治疗时间要争分夺秒，任何人不得延误，否则要追查责任。

（2）业务管理要求

1）急诊室护士的条件：要经过专业训练，能熟练掌握一些常见病症的抢救技能，如心电图机的使用和心脏异常图形的识别、除颤/起搏器的使用、人工呼吸机的使用及简单的排除故障办法、气管插管的使用、心脏骤停的抢救等。

2）抢救定位工作训练：对常见急诊，按抢救内容顺序，规定医师与护士的工作职责，制成文字条款与图片，并经常练习。这样，可在抢救时，有条不紊、准确无误地工作，抢救成功率按标准应达80%～85%。

3）做好分诊预检工作：分诊室护士要掌握急诊就诊标准，分诊准确率应在90%以上，并应认真登记统计，以便总结经验，改进工作。

4）严格执行无菌操作规程，遇有急性传染病人时，应及时做好隔离消毒工作。

3. **急诊抢救制度**

（1）抢救工作在科主任及护士长领导下进行。参加人员必须全力以赴，明确分工，精密配合，听从指挥，坚守岗位。

（2）如遇重大抢救应立即报告医务处（白天）或总值班（夜间），接受医务处的组织、调配及指导。

（3）当抢救病人的医生未到达时，护理人员应立即监测生命体征，严密观察病情，积极抢救。根据病情及时给予吸氧、吸痰、建立静脉通道，必要时立即进行心肺复苏、止血等。并为进一步抢救做准备。

（4）一切抢救工作要做好记录，要及时、准确、清晰、扼要、完整，而且必须注明执行时间。

（5）对病情变化、抢救经过、抢救用药等，要详细、及时记录和交班。口头医嘱在执行时应加以复述，抢救后请医生及时补开医嘱。

（6）病人经抢救后，如病情平稳，应由护士护送至观察室、病房或手术室继续治疗。病情不允许搬动者，应留在急诊监护治疗。

（7）急诊科人员必须熟练掌握各种器械、仪器的性能及使用方法。

（8）做好抢救登记及抢救后的处置工作。

4. 急诊留观制度

（1）不符合住院条件、但病情尚需急诊观察的病人，需有急诊值班医师或门诊医师的医嘱，方可留观察室进行观察。留观时间原则上不超过 72 小时。

（2）办理留观时应提供病人真实姓名、年龄、性别、费用类别（医保、自费），及时交纳费用。医保病人严格履行医保相应流程。

（3）急诊值班医师和护士严密观察病人病情、及时治疗，按时详细认真地进行交接班工作，必要情况应书面记录。急诊值班医师早晚各查房一次，随时查看危重病人，及时修订诊疗计划，按规定格式及时限书写病历，记录病情（包括辅助检查）、处理经过等，必要时请相关专业会诊。急诊科值班护士应主动巡视病人，按时进行诊疗护理并及时记录、反映情况。

（4）值班医师详细了解病人病情，征求病人或家属对诊疗方案的意见，并签署相关知情同意书或于病历中签字确认。

（5）严格执行留观病人登记制度，记录要全面、详细、认真。

5. 急诊科抢救设备管理制度

（1）急救设备应专人管理、保养、维护，并设固定位置放置。

（2）急救设备定期依据保养维修手册进行保养维修。

（3）急救设备应严格依据消毒程序进行消毒清洁。

（4）急救设备在使用过程中必须了解其性能及保养方法，严格遵守操作规程，使用后须经清洁处理，放置在指定的位置，以备下一次使用。

（5）急救设备应经常保持清洁、干燥，各种仪器应按其不同的性能，分开放置，妥善保管。

（6）定期对急救设备的电池进行充电、维护。

（7）急救设备严禁挪作他用、转借他人，因此造成的后果由当事人负全部责任。

6. 出诊抢救制度

（1）凡接到所承担区域内呼救信号时，应由急诊科派出救护车奔赴现场抢救。

（2）抢救车内应配备抢救箱、必要的抢救仪器，有条件的应有心电监测装置，出诊医生、护士、担架员随车出诊。

（3）根据病人情况就地抢救或运送途中抢救。

7. 救护车使用制度

（1）救护车专供抢救运送病人使用，不得调作他用。

（2）司机要轮流值班。

（3）救护车平时停放于急诊科附近，做好检修保养及必要的消毒工作，保证及时使用。

（4）要建立车辆出入登记制度，每次出车均应将出车地点、开车时间、到达时间、到院时间、公里数、耗油等登记清楚。

（5）救护车外出救护应按标准收费。

8. 急诊病人优先服务制度

（1）各诊室或窗口原则上只接待急诊病人，确保"急诊优先"顺利实施。

（2）急诊各科室应做到布局合理，标识醒目，夜间亮灯，方便服务病人。

（3）建立"绿色通道"确保对危重抢救病人实行先诊疗、抢救后缴费、补办手续，避免延误抢救时间。

（4）所有常规检查包括 X 线、B 超以及 CT 检查，实行 24 小时值班制，一般情况下，10 分钟内完成相应项目检查，30 分钟内出具检查报告。

（5）对需要住院病人，各科室应保证急诊病人及时收住入院，确保急诊住院优先措施的落实。

（三）急诊科护理分工及职责

急诊科护理人员应配备专业扎实、技术娴熟、具有一定临床经验、责任心强、服务态度好、身体健康的护士参加急诊护理工作。

1. **分诊护士**　应由富有一定工作经验的护师担任，必须熟练掌握有关急救医学知识，掌握分诊技巧，准确判断病情，完成分诊工作，以利于病人及时诊治。分诊护士主要护士职责如下。

（1）分诊准确，对病人进行分诊登记，根据不同病情给予常规检查。

（2）根据病情的轻、重、缓、急，给予不同处理。

（3）发现传染病人，要及时隔离，做好消毒处理及疫情报告工作。

（4）对所有急诊病人要进行详细登记，已掌握其规律。

（5）维持就诊环境，做好宣教。

2. **抢救护士**　必须熟练掌握各项护理技术操作及技术，坚守岗位，保证所有抢救物品齐全，性能良好，随时处于备用状态，抢救护士主要职责如下。

（1）对急救病人给予迅速安置，根据病情及时进行紧急处理。

（2）正确执行医嘱，与医生密切配合，并做好详细抢救记录。

（3）密切观察病情变化，如有异常，及时处理。

（4）保证所有急救药品及仪器设备随时处于备用状态，用后及时清理、检查、补充。

（5）遇有疑难病例及时讨论分析，逐步提高救治水平。

3. **治疗护士**　必须熟练掌握各项护理技术操作及急救技术，主要职责如下。

（1）负责急诊病人的治疗。

（2）严格执行三查七对制度，防止差错事故的发生。

（3）严格无菌技术操作及消毒隔离制度，防止交叉感染。

（4）做好记录、登记。

（张晓松　贾瑜淑　孙玉倩）

第2章　常见急危重症救护

一、创伤病人的急救与护理

【学习目的和要求】

（1）通过现场教学和病例讨论，学会运用护理程序的方法对创伤病人进行护理评估，并对收集的资料进行分析、整理，列出护理诊断，制定相应的护理计划，实施护理措施。

（2）熟悉多发伤、复合伤、颅脑与胸部创伤、骨关节损伤病人的急救与护理。

【学习地点】　医院急诊科接诊室、抢救室、监护室和示教室。

【学习方法】

1. **选择病例**　由急诊科临床带教教师选择多发伤病例，教师对病例进行集中讲解后，指定4～7人一组问询病史和检查病人，再由教师补充病例的有关资料，若无合适病例，可由教师介绍典型病案。

2. **在示教室进行病例讨论与情景教学**

（1）小组讨论：学生分组对病例的诊断及救护进行讨论后，各组派代表汇报讨论结果，由带教教师给予指导及评价。

（2）角色扮演：学生分别扮演护士和病人，模拟护患交流、查体及对病人或家属进行健康指导等，最后由临床带教教师总结和评价。

【学习内容】

（一）指导学生练习

以多发伤病人护理病例为例，指导学生运用护理程序为病人提供护理。

1. **护理评估**

（1）收集病史：询问目击者或陪送者相关外伤史、外力方向、受伤部位、伤后表现和初期处理。

（2）身体评估：对严重多发伤的早期检查，主要判断有无致命伤，先要注意伤员的神志、面色、呼吸、血压、脉搏、出血等。以迅速确定气道、呼吸、循环等情况。

（3）辅助检查：包括各种常规检查、影像学检查等。

2. **护理诊断**　学会应用PES公式提出护理诊断，用简单确切的术语阐述或描述病人的主要健康问题，例如，体液不足　与大量失血失液有关。

3. **护理目标**　根据护理诊断提出护理目标，期望能达到的结果。例如，病人生命体征可以保持平稳，没有出现并发症等。

4. **急救与护理**

（1）现场急救：包括脱离危险环境、解除呼吸道梗阻、处理活动性出血、处理创伤性气胸、保存好离断肢体、伤口处理、抗休克、现场观察等。

（2）转运途中的救护：力求快速，尽量缩短途中时间、物品的准备，保证途中抢救工作不中断。根据不同的伤情选择合适的体位及搬运方法，注意病情观察。

（3）急诊室救护：保持呼吸道通畅，视病情给予气管插管、人工呼吸、吸氧。紧急情况下可做环甲膜穿刺、气管切开。建立静脉通路，控制出血，抬高出血肢体，对胸部、颅脑、腹部、内脏损伤进行处理。

（二）临床病例讨论及情景教学

1. 病例讨论　一学生收集的病例如下。

病史：病人，男，27岁，主因车祸致全身躯体左侧受累，外伤暴力后 5 小时入院。护理查体：体温 38.0℃，脉搏 150 次/分，呼吸 30 次/分，血压 85/50mmHg，SPO_2 98％。病人躁动不安，双侧瞳孔左/右 4/3mm，对光反射迟钝，双肺呼吸音粗，未闻及明显干、湿性啰音。腹软，全腹散在压痛，双巴氏征（＋）。辅助检查头颅 CT：未见明显出血，考虑弥漫性挫裂伤。全身 CT 示：8～10 肋骨骨折，左胸腔积液，脾周积液，肝脾形态不规则，左侧骨盆骨折，横突骨折。入院诊断：①腹部闭合性损伤，脾挫裂伤。②肠外伤，肺挫伤，左侧血胸？多发肋骨骨折。③颅脑外伤，弥漫性轴系损伤？头部挫裂伤。④眼外伤，左视神经损伤。⑤左侧骨盆骨折，横突骨折。

请讨论：

（1）为避免漏诊，如何对该病人查体？

（2）该病人护理要点有哪些？

2. 情景教学

（1）角色扮演：学生分别扮演护士、病人及家属，模拟多发伤病人的急救过程。

（2）查体：学生相互间练习多发伤病人的全身伤情评估。

（三）护理计划的书写

以上述护理病例为例，书写护理计划单（表6-1）。

表 6-1　护理计划单

护理诊断	护理目标	护理措施	护理评价
体液不足　与大量失血失液有关	病人经过急救后体液能维持平衡，生命体征平稳	• 有效止血后，迅速合理补液 • 准确记录出入量 • 严密观察病情变化 • 遵医嘱准确用药	病人生命体征平稳，体液平衡
疼痛　与创伤、局部炎症反应有关	伤口经过处置后病人自述疼痛减轻	• 受伤处用绷带、夹板、胸带等有效固定、制动 • 疼痛严重者遵医嘱使用镇静、止痛药物 • 保持环境安静，护理操作集中	病人自述疼痛减轻
组织完整性受损　与车祸导致组织器官受损伤、结构破坏有关	病人伤口妥善处理，受损组织逐渐修复	• 开放性伤口保持伤口局部清洁干燥 • 闭合性伤口应抬高伤肢，12 小时内局部冷敷 • 密切观察病情变化	病人伤口愈合
气体交换受损　与肺挫裂伤、胸腔积液及多发肋骨骨折有关	病人气促症状减轻，能够有效通气	• 病情允许后，给予半卧位 • 吸氧 • 胸带固定 • 必要时进行胸腔穿刺及胸腔闭式引流术	病人呼吸困难减轻，能进行有效呼吸

二、急腹症病人的急救与护理

【学习目的和要求】

（1）通过现场教学和病例讨论，学会运用护理程序的方法对急腹症者进行护理评估，并对收集的资料进行分析、整理，列出护理诊断，制定相应的护理计划，实施护理措施。

（2）熟悉急腹症病人的急救与护理，并能较准确地对急腹症病人进行分诊。

【学习地点】　医院急诊科接诊室、抢救室、监护室和示教室。

【学习方法】

1. 选择病例 由急诊科临床带教教师选择急腹症病例，教师对病例进行集中讲解后，指定4～7人一组询问病史和检查病人，再由教师补充病例的有关资料，若无合适病例，可由教师介绍典型病案。

2. 在示教室进行病例讨论与情景教学

（1）小组讨论：学生分组对病例的诊断及救护进行讨论后，各组派代表汇报讨论结果，由带教教师给予指导及评价。

（2）角色扮演：学生分别扮演护士和病人，模拟护患交流、查体及对病人或家属进行健康指导等，最后由临床带教教师总结和评价。

【学习内容】

（一）指导学生练习

以急腹症病人护理病例为例，指导学生运用护理程序为病人提供护理。

1. 护理评估

（1）收集病史：腹痛的病因、开始部位、发生的缓急、性质、腹痛的程度、转变过程及伴随症状。对有生育能力的妇女询问准确的月经史、近期月经开始和终止日期。既往史或手术史等。

（2）身体评估：① 全身情况；② 腹部检查；③ 直肠指检。

（3）查阅病人的检查报告单：包括各种实验室检查、影像学检查等。

2. 护理诊断 学会应用 PES 公式提出护理诊断，例如，疼痛 与腹部炎症刺激腹膜有关。

3. 护理目标 根据护理诊断提出护理目标，期望能达到的结果。例如，病人无感染性休克等并发症发生等。

4. 急救与护理

（1）救治原则：无休克的急腹症病人可选择半卧位或斜坡卧位，发生休克者取休克体位。病情严重者，必须禁食水，必要时胃肠减压。进行补液治疗，纠正水、电解质紊乱和酸碱失衡。应用广谱抗生素。对诊断明确、治疗方案已确定、剧烈疼痛的急腹症病人可用止痛剂，不能用腹部热敷止痛。根据病因对症治疗。必要时手术治疗。

（2）护理重点：稳定病人情绪。密切观察病情。遵循"五禁四抗"原则，"五禁"即禁食水，禁用止痛剂，禁用热敷，禁灌肠及使用泻剂，禁止活动；"四抗"即抗休克，抗感染，抗水、电解质和酸碱失衡，抗腹胀。补液护理。

（二）临床病例讨论及情景教学

1. 病例讨论 一学生收集的病例如下。

病史：病人，男，50岁，骤发剧烈上腹痛，伴腹胀、恶心、呕吐一天。病人于发病当天无明显诱因突然发作剧烈腹痛，初起时觉剑突下偏右呈发作性胀痛，腹痛迅速波及全腹部转成持续性，刀割样剧烈疼痛，并向后背放射，伴恶心、呕吐，吐出胃内容物。发病以来未曾排便及排气，并且不敢翻身也不敢深呼吸，更不敢使腹部受压。12小时前腹痛加重并出现烦躁不安，憋气，伴体温升高遂来急诊。既往无类似腹痛，无溃疡病史。护理查体：体温38.9℃，脉搏110次/分，呼吸32次/分，血压110/80mmHg。全身皮肤及巩膜可疑黄染，全腹膨隆，伴明显肌紧张及广泛压痛，反跳痛。肝浊音界在右第六肋间，移动性浊音（±），肠鸣音弱。白细胞 18.9×10^9/L。卧位腹平片示肠管充气扩张，肠间隙增宽。B超检查：胆囊7cm×3cm×2cm大小，壁厚0.4cm，内有多发强光团，回声后有声影，胆总管直径0.9cm，胰腺形态失常，明显肿大，尤其以胰头、胰体明显，胰周多量液性暗体，胰管增粗。

请讨论：

（1）该病人的诊断及诊断依据是什么？

（2）该病人的急救原则是什么？

2. 情景教学

（1）角色扮演：学生分别扮演护士、病人及家属，模拟急性胰腺炎病人的急救过程。

（2）查体：学生相互间练习急性胰腺炎病人的病情评估。

（三）护理计划的书写

以上述护理病例为例，书写护理计划单（表 6-2）。

表 6-2　护理计划单

护理诊断	护理目标	护理措施	护理评价
疼痛：腹痛　与胰腺及其周围组织炎症、水肿或出血坏死有关	病人入院 3 天后主诉腹痛较前明显缓解	• 病人绝对卧床休息，协助病人取弯腰、屈膝侧卧位 • 禁食水和胃肠减压 • 遵医嘱准确用药 • 心理指导	病人入院 3 天后腹痛较前明显缓解
体温过高　与胰液外渗及胆道炎症有关	病人入院 3 天内体温降至正常范围	• 严密监测病人体温变化 • 遵医嘱给予解热镇痛药物降温治疗 • 遵医嘱给予抑制胰腺分泌药物治疗 • 做好基础护理	病人入院 3 天后体温降至正常范围
潜在并发症：低血容量性休克	病人生命体征平稳，无休克发生	• 严密监测生命体征，注意有无低血容量的表现 • 准确记录 24 小时出入量，作为补液依据 • 禁食水的病人维持有效血容量	病人生命体征平稳，无休克发生

三、有机磷杀虫药中毒病人的急救与护理

【学习目的和要求】

（1）通过现场教学和病例讨论，学会运用护理程序的方法对有机磷杀虫药中毒病人进行护理评估，并对收集的资料进行分析、整理，列出护理诊断，制定相应的护理计划，实施护理措施。

（2）熟悉有机磷杀虫药中毒病人的急救与护理。

【学习地点】　医院急诊科接诊室、抢救室、监护室和示教室。

【学习方法】

1. 选择病例　由急诊科临床带教教师选择有机磷杀虫药中毒病例，教师对病例进行集中讲解后，指定 4～7 人一组询问病史和检查病人，再由教师补充病例的有关资料，若无合适病例，可由教师介绍典型病案。

2. 在示教室进行病例讨论与情景教学

（1）小组讨论：学生分组对病例的诊断及救护进行讨论后，各组派代表汇报讨论结果，由带教教师给予指导及评价。

（2）角色扮演：学生分别扮演护士和病人，模拟护患交流、查体及对病人或家属进行健康指导等，最后由临床带教教师总结和评价。

【学习内容】

（一）指导学生练习

以有机磷杀虫药中毒病人护理病例为例，指导学生运用护理程序为病人提供救治和护理。

1. 护理评估

（1）收集病史：询问病人或家属是否有口服、喷洒有机磷杀虫药的接触史；了解所接触有机

磷杀虫药的种类、剂量、中毒时间、中毒经过和中毒途径。

（2）身体评估：①毒蕈碱样症状：病人是否有平滑肌痉挛和腺体分泌增加的 M 样症状；②烟碱样症状：评估病人是否出现面、眼睑、舌、四肢和全身横纹肌纤维颤动，甚至全身肌肉发生强直性痉挛等 N 样症状；③中枢神经系统症状：评估病人有无头晕、头痛、疲乏、共济失调、烦躁不安、谵妄、抽搐和昏迷等表现。

（3）查阅病人的检查报告单：包括全血胆碱酯酶活力测定等。

2．护理诊断　学会应用 PES 公式提出护理诊断，例如，清理呼吸道无效　与腺体分泌增加有关。

3．护理目标　根据护理诊断提出护理目标，期望能达到的结果。例如，经过抢救用药后，病人腺体分泌减少，呼吸道通畅等。

4．急救与护理

（1）救治原则：①迅速清除毒物：立即脱离中毒现场，脱去污染衣物。用生理盐水或肥皂水彻底清洗。口服中毒者用清水、2％碳酸氢钠溶液或 1：5000 高锰酸钾溶液（对硫磷忌用）反复洗胃。②解毒剂的应用：阿托品应早期、足量、反复给药直到病人出现"阿托品化"表现，即瞳孔较前扩大、颜面潮红；皮肤干燥、腺体分泌物减少、无汗、口干、肺部啰音减少；心率增快。③对症治疗。

（2）护理重点：①严密观察病人生命体征及神志瞳孔的变化；注意用药后的观察及护理。②保持呼吸道通畅，及时清除呼吸道分泌物。③尽早、彻底、反复的洗胃，直至洗出液澄清无味为止。④对病人做好心理护理。

5．护理评价　对救护过程进行评价。例如，经过抢救用药后，病人腺体分泌减少，呼吸道通畅，生命体征平稳。

（二）临床病例讨论及情景教学

1．病例讨论　一学生收集的病例如下。

病史：病人，女，35 岁，昏迷 1 小时。病人 1 个小时前因与家人不和，自服药水 1 小瓶，家人发现后 5 分钟病人腹痛、恶心，并呕吐一次，吐出物有大蒜味，逐渐神志不清，病后大小便失禁，出汗多。护理查体：体温 36.5℃，脉搏 60 次/分，呼吸 30 次/分，血压 110/80mmHg，平卧位，神志不清，呼之不应，压眶上有反应，皮肤湿冷，肌肉颤动，巩膜不黄，瞳孔针尖样，对光反射弱，口腔流涎，肺叩诊音清，两肺较多哮鸣音和散在湿性啰音，心界不大，心率 60 次/分，律齐。

请讨论：

（1）该病人的诊断及诊断依据是什么？

（2）该病人护理要点有哪些？

2．情景教学

（1）角色扮演：学生分别扮演护士、病人及家属，模拟有机磷杀虫药中毒病人的急救过程。

（2）查体：学生相互间练习有机磷杀虫药中毒病人的病情评估。

（三）护理计划的书写

以上述护理病例为例，书写护理计划单（表 6-3）。

表 6-3　护理计划单

护理诊断		护理目标	护理措施	护理评价
清理呼吸道无效	与腺体分泌增加有关	经过抢救用药后，病人腺体分泌减少，呼吸道通畅	• 保持呼吸道通畅，及时清除呼吸道分泌物 • 遵医嘱准确使用阿托品，抑制腺体分泌	病人腺体分泌减少，呼吸道通畅

续表

护理诊断	护理目标	护理措施	护理评价
意识障碍：昏迷　与有机磷农药中毒有关	病人意识障碍无加重	• 严密监测生命体征及意识、瞳孔变化 • 准确记录出入量 • 做好基础护理 • 遵医嘱准确用药 • 遵医嘱清水反复洗胃	病人意识障碍无加重
排便形态改变：失禁　与意识丧失及腺体分泌增加有关	病人可以自行控制排便	• 做好基础护理，排便后及时清理 • 遵医嘱准确使用解毒剂 • 严密观察病人病情变化	病人自己可以控制排便

四、急性心肌梗死病人的急救与护理

【学习目的和要求】

（1）通过现场教学和病例讨论，学会运用护理程序的方法对急性心肌梗死病人进行护理评估，并对收集的资料进行分析、整理，列出护理诊断，制定相应的护理计划，实施护理措施。

（2）熟悉急性心肌梗死病人的急救与护理。

【学习地点】　医院急诊科接诊室、抢救室、监护室和示教室。

【学习方法】

1. 选择病例　由急诊科临床带教教师选择急性心肌梗死病例，教师对病例进行集中讲解后，指定4～7人一组询问病史和检查病人，再由教师补充病例的有关资料，若无合适病例，可由教师介绍典型病案。

2. 在示教室进行病例讨论与情景教学

（1）小组讨论：学生分组对病例的诊断及救护进行讨论后，各组派代表汇报讨论结果，由带教教师给予指导及评价。

（2）角色扮演：学生分别扮演护士和病人，模拟护患交流、查体及对病人或家属进行健康指导等，最后由临床带教教师总结和评价。

【学习内容】

（一）指导学生练习

以急性心肌梗死病人护理病例为例，指导学生运用护理程序为病人提供护理。

1. 护理评估

（1）收集病史：评估病人的年龄、性别、职业；是否喜爱体育运动；有无高脂血症、高血压病、糖尿病、吸烟、肥胖等危险因素。此次胸痛发作的特征，尤其是其剧烈程度、持续时间，有无伴随症状，是否伴有心律失常、休克或心力衰竭等。

（2）身体评估：主要观察生命体征、心率、心律、心音变化，有无奔马律、心脏杂音及肺部湿性啰音等。

（3）查阅病人的检查报告单：包括心电图动态变化、心肌酶、电解质、血糖、血脂等。

2. 护理诊断　学会应用PES公式提出护理诊断，例如，疼痛　与心肌缺血坏死有关。

3. 护理目标　根据护理诊断提出护理目标，期望能达到的结果。例如，病人胸闷、胸痛症状减轻或消失，生命体征保持平稳，没有出现并发症等。

4. 护理措施

（1）紧急处理：疑为心肌梗死病人，立即平卧休息，经鼻导管或面罩给氧，镇静，遵医嘱准确用药。

（2）严密观察病情：并发症的观察，预后的评估，溶栓治疗的监测。

（3）减轻疼痛：遵医嘱及时使用止痛剂。

（4）休息和活动：急性期 12 小时内病人应绝对卧床休息，若无并发症，24 小时可鼓励病人在床上行肢体活动；若无低血压，第 3 天就可在病房内走动；第 4～5 天逐步增加活动直至每天 3 次步行 100～150m。保持病室安静。

（5）饮食护理：发病第一天进流食，后改为半流质饮食。宜食清淡易消化饮食，少食多餐。限制盐的摄入，每日 2g。

（6）排便护理：避免排便时用力，使心率加快，心脏负荷加重。

（二）临床病例讨论及情景教学

1. 病例讨论　一学生收集的病例如下。

病史：病人，男，52 岁，胸闷、胸痛 3 天，近一周有受凉后感冒，咳嗽、咳痰。护理查体：体温 36.4℃，脉搏 52 次/分，呼吸 18 次/分，血压 86/60mmHg。辅助检查：ECG 提示急性下壁心肌梗死；今晨发作时心电图可见广泛心前区导联 ST 段弓背向上抬高伴 T 波倒置，Ⅱ、Ⅲ、aVF 导联可见 ST 段弓背向上抬高伴 Q 波形成，V5R 导联可见 ST 段弓背向上抬高。

请讨论：

（1）该病人的诊断及诊断依据是什么？

（2）如何进行溶栓疗效观察？

2. 情景教学　角色扮演：学生分别扮演护士、病人及家属，模拟急性心肌梗死病人的急救过程。

（三）护理计划的书写

以上述护理病例为例，书写护理计划单（表 6-4）。

表 6-4　护理计划单

护理诊断	护理目标	护理措施	护理评价
疼痛：胸痛　与心肌缺血坏死有关	病人主诉疼痛程度减轻或消失	• 病人绝对卧床休息，保持环境安静 • 鼻导管给氧 • 给予病人清淡易消化饮食 • 遵医嘱准确用药 • 给予病人心理安慰	病人主诉疼痛程度减轻或消失
活动无耐力　与心肌氧的供需失调有关	能主动参与制定活动计划并按要求进行活动。主诉活动耐力增强，活动后无不适反应	• 依据病人病情与病人及其家属共同制定适合病人的运动处方 • 向病人及其家属讲解合理运动的重要性 • 开始康复训练时，以不引起任何不适为度	能主动参与制定活动计划并按要求进行活动。主诉活动耐力增强，活动后无不适反应
有便秘的危险　与进食少、活动少，不习惯床上排便有关	能描述预防便秘的措施，不发生便秘	• 进食富含纤维素的食物 • 适当腹部按摩促进肠蠕动 • 排便时提供隐蔽条件 • 出现排便困难，应立即告知医护人员	能描述预防便秘的措施，不发生便秘
潜在并发症：猝死	致命性心律失常能被及时发现，不发生猝死	• 急性期严密心电监测，及时发现心率及心律的变化 • 监测电解质和酸碱平衡状况 • 准备好急救药物和抢救设备	致命性心律失常能被及时发现，不发生猝死
潜在并发症：心力衰竭	能自觉避免诱发心力衰竭的因素，不发生心力衰竭	• 严密观察病情变化 • 避免情绪激动、饱餐、用力排便等可加重心脏负担的因素 • 一旦发生心力衰竭，配合医生积极抢救	能自觉避免诱发心力衰竭的因素，不发生心力衰竭

（贾瑜淑　张为佳　孙玉倩）

第3章　常见监测技术

一、心电监测

【学习目的和要求】

（1）通过床边教学和使用，学会床旁心电监护仪的使用。

（2）熟悉心电监护仪的应用范围和临床意义。

（3）实践过程中了解心电监护仪常见类型和常用维护保养技术。

【学习地点】　医院急诊科、示教室和实验室。

【学习方法】

1. **选择病例**　由急诊科临床带教教师选择临床心电监护的病例，教师对监护使用的注意事项进行集中讲解后，指定 4～7 人一组讨论现有波形代表的意义，再由教师补充病例的有关资料，若无合适病例，可由教师介绍典型病案。

2. **在示教室进行病例讨论与情景教学**

（1）小组讨论：学生分组对常见的应用范围和波形进行讨论。

（2）角色扮演：学生分别扮演护士和病人，模拟对病人进行心电监护及对病人或家属进行健康指导等，最后由临床带教教师总结和评价。

【学习内容】

（一）常见类型和功能

心电监护系统：常见于重症监护病房，由一台中央监护仪和多台床旁监护仪组成，用于检测生命体征（如图 6-1），临床上使用的有多种型号。床旁监护仪的信号通过导线、电话线或者遥控传到中央监护仪，观察者在重要监护仪上可同时查看多个病人的情况。功能：① 显示、记录和打印即刻的心电图波形和心率；② 心率上、下限的报警设置，部分监护仪具有心电图分析功能，当出现早搏等异常情况下均可自动报警和打印；③ 图像冻结功能：可提供即刻时间的波形，观察和分析提供便利；④ 提供 24 小时的波形和记录；⑤ 配备高的监护仪对于异常的波形，例如 T 波的改变也会自动报警和提示心律失常等相关内容。应用对象：各种重症病人。

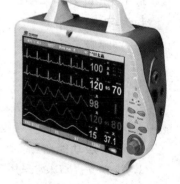

图 6-1　PM-8000 便携式
多参数监护仪

（二）导联的选择

连接方式：一般 3～5 只电极不等，目前临床最常用 3 只导联连接方法（CM 导联）。导联的安置方法如表 6-5 所示。

表 6-5　CM 导联的安置方法

标准肢体导联	正极	负极	无关电极
Ⅰ	左上肢（LA）	右上肢（RA）	左下肢（LF）
Ⅱ	左下肢（LF）	右上肢（RA）	左上肢（LA）
Ⅲ	左下肢（LF）	左上肢（LA）	右上肢（RA）

（三）维护与保养

1. **基本要求**　监护仪置放固定位置，通风，避免阳光直射。由主班护士每天对心电监护仪进行测试并做好记录。导联线不能弯曲过度防止导联线断裂，血氧饱和度探头避免硬物磕碰。

2. 心电监护仪测试流程　①各导线有无破损；②开机自检；③测试心电、血氧、血压；④做好记录。

3. 清洁的步骤　①关闭电源。②清洁用 75% 乙醇擦拭主机外面、显示屏幕、电缆和传感器并用清洁的布揩干，每天 1 次。③用 1∶50 的 84 消毒液浸泡袖带 30 分钟，清水漂洗干净在空气中晾干备用，每周 1 次。

二、呼吸功能监测

【学习目的和要求】

(1) 通过床边教学，了解临床呼吸功能监测的常用方法。

(2) 熟悉呼吸功能监测常用指标和临床意义。

(3) 实践过程中能够理解氧离曲线的含义。

【学习地点】　医院急诊科、示教室和实验室。

【学习方法】

1. 选择病例　由重症医学科临床带教教师选择临床呼吸功能异常的病例，教师对呼吸运动的观察、类型、肺通气、动脉血气分析等情况进行讲解后，指定 4～7 人一组讨论呼吸型态代表的意义，再由教师补充病例的有关资料，若无合适病例，可由教师介绍典型病案。

2. 在示教室进行病例讨论与情景教学

(1) 小组讨论：学生分组对呼吸运动的观察、类型、肺通气、动脉血气分析、呼吸机种类、参数和氧离曲线的意义进行讨论。

(2) 角色扮演：学生分别扮演护士和病人，模拟对病人进行呼吸机监护及对病人或家属进行健康指导等，由 1～2 名学生介绍各项参数的意义，最后由临床带教教师总结和评价。

【学习内容】

(一) 呼吸运动的观察

1. 频率　即每分钟的呼吸次数。正常成人 10～18 次/分，小儿的呼吸频次随年龄增加而减少，新生儿约为 40 次/分，1 岁时约为 25 次/分。

2. 临床常见的异常呼吸的类型　包括：①哮喘性呼吸；②紧促式呼吸；③不规则呼吸；④叹息样呼吸；⑤蝉鸣样呼吸；⑥鼾音呼吸；⑦点头样呼吸；⑧潮式呼吸。

(二) 呼吸功能监测

1. 肺容量　临床常采用呼吸机进行床旁实时监测，常用的参数是潮气量和肺活量，必要时也进行残气量的监测。

(1) 潮气量 (VT)：潮气量＝肺泡通气量/呼吸频率－无效通气量。

(2) 肺活量 (VC)：正常成人一次肺活量为 30～70ml/kg，VC≥15ml/kg 视为撤机指标之一。

(3) 肺泡通气量 (VA)：即为通气量中进入肺泡的通气量，也叫有效通气量。

(4) 功能残气量 (FRC)：指平静呼吸后肺内残留的气量，正常成人残气量占肺活量的 20%～30%。

2. 肺通气功能测定　包括每分通气量、每分钟肺泡通气量、最大通气量、时间肺活量、生理无效腔等。

3. 脉搏血氧饱和度监测 (SPO_2)　临床上常通过监测病人的血氧饱和度来判断病人的氧

供情况。正常值：96%～100%。

4.**动脉血气分析**　临床上最常见的监测氧分压和二氧化碳分压的手段。

三、脑功能监测

【学习目的和要求】

（1）通过床边教学，了解脑功能监测的常用方法。

（2）熟悉脑功能监测常用指标和临床意义。

【学习地点】　医院神经外科病房、示教室和实验室。

【学习方法】

1.**选择病例**　由神经外科临床带教教师选择临床脑功能异常的病例，教师对脑功能的常用方法进行讲解后，可由教师介绍典型病案，再带学生至床头查看病人，现场讲解各种检测方法的意义和注意事项。

2.**在示教室进行病例讨论与情景教学**

（1）小组讨论：学生分组对脑功能监测的分类和意义进行讨论。

（2）角色扮演：学生分别扮演护士和病人，模拟对进行颅内压监测的病人家属进行健康指导，最后由临床带教教师总结和评价。

【学习内容】

神经系统检测方法可分为电生理监测和血流监测。昏迷指数也能客观反映颅脑损伤的严重程度，可信度高；临床常用的还包括以下几项指标。

（一）颅内压监测

1.**颅内压**　正常成人平卧安静状态为 10～15mmHg（1.33～2kPa），15～20mmHg（2～2.7kPa）为轻度增高，20～40mmHg（2.7～5.3kPa）为中度增高，>40mmHg（>5.3kPa）为重度增高。

2.**分类**　可分为：①光导纤维颅内压测定；②脑室内测压；③硬膜外测压；④腰部蛛网膜下隙测压。此外，在蛛网膜下隙和脑室间出现阻塞的情况下，显示的压力不能正确反映颅内压。

3.**颅内压监测的适应证**

（1）常见于脑水肿、脑脊液循环不畅、脑脊液分泌过多、颅脑外伤、颅内感染等原因引起的进行性颅内压升高，用于脑室测定和脑脊液引流。

（2）见于各种原因颅脑术后的脑水肿或颅内压改变，用于颅内压测定。

（3）见于重度颅脑损伤等需要使用机械辅助呼气末正压通气的情况，用于颅内压测定。

（二）脑电图监测

脑电图监测原理：将导联放在头皮的相应位置，通过脑电图检测仪，将脑部的生物电放大100 万倍，记录脑电活动的频率、振幅和波形，不同的频率、振幅和波形提示不同的疾病性质和范围。常用于各种脑部疾病的辅助检查。

（三）脑血流图监测

目前常用的脑血流监测装置有脑电阻、Doppler 血流检测仪等。

1.**脑电阻检查**　原理：通过仪器记录主动脉压波向脑血管传递的容积脉搏波。头部阻抗波2/3 来自颅内血流，1/3 来自颅外血流，所以脑电阻主要受颅内动脉血流的影响，也主要反映脑血管的充盈程度、动脉壁弹性和血流动力学变化，侧面反映脑血管和脑功能。

2. Doppler 血流检测　原理：将探头放置于所测位置，通过超声发射位相和折返音频的变化，来判断血流方向和速度，评估脑功能。国外研究显示，Doppler 血流检测和血管造影检查结果的一致率超过 90%。

3. 其他方法　脑地形图、脑诱发电位、CT、MRI 等检查；其中 CT、MRI 是常规的检查手段。

四、肾功能监测

【学习目的和要求】

(1) 通过床边教学，了解临床常用的肾功能检测的常用指标和意义。

(2) 熟悉常用指标的正常值。

【学习地点】　医院泌尿外科病房、示教室和实验室。

【学习方法】

1. 选择病例　由泌尿外科临床带教教师选择临床病例，教师对病人使用的监测手段进行集中讲解后，带学生至床旁查看病人情况，再由学生补充现有检查的意义。

2. 在示教室进行病例讨论与情景教学

(1) 小组讨论：学生分组对常见的肾功能监测手段和意义进行讨论。

(2) 角色扮演：学生分别扮演护士和病人，模拟对肾功能不全病人进行肾功能监测前的饮食指导和注意事项的宣教，最后由临床带教教师总结和评价。

【学习内容】

(一) 尿量

临床上最常用的肾功能检测的指标，分为每小时尿量和 24 小时尿量。24 小时尿量 1500～2000ml。若每小时尿量小于 30ml，提示肾血流灌注不足；若 24 小时尿量小于 400ml，提示少尿、肾功能损害；若 24 小时尿量小于 100ml，提示尿闭、肾衰竭。

(二) 尿浓缩-稀释功能

1. 尿比重　正常值 1.015～1.025，最高尿比重和最低之差不小于 0.009。昼夜尿量之比为 (3～4)∶1；夜间尿量应该小于 750ml。

2. 临床意义　夜间尿量应该大于 750ml，提示可能存在肾功能不全。昼夜尿量接近，比重低于 1.018，提示肾浓缩功能减弱。当尿比重持续降低至 1.010 左右时，提示可能存在慢性肾炎、原发性高血压、肾动脉硬化等疾病。

(三) 血尿素氮（BUN）

1. 正常值和原理　正常值 8～20mg/dl，是体内蛋白质的代谢产物，正常情况下，在肝脏合成，在肾小球可自由滤过，大部分被重吸收，因此，可反映肾小球的滤过功能和重吸收功能。

2. 临床意义　BUN 含量升高常见于以下情况：① 高蛋白饮食、胃肠道出血、分解代谢加速等情况下（外伤、败血症等）；② 肾脏本身疾病：慢性肾炎、肾血管破裂等，轻度肾功能损害时变化不明显或者可无变化，当变化明显时，已有 60%～70% 肾单位出现了功能损害；③ 肾前或者肾后的原因继发性引起：脱水、循环衰竭、尿路结石、前列腺肥大等。

(四) 血肌酐

1. 正常值　1～2mg/dl。

2. 临床意义　肌酐是肌肉代谢的产物，经肾小球滤过后排出体外，各种类型的肾功能不全时，血肌酐均升高明显。

（五）内生肌酐清除率

内生肌酐清除率是指肾脏单位时间内将若干容积血浆中的内生肌酐全部清除出去。

1. 计算方法

（1）24 小时法：病人低蛋白饮食 3 天，从第 4 天开始收集 24 小时尿量，尿中加入防腐剂甲苯 4～5ml；第 4 天采血测定血浆中内生肌酐的浓度。24 小时内生肌酐清除率＝尿肌酐（mg/dl）× 24 小时尿量（L）/血肌酐浓度（mg/dl）。

（2）4 小时法：方法同 24 小时，收集试验当日晨起后 4 小时内的尿量。

2. 正常值　80～100ml/min。

3. 临床意义　内生肌酐清除率降低至 80％以下，提示肾小球滤过率已下降；30ml/min 以下提示重度损伤；多数急性和慢性的肾小球疾病均可出现内生肌酐清除率降低。

（六）酚红排泄率

原理：酚红和血浆蛋白结合，主要经过肾脏排出（约 95％），测定单位时间内的酚红排出量，可以反映肾小管的排泄功能，由于肾的排泌量受肾血流量的影响，所以，没有特异性。儿童的排泄率高于成人，老人的排泄率低于年轻人。

1. 正常值　正常成年人 15 分钟的排泄率在 25％～50％，60 分钟的排泄率在 50％～75％，120 分钟的排泄率在 55％～85％。

2. 临床意义　肾功能损害后，酚红的排泄率将相应下降，若成人 15 分钟的排泄率低于 12％，2 小时低于 55％，则提示轻度肾功能损害。若 2 小时排泄总量小于 39％，则提示中度肾功能损害；若 2 小时排泄总量小于 24％，则提示重度肾功能损害；若 2 小时排泄总量小于 10％，则提示极重度肾功能损害。

（黄海玲　孙玉倩）

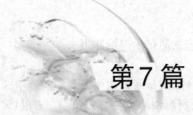

第7篇 五官科护理学临床见习实习内容

第1章 外眼及眼表疾病病人的护理

一、眼睑、泪器疾病病人的护理

【学习目的和要求】

(1) 通过床边教学和病例讨论，学会运用护理程序方法对眼睑、泪器疾病病人进行护理评估，并对收集的资料进行分析、整理，列出护理诊断，制订相应的护理计划，实施护理措施。

(2) 熟悉睑腺炎、睑板腺囊肿、睑缘炎、睑内翻与倒睫、睑外翻与眼睑闭合不全、泪囊炎的临床表现；掌握睑腺炎、睑板腺囊肿、睑缘炎、睑内翻与倒睫、睑外翻与眼睑闭合不全、泪囊炎的护理措施。

(3) 实践过程中能够体现出关心、爱护病人的良好医德和团结协作精神。

【学习地点】 医院眼科门诊、病房、示教室和实验室。

【学习方法】

1. 选择病例 由眼科临床带教教师选择睑腺炎、睑板腺囊肿等病例，教师对病例进行集中讲解后，指定4~7人一组询问病史和检查病人，再由教师补充病例的有关资料，若无合适病例，可由教师介绍典型病案。

2. 在示教室进行病例讨论与情景教学

(1) 小组讨论：学生分组对病例的诊断、治疗及护理措施进行讨论后，各组派代表汇报讨论结果，由带教教师给予指导及评价。带教教师应通过临床具体病例教学，培养学生的临床思维和独立思考的能力，注意引导学生抓住问题的实质，纠正不正确的观点，提出正确的观点。

(2) 角色扮演：学生分别扮演护士和病人，模拟护患交流、查体及对病人或家属进行健康指导等，最后由临床带教教师总结和评价。

【学习内容】

(一) 指导学生练习

以睑腺炎病人护理病例为例，指导学生运用护理程序方法为睑腺炎病人提供护理。

1. 护理评估

(1) 收集病史：睑腺炎是常见的眼睑腺体的急性化脓性炎症，俗称麦粒肿。多发生在儿童及青少年；内睑腺炎是睑板腺感染，外睑腺炎是睫毛毛囊或附属皮脂腺、汗腺的感染；睑腺炎病人表现为眼睑充血、肿胀。向病人询问：有无糖尿病、睑缘炎等病史，询问眼睑肿痛的时间、程度、有无全身症状，了解用眼卫生情况及治疗情况，有无针挑或挤压。

(2) 身体评估：检查眼睑肿痛的位置、程度、持续时间、有无发热、寒战等全身症状，有无耳前淋巴结肿大。

（3）辅助检查：分泌物培养、血常规等。

2. 护理诊断

（1）学会应用 PES 公式提出护理诊断，用简单确切的术语阐述或描述病人的主要健康问题。例如，急性疼痛　与睑腺炎症反应有关；知识缺乏，缺乏自我护理知识。

（2）潜在并发症是各种原因造成的并发症。例如，潜在并发症：眼睑蜂窝织炎、海绵窦脓毒血栓。

3. 护理目标　根据护理诊断提出护理目标，期望能达到的结果。例如，病人疼痛恐惧逐渐减轻直至消失；掌握睑腺炎的护理知识；未出现并发症等。

4. 护理措施

（1）指导病人热敷：①气热敷，将一层消毒纱布覆盖在装满开水的保温瓶上，患眼由远及近慢慢靠近瓶口，同时用干净的双手围成筒状，使热气集中于眼部，以到达能够接受的温度距离进行治疗，时间为 15～20 分钟；②干热敷，2/3 容量的 40℃热水袋外裹多层消毒纱布，直接置于患眼，时间为 15～20 分钟；③湿热敷，患眼涂上凡士林或消炎眼药膏，将消毒的湿热纱布拧干，温度凉致病人可以接受的温度后盖于患处，5～10 分钟更换一次纱布，每次更换 2～4 遍，时间为 15～20 分钟。

（2）指导病人使用眼药水、眼药膏，方法见本篇第 7 章。

（3）对脓肿成熟者切开引流，同时监测体温、血常规、分泌物标本结果。

（4）健康指导：告知病人如果脓肿未成熟切勿挤压或针挑；鼓励病人养成良好的卫生习惯；认识治疗慢性结膜炎、睑缘炎、屈光不正等原发病的重要性；指导糖尿病病人控制血糖。

（二）临床病例讨论及情景教学

1. 病例讨论　一学生收集的病例如下。

病史：病人，女，15 岁，因右眼睑肿胀疼痛两天来门诊就诊。既往体健，否认外伤史及慢性病史。眼科体检：体温 36.5℃，脉搏 90 次/分，呼吸 20 次/分，血压 110/70mmHg。双眼视力 0.8，矫正视力 1.0。诉右眼睑疼痛。查体：右眼睑皮肤肿胀，扪及硬结，结膜轻度充血，角膜透明，其余（一）。

请讨论：

（1）该病人的诊断及诊断依据是什么？

（2）护理措施有哪些？

（3）应如何对该病人进行健康指导？

2. 情景教学

（1）角色扮演：学生分别扮演护士、病人及家属，模拟病人入院、查体时的护患沟通与交流，模拟向病人及家属进行健康指导时的沟通与交流等。

（2）查体及操作：学生间相互练习视力检查法、眼睑翻转法、眼前节的检查，并用语言描述检查结果。

（三）护理计划的书写

以上述护理病例为例，书写护理计划单（表 7-1）。

表 7-1　护理计划单

护理诊断	护理目标	护理措施	护理评价
急性疼痛　与睑腺炎症有关	疼痛减轻直至消失	• 采用气热敷、干热敷、湿热敷等方法进行局部热敷 • 必要时进行脓肿切开，给予相应护理	疼痛减轻，引流后疼痛消失

续表

护理诊断	护理目标	护理措施	护理评价
知识缺乏	病人能复述睑腺炎的护理知识	• 向病人讲解睑腺炎的病因、治疗要点和护理方法等相关内容 • 向病人讲解养成良好卫生习惯对于预防睑腺炎的重要性	病人掌握睑腺炎的护理知识

二、结膜、角膜疾病病人的护理

【学习目的和要求】

（1）通过床边教学和病例讨论，学会运用护理程序方法对结膜、角结膜疾病病人进行护理评估，并对收集的资料进行分析、整理，列出护理诊断，制订相应的护理计划，实施护理措施。

（2）熟悉细菌性、病毒性、免疫性结膜炎的病因、治疗要点和辅助检查；细菌性、病毒性、真菌性角膜炎症的临床表现及护理措施。

（3）实践过程中能够体现出关心、爱护病人的良好医德和团结协作精神。

【学习地点】　医院眼科门诊、病房、示教室和实验室。

【学习方法】

1. 选择病例　由眼科临床带教教师选择急性细菌性结膜炎病例，教师对病例进行集中讲解后，指定4～7人一组询问病史和检查病人，再由教师补充病例的有关资料，若无合适病例，可由教师介绍典型病案。

2. 在示教室进行病例讨论与情景教学

（1）小组讨论：学生分组对病例的诊断、治疗及护理措施进行讨论后，各组派代表汇报讨论结果，由带教教师给予指导及评价。

（2）角色扮演：学生分别扮演护士和病人，模拟护患交流、查体及对病人或家属进行健康指导等，最后由临床带教教师总结和评价。

【学习内容】

（一）指导学生练习

以急性细菌性结膜炎病人为例，指导学生运用护理程序方法为病人提供护理。

1. 护理评估

（1）收集病史：急性细菌性结膜炎是由细菌所致的急性结膜炎症的总称。向病人询问有无异物感、烧灼感、眼痒、畏光、流泪；有无传染性眼病接触史，用眼卫生情况等。

（2）身体评估：检查结膜充血、水肿的程度，有无结膜下出血，分泌物性状和量，均要详细记录。

（3）辅助检查：包括结膜分泌物涂片及结膜刮片，细菌培养、药敏试验结果等。

2. 护理诊断

（1）学会应用PES公式提出护理诊断，用简单确切的术语阐述或描述病人的主要健康问题。例如，急性疼痛　与结膜炎累及角膜有关；有传播感染的危险　与细菌性结膜炎的传染性质有关。

（2）潜在并发症是各种原因造成的并发症。例如，潜在并发症：角膜炎、溃疡和穿孔。

3. 护理目标　根据护理诊断提出护理目标，期望能达到的结果。例如，病人自觉疼痛症状减轻或消失；无角膜炎、溃疡和穿孔等并发症发生；病人能够自觉消毒隔离，无交叉感染发生。

4. 护理措施

(1) 进行结膜囊冲洗，方法见第7章。

(2) 用药护理：注意急性期、慢性期的点眼频率，一般急性期15～30分钟点眼一次，闭眼休息超过半小时即可涂眼膏；急性症状缓解后可1～2小时点眼一次。

(3) 禁忌包封患眼，以防分泌物排出不畅；分泌物送检细菌培养及药物敏感试验；局部冷敷缓解疼痛，佩戴太阳镜可减少光线刺激。

(4) 严密观察病情变化，观察角膜症状，谨防角膜炎等并发症。

(5) 预防消毒与隔离：注意洗手和个人卫生，勿进入公共场所，以免交叉感染；接触过眼分泌物的物品设备要及时消毒，敷料应烧毁；双眼患病者，一人一瓶眼药；单眼患病者，一眼一瓶眼药，做检查时要先查健眼再查患眼。

(6) 健康指导：向病人讲解家庭预防的重要性，一人一巾一盆；淋菌性尿道炎病人便后立即洗手，所接触物品常规消毒；淋球菌性尿道炎孕妇须在产前治愈。未治愈者，婴儿出生后立即用1％硝酸银、青霉素滴眼，0.5％四环素眼膏或红霉素药膏涂眼预防。

(二) 临床病例讨论及情景教学

1. 病例讨论　一学生收集的病例如下。

病史：病人，男，27岁，因双眼异物感、疼痛，伴大量分泌物就诊。主诉：两天前去公共游泳池游泳后逐渐感到眼烧灼感、异物感、疼痛，畏光，流泪，伴大量分泌物，尤以早晨为甚。既往体健、无结核或肝炎病史、无精神病或高血压病史。护理查体：视力，OD 0.9、OS 1.0。双眼睑轻度肿胀，结膜中度充血、水肿，结膜囊内大量脓性分泌物，角膜透明。

请讨论：

(1) 该病人的诊断及诊断依据是什么？

(2) 进一步的护理措施包括哪些？

2. 情景教学

(1) 角色扮演：学生分别扮演护士、病人及家属，模拟病人入院、体检时的护患沟通与交流，模拟向病人及家属进行健康指导时的沟通与交流等。

(2) 查体及操作：学生间相互练习眼部检查方法，并用语言描述。

(三) 护理计划的书写

以上述护理病例为例，书写护理计划单（表7-2）。

表7-2　护理计划单

护理诊断	护理目标	护理措施	护理评价
急性疼痛　与结膜炎累及角膜有关	病人自觉疼痛症状减轻或消失	• 进行结膜囊冲洗 • 正确点眼药水及眼膏：急性期15～30分钟点眼一次，急性症状缓解后可1～2小时点眼一次，夜间涂眼膏 • 冷敷，避光，外出时佩戴太阳镜	病人自觉疼痛症状减轻或消失
有传播感染的危险	病人能够自觉消毒隔离，无交叉感染发生	• 急性感染期实行严密的消毒隔离措施，嘱病人勿进入公共场所 • 接触过眼分泌物的物品设备要及时消毒，敷料应烧毁 • 向病人讲解家庭预防的重要性，要做到一人一巾一盆	无交叉感染的发生

（郝　晶）

第2章　内眼疾病病人的护理

一、白内障病人的护理

【学习目的和要求】

（1）通过床边教学和病例讨论，学会运用护理程序方法对白内障病人进行护理评估，并对收集的资料进行分析、整理，列出护理诊断，制订相应的护理计划，实施护理措施。

（2）熟悉白内障的分类及临床表现，掌握白内障病人的术前、术后护理措施。

（3）实践过程中能够体现出关心、爱护病人的良好医德和团结协作精神。

【学习地点】　医院眼科病房、示教室和实验室。

【学习方法】

1. 选择病例　由眼科临床带教教师选择年龄相关性白内障病例，教师对病例进行集中讲解后，指定4～7人一组询问病史和检查病人，再由教师补充病例的有关资料，若无合适病例，可由教师介绍典型病案。

2. 在示教室进行病例讨论与情景教学

（1）小组讨论：学生分组对病例的诊断、治疗及护理措施进行讨论后，各组派代表汇报讨论结果，由带教教师给予指导及评价。带教教师应通过临床具体病例教学，培养学生的临床思维和独立思考的能力，注意引导学生抓住问题的实质，纠正不正确的观点，提出正确的观点。

（2）角色扮演：学生分别扮演护士和病人，模拟护患交流、查体及对病人或家属进行健康指导等，最后由临床带教教师总结和评价。

【学习内容】

（一）指导学生练习

以年龄相关性白内障病人护理病例为例，指导学生运用护理程序为病人提供护理。

1. 护理评估

（1）收集病史：年龄相关性白内障又称老年性白内障，是临床最常见的白内障类型，常双眼发病，可有先后，程度多不同，以无痛性、渐进性视力下降为主要症状。向病人询问：视力下降的时间、程度、发展快慢、治疗情况；了解有无糖尿病、高血压、心血管疾病和其他家族史，有无泪囊炎等；了解有无焦虑及恐惧心理，病人及家庭的经济状况和社会支持情况。

（2）身体评估：检查视力、眼前节、后节；了解晶状体浑浊程度，了解视网膜黄斑及视神经功能；通过测量角膜内皮细胞数评估角膜代偿能力；角膜曲率、眼轴长度等均要详细记录。

（3）辅助检查：包括各种常规检查、视力、眼底、电生理、角膜曲率、内皮细胞计数、眼轴长度、B超、泪道冲洗结果等。

2. 护理诊断

（1）学会应用PES公式提出护理诊断，用简单确切的术语阐述或描述病人的主要健康问题。例如，感知紊乱　与视力下降有关；知识缺乏　缺乏白内障防治和保健知识。

（2）潜在并发症是各种原因造成的并发症。例如，潜在并发症：急性闭角型青光眼、术后眼内炎等。

3. 护理目标　根据护理诊断提出护理目标，期望能达到的结果。例如，视力得到提高；生活自理，能够预防撞伤、跌倒等意外情况的发生。

4. 护理措施

(1) 预防意外发生：防跌倒，开展安全教育，教会病人如何寻求帮助；协助病人洗漱、进食等生活护理；提供便利的无障碍生活环境。

(2) 术前准备：给予足够的心理支持，缓解术前紧张情绪，讲解术前检查的目的、意义并协助病人完成各项检查；控制原发病，评估手术耐受力；进行泪道冲洗术和眼结膜囊冲洗；术前充分散瞳。

(3) 术后护理：观察术眼有无疼痛不适，如有胀痛，要监测眼压；如出现剧痛伴视力下降，要排除眼内炎；同时要观察全身状况监测血糖、血压。

(4) 健康指导：讲解疾病相关知识，用眼卫生知识，少用眼，多休息，外出戴防护镜；积极治疗全身疾病；掌握正确点眼法；术后一个月内应注意保护术眼，多卧床休息，减少头部活动，头不能过度紧张或悬空，不揉眼，不用力眨眼，防撞击，避免剧烈活动，预防感冒，避免咳嗽、打喷嚏、擤鼻涕，领口不宜过紧；宜进食清淡易消化的食物，保持大便通畅；遵医嘱随诊，预防并发症；术后屈光稳定后可行配镜校正屈光不正。

(二) 临床病例讨论及情景教学

1. 病例讨论　一学生收集的病例如下。

病史：病人，男，62岁，渐进性、无痛性视力下降一年余就诊。否认高血压、糖尿病史。视力下降一年来未进行过任何诊治。护理查体：视力，OD 0.3、OS 0.4。双眼角膜透明，晶体浑浊，前房深，眼底（一）。

请讨论：

(1) 该病人的诊断可能是什么？

(2) 进一步检查应包括哪些项目？

(3) 3日后进行白内障超声乳化＋人工晶体植入术，术前、术后应提供哪些护理措施？

2. 情景教学

(1) 角色扮演：学生分别扮演护士、病人及家属，模拟病人入院、手术前和手术后护理时的护患沟通与交流，模拟向病人及家属进行健康指导时的沟通与交流等。

(2) 查体及操作：学生间相互练习眼部检查方法，并用语言描述各方面注意事项。

(三) 护理计划的书写

以上述护理病例为例，书写护理计划单（表7-3）。

表7-3　护理计划单

护理诊断	护理目标	护理措施	护理评价
感知紊乱：视力下降　与晶状体浑浊有关	视力得到提高	• 配合医师进行白内障超声乳化＋人工晶体植入术 • 术前为病人进行泪道冲洗和结膜囊冲洗，术前充分散瞳	视力得到提高
有受伤的危险　与视力障碍有关	无外伤发生	• 术前协助病人进行生活护理，预防跌倒等意外发生 • 提供无障碍安全环境	无意外发生
知识缺乏：缺乏白内障自我保健知识	病人掌握白内障相关自我保健知识	• 向病人讲解疾病相关知识，少用眼多休息，外出戴防护镜，掌握正确点眼法 • 术后一个月内应注意保护术眼，减少头部活动，不揉眼，不用力眨眼 • 嘱病人遵医嘱随诊，预防并发症	病人能复述白内障相关自我保健知识

二、青光眼病人的护理

【学习目的和要求】

(1) 通过床边教学和病例讨论，学会运用护理程序方法对青光眼病人进行护理评估，并对收集的资料进行分析、整理，列出护理诊断，制订相应的护理计划，实施护理措施。

(2) 了解原发性闭角型、开角型青光眼的病因及发病机制；熟悉原发性闭角型、开角型青光眼的临床表现；掌握原发性闭角型、开角型青光眼的主要护理诊断和护理措施。

(3) 实践过程中能够体现出关心、爱护病人的良好医德和团结协作精神。

【学习地点】 医院眼科病房、示教室和实验室。

【学习方法】

1. 选择病例　由眼科临床带教教师选择原发性闭角型青光眼病例，教师对病例进行集中讲解后，指定 4~7 人一组询问病史和检查病人，再由教师补充病例的有关资料，若无合适病例，可由教师介绍典型病案。

2. 在示教室进行病例讨论与情景教学

(1) 小组讨论：学生分组对病例的诊断、治疗及护理措施进行讨论后，各组派代表汇报讨论结果，由带教教师给予指导及评价。带教教师应通过临床具体病例教学，培养学生的临床思维和独立思考的能力，注意引导学生抓住问题的实质，纠正不正确的观点，提出正确的观点。

(2) 角色扮演：学生分别扮演护士和病人，模拟护患交流、查体及对病人或家属进行健康指导等，最后由临床带教教师总结和评价。

【学习内容】

(一) 指导学生练习

以原发性闭角型青光眼病人护理病例为例，指导学生运用护理程序方法为病人提供护理。

1. 护理评估

(1) 收集病史：原发性闭角型青光眼是由于房角阻塞造成房水流出受阻，造成眼压升高而引发的一类青光眼。向病人询问起病的时间、缓急，起病的诱因（情绪波动、暗室停留过久、疲劳、换季温度变化等），发作频率；有无雾视、虹视，有无眼胀痛、患侧额部疼痛，或鼻根部酸胀感；询问家族史，了解病人有无焦虑及恐惧心理，病人及家庭的经济状况和社会支持情况。

(2) 身体评估：检查结膜有无充血水肿，房水是否浑浊、房角大小，瞳孔有无变形、晶体透明度；眼底检查杯盘比，视野监测视神经受损情况，并详细记录。

(3) 辅助检查：包括各种常规检查、眼压、视野、暗室实验、超声生物显微镜等。

2. 护理诊断

(1) 学会应用 PES 公式提出护理诊断，用简单确切的术语阐述或描述病人的主要健康问题。例如，眼胀痛　与眼压急速升高有关；视力障碍　与视神经受损有关。

(2) 潜在并发症是各种原因造成的并发症。例如，潜在并发症：眼球破裂。

3. 护理目标　根据护理诊断提出护理目标，期望能达到的结果。例如，病人视力提高；恐惧逐渐减轻，情绪稳定；没有外伤等意外发生；并掌握了青光眼防治护理知识。

4. 护理措施

(1) 一般护理：提供舒适、安全的环境，缓解紧张焦虑情绪；合理使用降眼压药物。

(2) 预防外伤：环境要光线充足；指导病人要预防跌倒；协助病人生活护理；将常用物品放置在病人方便拿取的地方，空间不设置障碍物。

（3）手术护理：完善术前检查，缓解紧张情绪；术后密切观察病情，遵医嘱进行加压包扎和使用散瞳剂。

（4）健康指导：向病人讲解用药治疗及定期复诊的重要性，术后继续合理使用降眼压药物；指导病人及家属识别青光眼急性发作征兆，如出现头痛、眼痛、恶心呕吐症状等及时就诊；避免情绪波动、短时间内过量饮水、长时间阅读、长时间低头等诱发因素，减少青光眼急性发作机会。

（二）临床病例讨论及情景教学

1. 病例讨论　一学生收集的病例如下。

病史：病人，女，45 岁，双眼胀痛伴视力下降 3 小时入院。病人近 2 个月来工作紧张劳累，间断出现雾视、头疼现象，入院前 3 小时突感眼胀痛剧烈，伴视力严重下降。既往体健，无高血压、糖尿病史。发病后曾在家自行口服止痛药一次。护理查体：视力，OD 0.1、OS 光感。双眼结膜水肿，混合充血，角膜水肿成雾状，角膜后色素沉着，前房浅，窄房角，房水闪辉（＋），瞳孔呈竖椭圆形，对光反射迟钝。眼底不清。

请讨论：

（1）该病人可能患有什么疾病？

（2）进一步检查应包括哪些项目？

（3）若药物治疗不理想，拟行小梁切除术，术前和术后如何护理该病人？

2. 情景教学

（1）角色扮演：学生分别扮演护士、病人及家属，模拟病人入院、手术前后的护患沟通与交流，模拟向病人及家属进行健康指导时的沟通与交流等。

（2）查体及操作：学生相互间练习眼压、视野的检查方法，并口述结果。

（三）护理计划的书写

以上述护理病例为例，书写护理计划单（表 7-4）。

表 7-4　护理计划单

护理诊断	护理目标	护理措施	护理评价
眼胀痛　与眼压急速升高有关	疼痛消失	遵医嘱药物治疗降眼压	病人主诉疼痛消失
视力障碍　与视神经受损有关	视力提高	进行药物治疗和手术治疗	病人视力提高
焦虑不安　与视力受损有关	恐惧减轻，情绪稳定	提供舒适环境，缓解紧张焦虑情绪	病人恐惧减轻，情绪稳定
有受伤的危险　与视力下降相关	没有外伤等意外发生	提供安全、无障碍环境，预防外伤	病人无外伤等意外发生
知识缺乏　缺乏青光眼预防与护理知识	能够正确运用青光眼防治护理知识进行自我管理	• 健康指导：认识遵医嘱用药治疗以及定期复诊的重要性 • 认识发作征兆，避免情绪波动等诱发因素，合理用眼，合理饮食起居	能够正确运用青光眼防治护理知识进行自我管理

三、视网膜疾病病人的护理

【学习目的和要求】

（1）通过床边教学和病例讨论，学会运用护理程序方法对视网膜疾病病人进行护理评估，并对收集的资料进行分析、整理，列出护理诊断，制订相应的护理计划，实施护理措施。

（2）熟悉视网膜动、静脉阻塞病人的诊断与护理；掌握糖尿病视网膜病变分期，高血压视网膜病变分级，以及视网膜脱离的护理。

（3）实践过程中能够体现出关心、爱护病人的良好医德和团结协作精神。

【**学习地点**】　医院眼科病房、示教室和实验室。

【**学习方法**】

1. **选择病例**　由眼科临床带教教师选择视网膜动脉或静脉阻塞病人为病例，教师对病例进行集中讲解后，指定4～7人一组询问病史和检查病人，再由教师补充病例的有关资料，若无合适病例，可由教师介绍典型病案。

2. **在示教室进行病例讨论与情景教学**

（1）小组讨论：学生分组对病例的诊断、治疗及护理措施进行讨论后，各组派代表汇报讨论结果，由带教教师给予指导及评价。

（2）角色扮演：学生分别扮演护士和病人，模拟护患交流、查体及对病人或家属进行健康指导等，最后由临床带教教师总结和评价。

【**学习内容**】

（一）指导学生练习

以视网膜中央动脉阻塞病人护理病例为例，指导学生运用护理程序方法为病人提供护理。

1. **护理评估**

（1）收集病史：视网膜中央动脉阻塞是由于视网膜中央动脉血流受阻而使视网膜缺血缺氧，导致视力严重减退和（或）视野缺损的一种眼病。突然发生的单眼无痛性急剧视力下降甚至丧失是其主要症状。向病人询问：是否有高血压、糖尿病、心血管疾病、动脉硬化、青光眼病史，询问视力急剧下降发生的时间、诱因、了解发病之前有无间断出现的一过性视力丧失，以及相关治疗史。了解有无焦虑及恐惧心理，病人及家庭社会支持情况。

（2）身体评估：检查视力，对光反射，眼底视网膜情况、视野，均要详细记录。

（3）辅助检查：包括眼底荧光血管造影结果等。

2. **护理诊断**　学会应用PES公式提出护理诊断，用简单确切的术语阐述或描述病人的主要健康问题。例如，焦虑恐惧，甚至感知觉紊乱　与视力突然急剧下降或丧失有关。知识缺乏：不了解视网膜中央动脉阻塞的防治知识，可能延误病情。

3. **护理目标**　根据护理诊断提出护理目标，期望能达到的结果。例如，病人视力提高，视野缺损程度降低或消失；情绪稳定，对本病的防治有深入了解。

4. **护理措施**

（1）遵医嘱实施抢救措施，应争分夺秒，积极抢救，迅速降眼压、扩血管、溶栓，以减少视功能损害；扩血管：舌下含服硝酸甘油以及球后注射；溶栓：静脉应用纤溶制剂；降眼压：以减少动脉灌注阻力，可以口服＋按摩眼球（手掌鱼际按摩眼睑，5～10秒，重复5～10次）；吸氧：95％氧气与5％二氧化碳混合气体。

（2）密切观察病情，复查视力情况，发病12小时内，1～2小时检查一次；急救期后每天复查2次。

（3）治疗全身疾病，预防另一只眼发病。

（4）健康指导：告知积极预防控制高血压、动脉硬化，控制情绪，不用冷水洗头；叮嘱病人发病后必须立即就诊。

（二）临床病例讨论及情景教学

1. **病例讨论**　一学生收集的病例如下。

病史：病人，女，53岁，右眼突然无痛性视力丧失入院。病人于入院前一天劳累，睡眠不好，并偶发一过性黑蒙，持续数分钟，卧床休息后自行缓解，未用药物治疗。今日入院前半小时突感右眼视力丧失，不伴眼疼头疼，卧床休息不缓解。主诉高血压病史 10 年，否认糖尿病、青光眼、外伤史、家族史。护理查体：血压 150/100mmHg，视力检查：OD 光感，OS 0.8，双眼前节（一）。眼底检查：右眼视网膜灰白色，黄斑呈"樱桃红斑"，左眼视网膜动脉光带加宽，呈银丝样外观，动静脉交叉处压迹明显。散在分布硬性渗出斑。

请讨论：

（1）该病人的诊断及诊断依据是什么？

（2）应采取哪些急救措施？

（3）应如何护理该病人？

2．情景教学

（1）角色扮演：学生分别扮演护士、病人及家属，模拟病人入院、检查、抢救时的护患沟通与交流，模拟向病人及家属进行健康指导时的沟通与交流等。

（2）查体及操作：学生回顾高血压视网膜病变的检查和分级，视网膜动脉阻塞的表现，相互间练习吸氧、眼球按摩、球后注射的操作步骤，并用语言描述注意事项。

（三）护理计划的书写

以上述护理病例为例，书写护理计划单（表 7-5）。

表 7-5　护理计划单

护理诊断	护理目标	护理措施	护理评价
焦虑不安感知紊乱　与视力突然急剧下降有关	病人情绪稳定，视力提高，视野缺损改善	• 药物治疗（嘱病人卧床，避免低头，突然站起等，防止低血压）扩血管治疗：舌下含服硝酸甘油；球后注射麻醉药、扩血管药；溶栓治疗：静脉应用纤溶制剂 • 降眼压：减少动脉灌注阻力，口服碳酸酐酶抑制剂＋按摩眼球 • 吸氧 • 控制血压，预防另一只眼发病 • 复查视力 • 心理护理：解除紧张焦虑心理，积极配合治疗	病人情绪稳定，视力提高，视野缺损改善
知识缺乏　不了解高血压是发生该病的高危因素，对防治措施不甚了解	病人掌握疾病防治知识	• 积极预防控制高血压、动脉硬化，控制情绪，不用冷水洗头。发病后必须立即就诊	病人掌握疾病防治知识

（郝　晶）

第3章 屈光与眼外伤病人的护理

一、屈光不正与老视病人的护理

【学习目的和要求】

(1) 通过床边教学和病例讨论，学会运用护理程序方法对屈光不正与老视病人进行护理评估，并对收集的资料进行分析、整理，列出护理诊断，制订相应的护理计划，实施护理措施。

(2) 熟悉近视、远视与老视的诊断、鉴别；掌握近视、远视与老视的护理措施。

(3) 实践过程中能够体现出关心、爱护病人的良好医德和团结协作精神。

【学习地点】 医院眼科病房、示教室和实验室。

【学习方法】

1. 选择病例 由眼科临床带教教师选择近视、远视或老视病例，教师对病例进行集中讲解后，指定4～7人一组询问病史和检查病人，再由教师补充病例的有关资料，若无合适病例，可由教师介绍典型病案。

2. 在示教室进行病例讨论与情景教学

(1) 小组讨论：学生分组对病例的诊断、治疗及护理措施进行讨论后，各组派代表汇报讨论结果，由带教教师给予指导及评价。

(2) 角色扮演：学生分别扮演护士和病人，模拟护患交流、查体及对病人或家属进行健康指导等，最后由临床带教教师总结和评价。

【学习内容】

(一) 指导学生练习

以近视病人护理病历为例，指导学生运用护理程序为近视病人提供护理。

1. 护理评估

(1) 收集病史：近视的主要表现是由于眼在调节静止状态，外界的平行光线经过眼的屈光系统聚焦在视网膜之前等，所以远视力降低是主要症状。向病人询问：近视发生的时间、进展快慢、治疗经过，家族史、用眼习惯等，详细记录。

(2) 身体评估：视力检查，检查眼位、调节力，眼球突出度，眼底检查，验光试镜，测量角膜曲率，检查有无散光，并详细记录。

2. 护理诊断

(1) 学会用简单确切的术语阐述或描述病人的主要健康问题。例如，知觉紊乱 与远视力降低有关；舒适受损：眼胀、干涩、头痛 与近视引起的视疲劳有关。

(2) 潜在并发症是各种原因造成的并发症。例如，视网膜脱离。

3. 护理目标 根据护理诊断提出护理目标，期望能达到的结果。例如，病人视力稳定或提高，不适症状减轻或消失；病人掌握了近视防治知识、眼镜佩戴和保养知识以及近视矫正术后的保健知识。

4. 护理措施

(1) 消除假性近视。

(2) 配镜治疗护理措施：框架眼镜双手摘戴，清洗和摆放切勿磨损镜片。角膜接触镜的佩戴要特别注意清洁消毒，切勿长时间甚至佩戴过夜，眼部炎症及上呼吸道感染时禁忌佩戴。

（3）手术治疗护理措施

1）术前护理：除常规术前护理常规外，要控制原发病，稳定病人情绪，教会病人术中配合要领，术前清洗结膜囊、冲洗泪道等。

2）术后护理：正确点眼药水，切勿揉眼；清淡饮食；遵医嘱用药和复查；随诊。

（4）健康指导：告知病人养成良好的用眼卫生习惯：避免长时间用眼；充足睡眠，均衡营养；改善阅读环境，光线不能过强或过暗；定期检查视力；高度近视者避免剧烈运动谨防并发症的发生。

（二）临床病例讨论及情景教学

1. 病例讨论　一学生收集的病例如下。

病史：病人，女，14 岁，双眼视物不清半年就诊。病人于半年前学习任务加重，发觉双眼视力下降，用眼时间长时会伴有眼痛、眼胀、眼干涩等症状。既往体健，否认家族史。护理查体：视力，OD 0.4、OS 0.5。角膜透明，眼底（－）。辅助检查：头颅 CT（－）。

请讨论：

（1）该病人的诊断及诊断依据是什么？

（2）进一步检查应包括哪些项目？

（3）该病人应采用配镜治疗还是手术矫正视力？相应的护理措施有哪些？

2. 情景教学

（1）角色扮演：学生分别扮演护士、病人及家属，模拟病人入院、检查时的护患沟通与交流，模拟向病人及家属进行健康指导时的沟通与交流等。

（2）查体及操作：学生相互间练习视力检查、验光、试镜、眼底检查等，并用语言描述。

（三）护理计划的书写

以上述护理病例为例，书写护理计划单（表 7-6）。

表 7-6　护理计划单

护理诊断	护理目标	护理措施	护理评价
知觉紊乱	病人视力稳定或提高	验光、配镜，矫正视力	病人视力稳定或提高
知识缺乏　缺乏近视的自我保健知识	病人掌握了近视防治知识、眼镜佩戴和保养知识	• 指导病人用眼保护知识 • 指导病人佩戴矫正镜的相关知识以及眼镜佩戴和保养知识	病人掌握了近视防治知识、眼镜佩戴和保养知识

二、眼外伤病人的护理

【学习目的和要求】

（1）通过床边教学和病例讨论，学会运用护理程序方法对眼外伤病人进行护理评估，并对收集的资料进行分析、整理，列出护理诊断，制订相应的护理计划，实施护理措施。

（2）熟悉角、结膜异物，眼钝挫伤，穿通伤、化学伤的观察；掌握眼钝挫伤的护理措施。

（3）实践过程中能够体现出关心、爱护病人的良好医德和团结协作精神。

【学习地点】　医院眼科病房、示教室和实验室。

【学习方法】

1. 选择病例　由眼科临床带教教师选择眼外伤病例，教师对病例进行集中讲解后，指定 4～7 人一组询问病史和检查病人，再由教师补充病例的有关资料，若无合适病例，可由教师介绍典型病案。

2. 在示教室进行病例讨论与情景教学

（1）小组讨论：学生分组对病例的诊断、治疗及护理措施进行讨论后，各组派代表汇报讨论结果，由带教教师给予指导及评价。

（2）角色扮演：学生分别扮演护士和病人，模拟护患交流、查体及对病人或家属进行健康指导等，最后由临床带教教师总结和评价。

【学习内容】

（一）指导学生练习

以眼钝挫伤病人护理病例为例，指导学生运用护理程序方法为病人提供护理。

1. 护理评估

（1）收集病史：眼钝挫伤是眼部受机械性顿挫力引起的外伤，可造成眼附属器、眼球、眼眶的损伤，引起眼内多种组织和结构改变，占眼外伤发病总数的 1/3 以上，严重危害视功能。应向病人询问：受伤情况，如致伤原因、致伤物的性质及大小、致伤的部位、有无初步处理、致伤的时间，并准确判断受伤部位的受损程度。

（2）身体评估：检查眼睑有无水肿、出血或瘀斑，有无皮肤撕裂和泪小管断裂；检查有无眼眶软组织挫伤及眶骨骨折，是否伴有视神经损伤；判断眼球挫伤程度：由前至后依次检查角结膜有无水肿、充血、破裂；有无前房积血，瞳孔变形；有无晶状体混浊、脱位、继发性青光眼；眼底检查有无玻璃体出血，视网膜挫伤主要表现为视网膜出血、变性、苍白、水肿或视网膜脱离；检查视神经受损情况，均要详细记录。

（3）辅助检查：血常规、视力、视野、X 线、CT、磁共振、B 超等检查。

2. 护理诊断

（1）学会应用简单确切的术语阐述或描述病人的主要健康问题，如视力下降、皮肤完整性受损、外伤性白内障等。

（2）潜在并发症是各种原因造成的并发症。例如，潜在并发症：眼内炎。

3. 护理目标　根据护理诊断提出护理目标，期望能达到的结果。例如，病人伤口愈合、视力恢复、疼痛减轻、恐惧感逐渐消失，情绪稳定，没有出现并发症，能够掌握疾病的防治知识。

4. 护理措施

（1）准确判断眼外伤性质。

（2）无眼球破裂者可用生理盐水冲洗，冲洗操作准确规范，勿对眼球施加压力，并严格注意无菌操作，同时注意保护健眼。

（3）遵医嘱给予对症治疗，如止痛、止血、镇静、抗炎、散瞳等，并注意观察病情变化。

（4）眼部挫伤后 24 小时内可采取冷敷以减轻出血，24 小时热敷。

（5）对外伤严重出血者，应限制其活动，避免头部震动。

（6）心理护理：操作娴熟、态度诚恳、耐心倾听并解答病人的疑问，帮助其缓解紧张焦虑情绪，增强信心，积极配合治疗。

5. 健康教育　应加大宣传教育力度，使公众意识到眼外伤的危害性；健全劳动保护措施；教育青少年远离危险品和危险环境，以减少眼外伤的发生；一旦发生眼外伤，应及时就近就医，采取科学有效治疗；对病情严重、低视力病人，应给予指导，帮助其生活自理。

（二）临床病例讨论及情景教学

1. 病例讨论　一学生收集的病例如下。

病史：病人，男，25 岁，被拳头击中右眼 2 小时入院。病人于入院前两小时被拳头击中右眼，主诉视力下降，伴眼疼。查体：右眼睑高度瘀血肿胀，无皮肤裂伤。右眼视力：数指/30cm。角膜水肿，前房出血，积血液面达角膜下缘，眼压 29mmHg，眼底对光反射迟钝；左眼无异常。

请讨论：

(1) 该病人的诊断及诊断依据是什么？

(2) 进一步检查应包括哪些项目？

(3) 应如何护理该病人？

2. 情景教学

(1) 角色扮演：学生分别扮演护士、病人及家属，模拟病人入院、检查治疗时的护患沟通与交流，模拟向病人及家属进行健康指导时的沟通与交流等。

(2) 查体及操作：学生相互间练习眼部检查及常规操作，鼓励学生边操作边用语言描述注意事项。

(三) 护理计划的书写

以上述护理病例为例，书写护理计划单（表 7-7）。

表 7-7　护理计划单

护理诊断	护理目标	护理措施	护理评价
焦虑　与担心视力不能恢复有关	病人情绪稳定，积极配合治疗	• 给予耐心的情绪疏导 • 鼓励病人积极配合治疗	病人情绪稳定，积极配合治疗
感知紊乱，视力降低	病人视力提高或恢复	• 及时应用药物降眼压，促进积血吸收，消除角膜水肿 • 随时监测眼压、视力情况	病人视力提高或恢复

（郝　晶）

第4章 耳鼻科病人的护理

一、分泌性中耳炎病人的护理

【学习目的和要求】

（1）通过床边教学和病例讨论，学会运用护理程序方法对分泌性中耳炎病人进行护理评估，并对收集的资料进行分析、整理，列出护理诊断，制订相应的护理计划，实施护理措施。

（2）熟悉分泌性中耳炎的临床表现和治疗要点；掌握分泌性中耳炎的护理措施。

（3）实践过程中能够体现出关心、爱护病人的良好医德和团结协作精神。

【学习地点】 医院耳鼻喉科门诊、病房、示教室和实验室。

【学习方法】

1. 选择病例 由耳鼻喉科临床带教教师选择分泌性中耳炎病例，教师对病例进行集中讲解后，指定4～7人一组询问病史和检查病人，再由教师补充病例的有关资料，若无合适病例，可由教师介绍典型病案。

2. 在示教室进行病例讨论与情景教学

（1）小组讨论：学生分组对病例的诊断、治疗及护理措施进行讨论后，各组派代表汇报讨论结果，由带教教师给予指导及评价。带教教师应通过临床具体病例教学，培养学生的临床思维和独立思考的能力，注意引导学生抓住问题的实质，纠正不正确的观点，提出正确的观点。

（2）角色扮演：学生分别扮演护士和病人，模拟护患交流、查体及对病人或家属进行健康指导等，最后由临床带教教师总结和评价。

【学习内容】

（一）指导学生练习

以分泌性中耳炎病人护理病例为例，指导学生运用护理程序方法为病人提供护理。

1. 护理评估

（1）收集病史：分泌性中耳炎是以鼓室积液及传导性耳聋为主要特征的中耳非化脓性炎性疾病。向病人询问：发病前是否有感冒、腺样体肥大、鼻炎、鼻窦炎、中耳感染等病史。

（2）身体评估：询问病人有无听力减退、耳痛、耳鸣及耳内闭塞感，均要详细记录。

（3）辅助检查：耳镜检查、听力测试、鼓膜穿刺可抽出积液，CT扫描。

2. 护理诊断 学会应用PES公式提出护理诊断，用简单确切的术语阐述或描述病人的主要健康问题。例如，感知改变：听力下降 与中耳负压及积液有关；舒适改变 与鼓室积液引起耳鸣、耳痛、耳闷塞感有关。

3. 护理目标 根据护理诊断提出护理目标，期望能达到的结果。例如，听力恢复；耳痛、耳鸣、耳闷、头晕症状消失；病人掌握分泌性中耳炎的相关知识，积极配合治疗和护理。

4. 护理措施

（1）正确使用滴鼻剂，选用稀化黏素类药物有利于纤毛的排泄功能。

（2）遵医嘱给予抗生素类药物控制感染，并给予类固醇激素。

（3）配合医师进行鼓膜穿刺抽液，若积液黏稠可行鼓膜切开或鼓室置管术。

（4）健康指导：加强身体锻炼，增强体质，以防感冒；指导病人正确滴鼻、擤鼻，鼓膜置管未脱落者禁忌游泳，避免耳内进水，以防中耳感染；生活有规律，忌烟酒、辛辣刺激性食物；积极治疗引起分泌性中耳炎的原发疾病；10 岁以下儿童应定期进行筛选性声导抗检测。

（二）临床病例讨论及情景教学

1. 病例讨论　一学生收集的病例如下。

病史：患儿，男，3 岁。1 周前患儿感冒，其母为患儿买药口服治疗，1 周后患儿感冒痊愈，右耳有黄水流出，其母反映患儿在治疗感冒期间有爱吸鼻涕的习惯。

请讨论：

（1）该患儿可能得了什么疾病？

（2）进一步检查应包括哪些项目？

（3）针对该患儿有哪些护理措施？

2. 情景教学

（1）角色扮演：学生分别扮演护士、患儿及家属，模拟患儿入院、治疗和护理时的护患沟通与交流，模拟向患儿及家属进行健康指导时的沟通与交流等。

（2）查体及操作：学生间相互练习用耳镜检查鼓膜和鼓室，并用语言描述。

（三）护理计划的书写

以上述护理病例为例，书写护理计划单（表 7-8）。

表 7-8　护理计划单

护理诊断	护理目标	护理措施	护理评价
感知改变：听力下降　与中耳积液有关	听力改善	• 正确使用滴鼻液、稀化黏素类药物及糖皮质激素类药物，促进咽鼓管通畅 • 根据医嘱行鼓膜穿刺抽液	患儿听力改善

二、鼓膜外伤病人的护理

【学习目的和要求】

（1）通过床边教学和病例讨论，学会运用护理程序方法对鼓膜外伤病人进行护理评估，并对收集的资料进行分析、整理，列出护理诊断，制订相应的护理计划，实施护理措施。

（2）熟悉鼓膜外伤的临床表现和治疗要点；掌握鼓膜修补术术前和术后护理。

（3）实践过程中能够体现出关心、爱护病人的良好医德和团结协作精神。

【学习地点】　医院耳鼻喉科门诊、病房、示教室和实验室。

【学习方法】

1. 选择病例　由耳鼻喉科临床带教教师选择鼓膜外伤病例，教师对病例进行集中讲解后，指定 4～7 人一组询问病史和检查病人，再由教师补充病例的有关资料，若无合适病例，可由教师介绍典型病案。

2. 在示教室进行病例讨论与情景教学

（1）小组讨论：学生分组对病例的诊断、治疗及护理措施进行讨论后，各组派代表汇报讨论结果，由带教教师给予指导及评价。带教教师应通过临床具体病例教学，培养学生的临床思维和独立思考的能力，注意引导学生抓住问题的实质，纠正不正确的观点，提出正确的观点。

（2）角色扮演：学生分别扮演护士和病人，模拟护患交流、查体及对病人或家属进行健康指导等，最后由临床带教教师总结和评价。

【学习内容】

(一) 指导学生练习

以鼓膜外伤病人护理病例为例，指导学生应用护理程序的内容和方法为病人提供护理。

1. 护理评估

(1) 收集病史：询问病人是否有明显的耳外伤史、受伤的原因与详细经过；是否有突然耳聋、听力下降等情况。

(2) 身体评估：鼓膜外伤病人由于鼓膜破裂表现为剧烈耳痛、耳鸣、耳内闭塞感和听力下降，有时可见外耳道少量出血；由于镫骨强烈运动而致内耳受损，出现眩晕、恶心或混合性耳聋；合并颞骨骨折时，病人表现为出血或脑脊液耳漏。

(3) 辅助检查：耳镜检查，鼓膜多呈不规则形或裂隙状穿孔，边缘常有少量血迹或血痂，呈传导性耳聋；听力检查呈传导性或混合性耳聋。

2. 护理诊断

(1) 学会应用 PES 公式提出护理诊断，用简单确切的术语阐述或描述病人的主要健康问题。例如，知识缺乏　缺乏鼓膜修补术的相关知识及预防鼓膜外伤的有关知识。

(2) 潜在并发症是各种原因造成的并发症。例如，潜在并发症：有感染的危险　与鼓膜外伤有关。

3. 护理目标　根据护理诊断提出护理目标，期望能达到的结果。例如，病人能运用有效方法防止外耳道及中耳污染；能够了解鼓膜外伤的治疗、护理及干预方法。

4. 护理措施

(1) 协助医师擦净外耳道，堵塞外耳道的棉球污染时应及时更换，伴有脑脊液耳漏时禁止堵塞外耳道。

(2) 按时按量应用抗生素，防治感染。

(3) 外耳道修补术后，观察耳部是否有出血、感染等征象；填塞的碘仿纱条一般于两周后取出，如感染较重，需提前拔出以通畅引流。

(4) 健康指导：告知病人外伤后 3 周内，洗澡或洗头时应注意外耳道内不可进水和滴药，如填塞外耳道的棉球污染应及时更换；避免感冒，教会正确的擤鼻方法，严禁用发夹、火柴杆等锐器挖耳；避免用力擤鼻、咳嗽、打喷嚏，以免修补鼓膜穿孔的硅胶片或筋膜脱落。

(二) 临床病例讨论及情景教学

1. 病例讨论　一学生收集的病例如下。

病史：病人被人打伤左耳 1 小时，无恶心、呕吐，无活动性出血，自觉听力下降，急诊到门诊就诊，经过耳内镜检查发现：外耳无畸形，外耳道通畅，右耳鼓膜完整，鼓膜稍内陷，左耳鼓膜紧张部穿孔。自起病以来，病人精神、饮食、睡眠稍差，二便正常。

请讨论：

(1) 该病人的诊断及诊断依据是什么？

(2) 如病人进行鼓膜穿孔修补术，如何进行术前和术后护理？

2. 情景教学

(1) 角色扮演：学生分别扮演护士、病人及家属，模拟病人入院、治疗和护理时的护患沟通与交流，模拟向病人及家属进行健康指导时的沟通与交流等。

(2) 查体及操作：学生间相互练习耳内镜的使用方法及鼓膜的检查方法。

(三) 护理计划的书写

以上述护理病例为例，书写护理计划单（表 7-9）。

表 7-9　护理计划单

护理诊断	护理目标	护理措施	护理评价
感知障碍　与听力减退有关	病人听力改善或恢复正常	• 协助医师进行鼓膜修补术 • 告知病人正确滴药方法，勿用力擤鼻、打喷嚏，保护鼓膜	病人听力改善或恢复正常
潜在并发症：有感染的危险　与鼓膜外伤有关	外耳道及中耳未发生感染	• 堵塞外耳道的棉球污染时应及时更换 • 按时按量应用抗生素 • 告知病人外伤后 3 周内外耳道不可进水	外耳道及中耳未发生感染

三、急性鼻窦炎病人的护理

【学习目的和要求】

（1）通过床边教学和病例讨论，学会运用护理程序方法对急性鼻窦炎病人进行护理评估，并对收集的资料进行分析、整理，列出护理诊断，制订相应的护理计划，实施护理措施。

（2）熟悉急性鼻窦炎的临床表现及相关检查，掌握急性鼻窦炎的护理措施。

（3）实践过程中能够体现出关心、爱护病人的良好医德和团结协作精神。

【学习地点】　医院耳鼻喉科门诊、五官科病房、示教室和实验室。

【学习方法】

1. 选择病例　由五官科临床带教教师选择急性鼻窦炎病例，教师对病例进行集中讲解后，指定 4～7 人一组询问病史和检查病人，再由教师补充病例的有关资料，若无合适病例，可由教师介绍典型病案。

2. 在示教室进行病例讨论与情景教学

（1）小组讨论：学生分组对病例的诊断、治疗及护理措施进行讨论后，各组派代表汇报讨论结果，由带教教师给予指导及评价。带教教师应通过临床具体病例教学，培养学生的临床思维和独立思考的能力，注意引导学生抓住问题的实质，纠正不正确的观点，提出正确的观点。

（2）角色扮演：学生分别扮演护士和病人，模拟护患交流、查体及对病人或家属进行健康指导等，最后由临床带教教师总结和评价。

【学习内容】

（一）指导学生练习

以急性鼻窦炎病人护理病例为例，指导学生运用护理程序方法为病人提供护理。

1. 护理评估

（1）收集病史：急性鼻窦炎多为鼻腔急性感染后继发的鼻窦化脓性炎症，可累及骨质及周围组织邻近器官，引起严重并发症。向病人询问：第一次诊断是通过什么检查确定的？是否已服用抗生素、激素类药物？是间断不规则服药还是连续规则服药？反应如何？起病时有无出现全身畏寒、发热、食欲减退等；有无出现鼻塞、分泌物增多、嗅觉异常、头痛等不适；详细询问头痛发作的时间、部位、有何自觉症状，曾做过何种检查和治疗，是否做过鼻窦炎或其他部位的手术，有无焦虑及恐惧心理，病人及家庭的经济状况和社会支持情况。

（2）身体评估：检查鼻黏膜有无充血、肿胀，鼻腔内有无大量黏液或脓性鼻涕；头痛的部位、程度；体温、脉搏、有无呼吸困难，是否出现急性咽炎、中耳炎等症状，均要详细记录。

（3）辅助检查：包括各种常规检查、鼻腔镜检查、口腔和咽部检查、必要时做脓细胞培养等。

2. 护理诊断

（1）学会应用 PES 公式提出护理诊断，用简单确切的术语阐述或描述病人的主要健康问题。

例如，急性疼痛 与炎症感染引起黏膜肿胀和分泌物、细菌毒素压迫和刺激神经末梢有关。

（2）潜在并发症是各种原因造成的并发症。例如，潜在并发症：急性咽炎、喉炎、扁桃体炎等。

3．护理目标 根据护理诊断提出护理目标，期望能达到的结果。例如，病人头痛、局部头痛症状逐渐减轻或消失；病人生命体征可以保持平稳，未出现并发症等。

4．护理措施

（1）一般护理：正确使用抗生素和滴鼻剂；高热者需卧床休息，可使用物理降温或口服解热镇痛药；进行体位引流；局部热敷、短波透热或红外线照射等。

（2）鼻腔冲洗，每天1～2次，可用生理盐水清洗，方法见本篇第8章。

（3）术前准备：需进行鼻窦手术病人，向病人耐心解释，介绍鼻内镜手术的优点、方法及手术目的，术中配合要点，消除病人焦虑、恐惧的心理，树立战胜疾病的信心；术前清洁鼻腔、剪鼻毛、剃胡须及遵医嘱用抗生素。

（4）术后护理：包括给予半卧位、术后24小时内以卧床休息为主，勿用力咳嗽打喷嚏，少量多次饮水，以清淡易消化饮食为主；评估疼痛的部位、性质、持续时间，教会家属及病人缓解疼痛方法，如热敷、转移注意力、必要时遵医嘱给予止痛剂；注意观察鼻部填塞情况、渗血情况、有无肿胀及有无鼻出血、眶内和颅内并发症的发生；密切监测生命体征，做好心理、用药护理。

（5）健康指导：教会病人鼻腔冲洗、喷雾剂的使用、擤鼻等正确方法；矫正不良生活习惯、戒烟、避免过度疲劳；告知病人术后一到两周方可洗头洗澡，应注意洗头时勿用力低头时间过长，最好采用仰头洗头法，洗澡洗头水温勿过热；遵医嘱服药，定期复诊，如有异常及时就诊。

（二）临床病例讨论及情景教学

1．病例讨论 一学生收集的病例如下。

病史：病人，男，20岁，就诊前两月感冒，鼻流黄涕量多，嗅觉减退，发热恶寒，头痛，咳嗽痰多，服用多种抗生素药物，在医院输液10日，感冒症状减轻，但鼻涕仍多，嗅觉差，头痛无改善。X线片诊断为急性化脓性鼻窦炎。又输液十余日，症状无改善，今日来医院就诊，称头痛加剧，鼻涕多，每日需大量卫生纸揩鼻，记忆力减退，舌质红，苔微黄，脉浮滑数。

请讨论：

（1）该病人的诊断及诊断依据是什么？

（2）如为该病人进行鼻腔冲洗术，应如何护理？

（3）几日后将进行鼻内镜手术，术前和术后如何护理该病人？

2．情景教学

（1）角色扮演：学生分别扮演护士、病人及家属，模拟病人入院、治疗和护理时的护患沟通与交流，模拟向病人及家属进行健康指导时的沟通与交流等。

（2）查体及操作：学生间相互练习滴鼻剂的使用方法，并且能够根据头疼的部位、性质、时间描述属于哪种类型的鼻窦炎。

（三）护理计划的书写

以上述护理病例为例，书写护理计划单（表7-10）。

表7-10 护理计划单

护理诊断	护理目标	护理措施	护理评价
急性疼痛 与鼻窦炎症刺激引起疼痛及术后鼻部创伤有关	病人疼痛逐渐减轻或消失	• 正确使用抗生素和滴鼻剂 • 术后注意卧床休息，勿剧烈咳嗽、打喷嚏 • 给予热敷，转移病人注意力，必要时遵医嘱给予止痛剂	病人自觉疼痛减轻或消失

续表

护理诊断	护理目标	护理措施	护理评价
体温过高　与炎症引起全身反应有关	体温能维持在正常范围内	• 密切测量体温变化 • 给予物理降温，必要时遵医嘱给予药物降温	病人体温恢复正常

四、鼻出血病人的护理

【学习目的和要求】

（1）通过床边教学和病例讨论，学会运用护理程序方法对鼻出血病人进行护理评估，并对收集的资料进行分析、整理，列出护理诊断，制订相应的护理计划，实施护理措施。

（2）熟悉鼻出血的病因和临床表现，掌握鼻出血的治疗要点和护理措施。

（3）实践过程中能够体现出关心、爱护病人的良好医德和团结协作精神。

【学习地点】　医院耳鼻喉科门诊、五官科病房、示教室和实验室。

【学习方法】

1. 选择病例　由五官科临床带教教师选择鼻出血病例，教师对病例进行集中讲解后，指定4～7人一组询问病史和检查病人，再由教师补充病例的有关资料，若无合适病例，可由教师介绍典型病案。

2. 在示教室进行病例讨论与情景教学

（1）小组讨论：学生分组对病例的诊断、治疗及护理措施进行讨论后，各组派代表汇报讨论结果，由带教教师给予指导及评价。带教教师应通过临床具体病例教学，培养学生的临床思维和独立思考的能力，注意引导学生抓住问题的实质，纠正不正确的观点，提出正确的观点。

（2）角色扮演：学生分别扮演护士和病人，模拟护患交流、查体及对病人或家属进行健康指导等，最后由临床带教教师总结和评价。

【学习内容】

（一）指导学生练习

以鼻出血病人护理病例为例，指导学生运用护理程序方法为病人提供护理。

1. 护理评估

（1）收集病史：轻者可仅表现为涕中带血或回吸血涕，或仅少量从前鼻孔滴出，重者可为一侧或双侧鼻腔血流如注，同时经口涌出。向病人询问：最近是否有鼻和鼻窦外伤或其他医源性损伤、是否有鼻部炎症、鼻中隔病变等诱发因素；出血的部位、持续时间、出血量、有何自觉症状，曾做过何种检查和治疗，是否做过鼻部手术，有无焦虑及恐惧心理，病人及家庭的经济状况和社会支持情况。

（2）身体评估：检查鼻出血的部位、时间、出血量、出血次数；体温、脉搏、血压、是否有头昏、口渴、面色苍白、血压下降等循环血量减少的症状；长期反复出血病人可出现贫血貌。

（3）辅助检查：包括各种常规检查、血细胞及血红蛋白的检查；可行鼻内镜检查，了解鼻咽部有无病变。

2. 护理诊断

（1）学会应用 PES 公式提出护理诊断，用简单确切的术语阐述或描述病人的主要健康问题。例如，恐惧　与反复出血，出血量较多及担心疾病的预后有关。

（2）潜在并发症是各种原因造成的并发症。例如，潜在并发症：出血性休克。

3. 护理目标　根据护理诊断提出护理目标，期望能达到的结果。例如，病人能控制情绪，恐惧感下降；病人生命体征保持平稳；没有出现并发症等。

4. 护理措施

(1) 病人采取半卧位；合理使用止血剂及抗生素；密切观察口咽、鼻腔渗血情况，观察填塞的纱条和鼻后孔纱球有无松动、脱落，若有及时处理。

(2) 鼻填塞可致血氧分压降低，二氧化碳分压升高，应根据情况给予氧气吸入；可用冷水袋或湿毛巾敷前额，减轻病人的头痛症状。

(3) 鼻腔纱条填塞期间，每日鼻腔滴入石蜡油 4～6 次，以润滑鼻腔黏膜和纱条，防止抽出纱条时造成再出血。

(4) 健康指导：告之病人出院后不要用手抠鼻，注意鼻腔卫生，避免用力咳嗽，以免继发性出血；不挑食偏食，多吃水果蔬菜，少吃辛辣食物及避免服用阿司匹林等药物；平时应注意适度体育锻炼，提升自身抵抗力，但应注意鼻部再出血的发生；教会病人简易止血法；如出现双侧鼻部持续性出血应及时入院接受相应的治疗。

(二) 临床病例讨论及情景教学

1. 病例讨论　一学生收集的病例如下。

病史：病人，男，56 岁，反复左鼻出血 6 天。病人诉 6 天前晚餐后突然出现左鼻出血，量较多，持续约 30 分钟，自行用卫生纸鼻腔填塞，血不能止，立即到附近医院就诊，急诊进行鼻腔填塞，血止，当时测血压 180/120mmHg，给其降压药及抗生素口服，两天后在医院取出鼻腔填塞物，回家后左鼻腔再次出血，自行填塞后血止，后左侧鼻腔反复出血，每次自行填塞止血，半个小时再次出血，量大，不能止住，速来我院就诊。查体：精神欠佳，左侧鼻腔填塞卫生纸，仍渗血，病人不时从口内吐出新鲜血液，量较多，取出鼻腔填塞物后，见鼻中隔中后部一活动性出血点，血压：190/125mmHg。病人既往有原发性高血压病史 5 年，间断服药。

请讨论：

(1) 该病人的诊断及诊断依据是什么？

(2) 立即对病人进行鼻腔填塞止血，护士应提供哪些护理措施？

(3) 拟定 3 日后应用微波功能机对出血点进行凝固治疗，应如何护理？

2. 情景教学

(1) 角色扮演：学生分别扮演护士、病人及家属，模拟病人入院、治疗及护理时的护患沟通与交流，模拟向病人及家属进行健康指导时的沟通与交流等。

(2) 查体及操作：学生相互间练习鼻出血简易止血法，鼻腔填塞止血法，并用语言进行描述。

(三) 护理计划的书写

以上述护理病例为例，书写护理计划单（表 7-11）。

表 7-11　护理计划单

护理诊断	护理目标	护理措施	护理评价
恐惧　与反复出血、出血量较多及担心疾病的预后有关	病人情绪维持稳定恐惧感下降全消失	• 向病人讲解鼻出血的原因及预防措施 • 向病人讲解简易止血法等处理方法，降低病人的恐惧心理	病人情绪维持稳定，恐惧感下降至消失
潜在并发症：感染	病人未发生感染	• 填塞纱条在鼻腔存放时间不能超过 3～5 天，以免引起感染 • 纱布填塞期间辅以抗生素治疗	病人未发生感染

（孙玉倩）

第5章 咽喉科病人的护理

一、急性扁桃体炎病人的护理

【学习目的和要求】

(1) 通过床边教学和病例讨论,学会运用护理程序方法对急性扁桃体炎病人进行护理评估,并对收集的资料进行分析、整理,列出护理诊断,制订相应的护理计划,实施护理措施。

(2) 熟悉急性扁桃体炎的临床表现及相关检查,掌握急性扁桃体炎的治疗要点及术前、术后护理措施。

(3) 实践过程中能够体现出关心、爱护病人的良好医德和团结协作精神。

【学习地点】 医院耳鼻喉科门诊,五官科病房、示教室和实验室。

【学习方法】

1. 选择病例 由五官科临床带教教师选择急性扁桃体炎病例,教师对病例进行集中讲解后,指定4~7人一组询问病史和检查病人,再由教师补充病例的有关资料,若无合适病例,可由教师介绍典型病案。

2. 在示教室进行病例讨论与情景教学

(1) 小组讨论:学生分组对病例的诊断、治疗及护理措施进行讨论后,各组派代表汇报讨论结果,由带教教师给予指导及评价。带教教师应通过临床具体病例教学,培养学生的临床思维和独立思考的能力,注意引导学生抓住问题的实质,纠正不正确的观点,提出正确的观点。

(2) 角色扮演:学生分别扮演护士和病人,模拟护患交流、查体及对病人或家属进行健康指导等,最后由临床带教教师总结和评价。

【学习内容】

(一) 指导学生练习

以急性扁桃体炎病人护理病例为例,指导学生运用护理程序方法为病人提供护理。

1. 护理评估

(1) 收集病史:急性扁桃体炎常伴有不同程度的咽黏膜和淋巴组织的炎症,向病人询问:最近是否有上呼吸道感染史,是否有过度疲劳、潮湿、受凉等诱发因素存在,是否有咽痛、吞咽痛、畏寒、高热、头痛、食欲下降、乏力等症状;第一次诊断是在什么时间通过什么检查确定的?是否服用过抗生素、激素类药物?是间断不规则服药还是连续规则服药?反应如何?起病时咽痛发现的时间、部位、性质、有何自觉症状,曾做过何种检查和治疗,是否做过扁桃体或其他部位的手术,有无焦虑及恐惧心理,病人及家庭的经济状况和社会支持情况。

(2) 身体评估:检查扁桃体肿大的部位、程度、腺体硬度;体温、脉搏、血压、双侧下颌角淋巴结是否肿大,是否出现压迫气管、呼吸困难等症状,均要详细记录。

(3) 辅助检查:包括各种常规检查、白细胞检查,必要时做脓细胞培养。

2. 护理诊断

(1) 学会应用PES公式提出护理诊断,用简单确切的术语阐述或描述病人的主要健康问题。例如,急性疼痛 与扁桃体急性炎症或手术损伤有关;体温升高 与扁桃体急性炎症有关。

(2) 潜在并发症是各种原因造成的并发症。例如,潜在并发症:扁桃体周围脓肿、败血症。

3. 护理目标　根据护理诊断提出护理目标，期望能达到的结果。例如，病人疼痛逐渐减轻或消失；病人生命体征保持平稳；没有出现并发症等。

4. 护理措施

（1）一般护理：嘱病人尽量少说话，进软食或流质饮食；选用有消炎止痛作用的口含片含服，全身使用抗生素；体温过高可给予物理降温，必要时进行药物降温。

（2）术前准备：完善各种检查，嘱病人多卧床休息，注意询问女性病人是否处于月经期，如处于月经期不适合进行手术；保持口腔清洁，术前3天开始含漱漱口液，每天4～6次，如有感染术前应用抗生素3天。

（3）术后护理：给予半卧位，手术当日嘱病人少说话、避免用力咳嗽，以免继发性出血，嘱病人不要咽下口腔分泌物；注意观察伤口及愈合情况，有无血凝块及继发感染，术后第二天开始注意"三多"（多讲话、多漱口、多进饮食），以防止伤口粘连、瘢痕挛缩、后遗咽异感症；术后第二天开始漱口，嘱病人不要用力擦拭白膜，以免出血和感染；如有疼痛，应给予相应的止痛措施，术后2小时后鼓励病人进食。

（4）健康指导：告知病人两周内勿食过硬过热的食物，发现有咯血应及时就诊；要注意休息，适当参加体育锻炼，预防感冒，避免紧张和情绪波动；保持口腔清洁，餐后注意漱口。

（二）临床病例讨论及情景教学

1. 病例讨论　一学生收集的病例如下。

病史：病人，女，26岁，发热、咽痛4天，吞咽困难，呼吸急促2天而入院。病人自述4天前受凉后出现发热，自测体温达39.5℃，于当地医院进行抗生素治疗，但体温一直没有下降，并出现吞咽困难、呼吸急促等症状。自觉症状严重。查体：体温40.1℃，呼吸29次/分，脉搏112次/分，血压100/70mmHg。急性病容，面颊赤红。咽部检查：咽腔充血，双侧扁桃体Ⅱ度肿大，表面见脓性分泌物。颈部、下颌角淋巴结肿大，触痛。辅助检查：白细胞$3.1 \times 10^9/L$，血小板$134 \times 10^9/L$，血糖4.8mmol/L。

请讨论：

（1）该病人可能的诊断是什么？

（2）应如何护理该病人？

（3）如何为该病人进行健康指导？

2. 情景教学

（1）角色扮演：学生分别扮演护士、病人及家属，模拟病人入院、治疗和护理时的护患沟通与交流，模拟向病人及家属进行健康指导时的沟通与交流等。

（2）查体：学生间相互练习扁桃体的检查方法，并用语言描述扁桃体肿大的分度。

（三）护理计划的书写

以上述护理病例为例，书写护理计划单（表7-12）。

表7-12　护理计划单

护理诊断	护理目标	护理措施	护理评价
急性疼痛　与扁桃体急性炎症有关	病人咽部疼痛逐渐减轻或消失	· 保持咽部清洁，可以选用口含片含服，以消炎止痛，必要时遵医嘱给予止痛剂 · 注意饮食，勿进食过冷过热食物，以免刺激咽部引起疼痛 · 做好心理安慰，转移注意力，使病人疼痛逐渐减轻或消失	病人咽部疼痛逐渐减轻或消失

续表

护理诊断	护理目标	护理措施	护理评价
体温升高	病人体温恢复正常	• 给予相应的降温措施，如冰敷、乙醇擦浴及温水擦浴，必要时遵医嘱给予退热药 • 注意适当体育锻炼及保暖，以免感冒	病人体温维持在正常范围之内

二、喉阻塞病人的护理

【学习目的和要求】

（1）通过床边教学和病例讨论，学会运用护理程序方法对喉阻塞病人进行护理评估，并对收集的资料进行分析、整理，列出护理诊断，制订相应的护理计划，实施护理措施。

（2）熟悉喉阻塞的病因、临床表现及治疗要点；掌握气管切开术术前、术后护理措施。

（3）实践过程中能够体现出关心、爱护病人的良好医德和团结协作精神。

【学习地点】　医院耳鼻喉门诊、五官科病房、示教室和实验室。

【学习方法】

1. 选择病例　由五官科临床带教教师选择喉阻塞病人病例，教师对病例进行集中讲解后，指定 4～7 人一组询问病史和检查病人，再由教师补充病例的有关资料，若无合适病例，可由教师介绍典型病案。

2. 在示教室进行病例讨论与情景教学

（1）小组讨论：学生分组对病例的诊断、治疗及护理措施进行讨论后，各组派代表汇报讨论结果，由带教教师给予指导及评价。带教教师应通过临床具体病例教学，培养学生的临床思维和独立思考的能力，注意引导学生抓住问题的实质，纠正不正确的观点，提出正确的观点。

（2）角色扮演：学生分别扮演护士和病人，模拟护患交流、查体及对病人或家属进行健康指导等，最后由临床带教教师总结和评价。

【学习内容】

（一）指导学生练习

以喉阻塞病人护理为例，指导学生应用护理程序的内容和方法为病人提供护理。

1. 护理评估

（1）收集病史：评估病人近期健康状况，有无过度疲劳、上呼吸道感染病史，有无喉部外伤、吸入异物、喉部肿瘤史，有无药物过敏、接触过敏原史，有无甲状腺病史、气管插管史等，还要注意评估病人呼吸困难发生的时间、程度、有无诱因等；病人和家属会因病人呼吸困难威胁生命而感到非常恐惧，严重呼吸困难时病人会有濒死的感觉，应加强与病人和家属的交流与沟通，降低病人及家属的恐惧感。

（2）身体评估：吸气性呼吸困难是喉阻塞的主要症状，评估病人有无吸气运动增强、吸气时间延长、吸气性喉喘鸣、发绀等；病人是否出现吸气性软组织凹陷（胸骨上窝、锁骨上窝、胸骨剑突下以及肋骨间隙凹陷，临床上称为"四凹征"）；有无声音嘶哑或失音。

（3）辅助检查：喉镜检查，必要时可行 CT 及 MRI 检查。

2. 护理诊断

（1）学会应用 PES 公式提出护理诊断，用简单确切的术语阐述或描述病人的主要健康问题。例如，有窒息的危险　与喉阻塞或手术后套管阻塞或脱落有关。

（2）潜在并发症是各种原因造成的并发症。例如，潜在并发症：低氧血症、术后出血、皮下气肿、气胸等。

3. 护理目标　根据护理诊断提出护理目标，期望能达到的结果。例如，病人恐惧逐渐减轻，情绪稳定；呼吸道阻塞解除，呼吸道保持通畅；缺氧症状减轻。

4. 护理措施

（1）保持呼吸道通畅：及时用药，如应用糖皮质激素减轻喉部水肿等，以保持呼吸道通畅，改善缺氧症状，预防窒息；给予低流量吸氧；尽量减少病人说话和活动，以免加重呼吸困难和缺氧。

（2）密切观察病情：对于1度和2度喉阻塞病人密切观察喉阻塞的变化程度；对于3度和4度喉阻塞病人应密切观察呼吸、脉搏、血氧饱和度、神志、面色、口唇颜色等情况，做好随时抢救准备。

（3）气管切开病人的护理：术前协助病人完善各种检查，常规禁食禁水；术后保证气管内套管通畅，定时清洗消毒内套管，及时清除气管内分泌物，痰黏者进行雾化吸入，鼓励病人有效咳嗽、咳痰，多饮水，密切观察痰液的量及性质；保持颈部切口清洁，应用抗生素预防切口感染，进食营养丰富的半流质饮食，增加蛋白质、维生素的摄入；密切观察病人的呼吸、血压、脉搏、心率以及缺氧症状有无明显改善，如无改善或反趋恶化，应警惕有可能发生纵隔气肿或气胸。

（4）健康指导：未拔管出院的病人，应教会病人消毒内套管、更换气管垫的方法，嘱病人洗澡时勿使水流入气管，外出时要防异物吸入，定期门诊随访；通过各种途径向公众大力宣传喉阻塞的原因和后果以及如何预防喉阻塞。

（二）临床病例讨论及情景教学

1. 病例讨论　一学生收集的病例如下。

病史：患儿，男，1岁，于3天前吃面包时突发呛咳，当时无明显呼吸困难及面色青紫，家长予拍背后缓解，后咳嗽呈阵发性，无痰，有时喘息，活动及哭闹时加重，无声音嘶哑及喉鸣，无发热，曾在当地医院行抗感染等治疗，治疗后患儿症状无明显减轻，门诊以"支气管异物、支气管肺炎"收入院，患儿入院时精神反应好，自主体位，呼吸稍急促。查体：心前区无隆起，心率115次/分，律齐，心音有力，腹部平坦、柔软。四肢活动自如，肌张力无异常。颈前未触及握雪感，双肺呼吸音均减低，可闻及喘鸣音及痰鸣音。胸片示：右肺中下叶见大片状密度增高影，纵隔心影示有右移。入院后即给予禁食，完善术前检查，并交代家长注意事项，定于11：30为患儿手术。10：50患儿突然出现剧烈呛咳，随即面色青紫，意识丧失，无自主呼吸，四肢软弱无力。护士立即抱起患儿冲进手术室，呼叫医师，并揽患儿于怀内呈半坐卧，一手按压其腹部，一手拍其背部，进行抢救。

请讨论：

（1）该患儿的诊断及诊断依据是什么？

（2）目前该患儿出现了什么紧急状况？应如何抢救？

（3）如进行气管切开术，术后如何护理该患儿？

2. 情景教学

（1）角色扮演：学生分别扮演护士、患儿及家属，模拟患儿入院治疗和护理的护患沟通与交流，模拟向病人及家属进行健康指导时的沟通与交流等。

（2）查体及操作：学生间相互练习喉部的检查方法，并用语言描述喉阻塞的分度；学生间相互练习气管套管的护理方法。

（三）护理计划的书写

以上述护理病例为例，书写护理计划单（表7-13）。

表 7-13　护理计划单

护理诊断	护理目标	护理措施	护理评价
有窒息的危险　与喉阻塞或手术后套管阻塞或脱落有关	呼吸道阻塞解除，呼吸道保持通畅	• 清除呼吸道异物或分泌物，保持呼吸道通畅 • 气管切开术后，保持内套管通畅 • 气管外套管应固定牢固，避免脱管	呼吸道阻塞解除，呼吸道保持通畅
潜在并发症：低氧血症	缺氧症状缓解	• 立即恢复呼吸道通畅 • 给予患儿吸氧 • 减少对患儿的刺激，减少患儿哭闹，从而减少耗氧量	患儿缺氧症状改善

（孙玉倩）

第6章 口腔科病人的护理

一、龋病病人的护理

【学习目的和要求】

(1) 通过床边教学和病例讨论，学会运用护理程序方法对龋病病人进行护理评估，并对收集的资料进行分析、整理，列出护理诊断，制订相应的护理计划，实施护理措施。

(2) 熟悉龋病的影响因素、三级预防内容；掌握龋病的临床表现和健康指导。

(3) 实践过程中能够体现出关心、爱护病人的良好医德和团结协作精神。

【学习地点】 医院口腔科门诊、病房、示教室。

【学习方法】

1. 选择病例　由口腔科临床带教教师选择龋病病例，教师对病例进行集中讲解后，指定 4～7 人一组询问病史和检查病人，再由教师补充病例的有关资料，若无合适病例，可由教师介绍典型病案。

2. 在示教室进行病例讨论与情景教学

(1) 小组讨论：学生分组对病例的诊断、治疗及护理措施进行讨论后，各组派代表汇报讨论结果，由带教教师给予指导及评价。带教教师应通过临床具体病例教学，培养学生的临床思维和独立思考的能力，注意引导学生抓住问题的实质，纠正不正确的观点，提出正确的观点。

(2) 角色扮演：学生分别扮演护士和病人，模拟护患交流及对病人或家属进行健康指导等，最后由临床带教教师总结和评价。

【学习内容】

(一) 指导学生练习

以龋病病人护理病例为例，指导学生运用护理程序为病人提供护理。

1. 护理评估

(1) 收集病史：向病人询问，口腔卫生及饮食习惯，尤其是应询问其有无睡前吃甜食的嗜好。如有疼痛，了解是自发性痛还是激发性痛，疼痛与冷热刺激是否有关。

(2) 身体评估：检查牙齿情况，评估是浅龋、中龋或深龋，龋损部位的颜色为棕色、灰黑色或是黑色；有无龋洞，龋洞的深浅，是否能见到着色的牙本质，有无食物残渣残留；病人对冷热酸甜、温度变化及化学的刺激是否敏感，有无自发性疼痛。

(3) 辅助检查：包括 X 线检查、温度刺激试验等。

2. 护理诊断

(1) 学会应用 PES 公式提出护理诊断，用简单确切的术语阐述或描述病人的主要健康问题。例如，舒适改变：对冷、热、酸、甜刺激过度敏感　与牙齿龋坏造成牙本质外露有关。

(2) 潜在并发症是各种原因造成的并发症。例如，潜在并发症：牙髓炎、根尖周炎等。

3. 护理目标　根据护理诊断提出护理目标，期望能达到的结果。例如，病人积极配合医师完成治疗，修复缺损的牙体组织，消除不适感；病人了解龋病不及时治疗的危害性，增强防病意识，预防并发症的发生。

4. 护理措施

(1) 心理护理：消除病人的恐惧心理，积极配合治疗。

(2) 药物治疗的护理：配合医师进行药物治疗，涂布氟化钠时使用橡皮障隔离措施，勿让病人吞入；用硝酸银涂布时，需使用还原剂，使其生成黑色或灰色沉淀，该药有较强的腐蚀性，操作时注意切勿损伤病人口腔黏膜。

（3）充填术的护理：配合医师进行充填术，恢复牙齿的形态和功能。

（4）休息与饮食：充填术后，饮食宜进富含高营养素、清淡软食或半流质，忌辛辣及过冷、过热、过甜、过酸等刺激性食物。

（5）健康指导：向病人宣传预防龋病的有关知识，增强人们的健康保健意识；指导正确的刷牙方法；定期进行口腔检查，12 岁以上一年一次；养成合理的饮食习惯，少吃糖果、饼干等精制糖类食物，尤其睡前不要进甜食；采用特殊的防护措施，如窝沟封闭等。

（二）临床病例讨论及情景教学

1. 病例讨论　一学生收集的病例如下。

病史：患儿，女，8 岁，诉左下后牙疼痛就医。该母诉女童平日喜吃甜食。查体：患儿诉牙齿对冷、热、酸、甜刺激敏感，冷刺激明显，刺激去除后疼痛立即消失，该牙齿龋洞中除有病变牙本质外还有食物残渣、细菌等。

请讨论：

（1）该女童的诊断是什么？

（2）如何对该女童进行健康指导？

2. 情景教学

（1）角色扮演：学生分别扮演护士、病童及家长，模拟病童入院、治疗及护患沟通与交流，模拟向病童及家属进行健康指导时的沟通与交流。

（2）查体及操作：学生相互间练习龋病牙齿的检查方法，并用语言描述。

（三）护理计划的书写

以上述护理病例为例，书写护理计划单（表 7-14）。

表 7-14　护理计划单

护理诊断	护理目标	护理措施	护理评价
舒适受损：对冷、热、酸、甜刺激过度敏感　与牙齿龋坏造成牙本质外露有关	修复缺损的牙体组织，不适感消除	·配合医师进行药物治疗 ·配合医师进行充填术 ·指导病童少食过热、过凉、刺激性强的食物	牙齿感觉恢复正常
知识缺乏　与缺乏龋病的发生、发展、预防及早期治疗的知识有关	养成良好的口腔卫生习惯和饮食习惯，预防疾病的发生	·介绍龋病发生的相关知识 ·讲解正确的刷牙方法，尤其强调睡前刷牙的重要性 ·合理饮食、定期口腔检查	养成良好的口腔卫生习惯和饮食习惯

二、牙髓病病人的护理

【学习目的和要求】

（1）通过床边教学和病例讨论，学会运用护理程序方法对牙髓病病人进行护理评估，并对收集的资料进行分析、整理，列出护理诊断，制订相应的护理计划，实施护理措施。

（2）熟悉牙髓病的病因和发病机制，掌握牙髓病的临床表现和护理措施。

（3）实践过程中能够体现出关心、爱护病人的良好医德和团结协作精神。

【学习地点】　医院口腔科门诊、病房、示教室。

【学习方法】

1. 选择病例　由口腔科临床带教教师选择牙髓病病例，教师对病例进行集中讲解后，指定

4～7人一组询问病史和检查病人，再由教师补充病例的有关资料，若无合适病例，可由教师介绍典型病案。

2．在示教室进行病例讨论与情景教学

（1）小组讨论：学生分组对病例的诊断、治疗及护理措施进行讨论后，各组派代表汇报讨论结果，由带教教师给予指导及评价。带教教师应通过临床具体病例教学，培养学生的临床思维和独立思考的能力，注意引导学生抓住问题的实质，纠正不正确的观点，提出正确的观点。

（2）角色扮演：学生分别扮演护士和病人，模拟护患交流、查体及对病人或家属进行健康指导等，最后由临床带教教师总结和评价。

【学习内容】

（一）指导学生练习

以牙髓病病人护理病例为例，指导学生运用护理程序方法为病人提供护理。

1．护理评估

（1）收集病史：询问病人有无全身疾病，如心脏病、糖尿病等。了解病人口内是否有未经彻底治疗的龋病及牙周病，询问疼痛的性质、发作方式和持续时间。

（2）身体评估：患牙对冷、热、酸、甜刺激是否敏感，有无自发性疼痛，疼痛呈阵发性还是持续性，疼痛有无夜间加重、是否随温度的刺激而加剧、是否与体位有关、定位是否准确；发病的急缓；有无感觉患牙咬合不适或轻度叩痛；检查能否见穿髓孔或牙髓息肉；有无牙冠变色。

（3）辅助检查：包括X线检查、电活力测试牙髓活力、温度试验等。

2．护理诊断　学会应用PES公式提出护理诊断，用简单确切的术语阐述或描述病人的主要健康问题。例如，急性疼痛　与炎症引起血管扩张、牙髓腔压力增加，压迫神经所致有关。

3．护理目标　根据护理诊断提出护理目标，期望能达到的结果。例如，通过治疗疼痛缓解至消失。

4．护理措施

（1）介绍牙齿疼痛的原因及基本治疗方法，消除病人的恐惧心理，配合治疗。

（2）嘱病人饮食宜清淡，不宜热、冰、酸、咸等刺激；给予丁香油或樟脑酚棉球置于龋洞内可以暂缓疼痛。

（3）配合医师进行开髓减压治疗；配合医师进行保存牙髓治疗，包括准备用物、协助麻醉患牙、隔离唾液、协助冲洗髓腔、调制盖髓剂等；配合医师进行保存牙体治疗，包括牙髓塑化治疗、根管治疗等。

（4）健康指导：向病人讲解牙髓炎的发病原因、治疗方法和目的，牙病早期治疗的重要性；向病人讲解牙髓炎早期得到及时正确治疗，活髓可能得到保存；如牙髓死亡，牙体将失去代谢而变性，使其变得脆而易折，极易导致牙齿缺失。

（二）临床病例讨论及情景教学

1．病例讨论　一学生收集的病例如下。

病史：病人，男，48岁。自诉左下后牙自发痛3天，昨晚起阵发性加剧，现因剧痛难忍就诊。护理查体：左下6邻面深龋近髓，洞底有大量软化牙本质，探痛明显，叩诊（－）。对冷热疼痛较剧烈，且持续较长时间。

请讨论：

（1）该病人可能发生了什么疾病？应如何处理？

（2）应如何护理该病人？

2. 情景教学

(1) 角色扮演：学生分别扮演护士、病人及家属，模拟病人入院、治疗和护理时的护患沟通与交流，模拟向病人及家属进行健康指导时的沟通与交流等。

(2) 查体及操作：学生相互间练习牙髓病牙齿的检查方法，并用语言描述。

(三) 护理计划的书写

以上述护理病例为例，书写护理计划单 (表 7-15)。

表 7-15　护理计划单

护理诊断	护理目标	护理措施	护理评价
急性疼痛：与炎症引起血管扩张、牙髓腔压力增加，压迫神经有关	通过治疗疼痛缓解至消失	• 介绍牙齿疼痛的原因及基本治疗方法，消除病人的恐惧心理，舒缓情绪 • 给予丁香油或樟脑酚棉球置于龋洞内暂缓疼痛 • 配合医师进行开髓减压治疗或保存牙体治疗 • 嘱病人进食清淡饮食，减少热、冰、酸、咸等刺激	疼痛得到缓解或消失

三、牙龈炎病人的护理

【学习目的和要求】

(1) 通过床边教学和病例讨论，学会运用护理程序方法对牙龈炎病人进行护理评估，并对收集的资料进行分析、整理，列出护理诊断，制订相应的护理计划，实施护理措施。

(2) 熟悉牙龈炎的病因与发病机制，掌握牙龈炎的临床表现和护理措施。

(3) 实践过程中能够体现出关心、爱护病人的良好医德和团结协作精神。

【学习地点】 医院口腔科门诊、病房和示教室。

【学习方法】

1. 选择病例　由口腔科临床带教教师选择牙龈炎病例，教师对病例进行集中讲解后，指定4～7人一组询问病史和检查病人，再由教师补充病例的有关资料，若无合适病例，可由教师介绍典型病案。

2. 在示教室进行病例讨论与情景教学

(1) 小组讨论：学生分组对病例的诊断、治疗及护理措施进行讨论后，各组派代表汇报讨论结果，由带教教师给予指导及评价。带教教师应通过临床具体病例教学，培养学生的临床思维和独立思考的能力，注意引导学生抓住问题的实质，纠正不正确的观点，提出正确的观点。

(2) 角色扮演：学生分别扮演护士和病人，模拟护患交流、查体及对病人或家属进行健康指导等，最后由临床带教教师总结和评价。

【学习内容】

(一) 指导学生练习

以牙龈炎病人护理病例为例，指导学生运用护理程序方法为病人提供护理。

1. 护理评估

(1) 收集病史：了解病人身体状况及口腔情况，有无用口呼吸的习惯。

(2) 身体评估：询问病人有无刷牙、咀嚼、说话、吸吮时引起牙龈出血，有无口臭、口腔异味感；口腔检查牙龈有无充血、红肿、呈暗红色，点彩消失，表面光滑发亮，质地松软，缺乏弹性等；评估龈沟的深度，有无假性牙周袋形成；牙颈部有无牙石与牙垢沉积；有无探诊出血。

（3）辅助检查：包括 X 线检查等。

2. **护理诊断** 学会应用 PES 公式提出护理诊断，用简单确切的术语阐述或描述病人的主要健康问题。例如，口腔黏膜改变 与炎症引起牙龈乳头充血、红肿、点彩消失有关。

3. **护理目标** 根据护理诊断提出护理目标，期望能达到的结果。例如，通过药物治疗使病人牙龈组织恢复正常，出血、口臭症状消失。

4. **护理措施**

（1）心理护理：让病人了解牙龈炎的治疗方法及疾病可以痊愈，出血、口臭等症状可消失，恢复病人进行社会交往的信心。

（2）饮食护理：应进食清淡饮食，忌过热、过硬、辛辣、煎炸等刺激性食物。

（3）口内有不良修复体者，协助医师取下，消除食物嵌塞；配合医师为病人进行局部药物治疗，病情严重者，指导病人口服抗生素及维生素。

（4）配合医师进行龈上洁治术和龈下刮治术，包括准备物品、调节椅位、摆放洁治器。

（5）健康指导：向病人讲解预防牙龈炎的相关知识，关键是坚持每天彻底清洁牙菌斑；向病人介绍合理刷牙和漱口的方法及其他保持口腔卫生的措施，如牙线及牙签的正确使用，宣传早、晚及饭后刷牙的重要性，养成良好的口腔卫生习惯。

（二）临床病例讨论及情景教学

1. **病例讨论** 一学生收集的病例如下。

病史：病人，女，21 岁，咬苹果和馒头时牙龈出血半年余。查体：下前牙舌侧牙石（＋＋），其他牙石（＋），牙龈缘色红，龈缘及龈乳头圆钝，探诊出血较明显，探诊深度 3mm，未见牙龈退缩，未探查到附着丧失。

请讨论：

（1）该病人的诊断及诊断依据是什么？

（2）应如何护理该病人？如何提供健康指导？

2. **情景教学**

（1）角色扮演：学生分别扮演护士、病人及家属，模拟入院、护理评估时的护患沟通与交流，模拟向病人及家属进行健康指导时的沟通与交流等。

（2）查体及操作：学生相互间练习牙龈炎的检查方法，并用语言描述。

（三）护理计划的书写

以上述护理病例为例，书写护理计划单（表 7-16）。

表 7-16　护理计划单

护理诊断	护理目标	护理措施	护理评价
口腔黏膜改变 与炎症引起牙龈乳头充血、红肿、点彩消失有关	牙龈组织恢复正常，出血、口臭症状消失	• 嘱病人应进食清淡饮食，忌过热、过硬食物 • 配合医师为病人局部用药，或指导病人口服抗生素、维生素 • 配合医师进行龈上洁治术和龈下刮治术	牙龈组织恢复正常，出血、口臭症状消失
知识缺乏 与缺乏牙齿保健知识有关	病人掌握正确的刷牙方法及牙线、牙签的使用方法	• 向病人讲解牙龈炎的病因及发病机制 • 向病人介绍合理刷牙和漱口的方法 • 向病人介绍牙线及牙签的正确使用，强调早、晚及饭后刷牙的重要性	病人掌握正确的刷牙方法及牙线、牙签的使用方法

四、牙周炎病人的护理

【学习目的和要求】

（1）通过床边教学和病例讨论，学会运用护理程序方法对牙周炎病人进行护理评估，并对收集的资料进行分析、整理，列出护理诊断，制订相应的护理计划，实施护理措施。

（2）熟悉牙周炎的病因及发病机制；掌握牙周炎的临床表现和护理措施。

（3）实践过程中能够体现出关心、爱护病人的良好医德和团结协作精神。

【学习地点】　医院口腔科门诊、病房、示教室。

【学习方法】

1. 选择病例　由口腔科临床带教教师选择牙周炎病例，教师对病例进行集中讲解后，指定 4～7 人一组询问病史和检查病人，再由教师补充病例的有关资料，若无合适病例，可由教师介绍典型病案。

2. 在示教室进行病例讨论与情景教学

（1）小组讨论：学生分组对病例的诊断、治疗及护理措施进行讨论后，各组派代表汇报讨论结果，由带教教师给予指导及评价。带教教师应通过临床具体病例教学，培养学生的临床思维和独立思考的能力，注意引导学生抓住问题的实质，纠正不正确的观点，提出正确的观点。

（2）角色扮演：学生分别扮演护士和病人，模拟护患交流、查体及对病人或家属进行健康指导等，最后由临床带教教师总结和评价。

【学习内容】

（一）指导学生练习

以牙周炎病人护理病例为例，指导学生运用护理程序方法为病人提供护理。

1. 护理评估

（1）收集病史：了解病人全身健康状况，有无慢性疾病史；有无牙龈炎、牙解剖形态异常等病史。

（2）身体评估：评估病人有无牙龈肿胀、牙龈出血、点彩消失；有无牙周袋形成，有无牙周袋溢脓及牙周脓肿；有无牙齿松动。

（3）辅助检查：包括 X 线检查等。

2. 护理诊断　学会应用 PES 公式提出护理诊断，用简单确切的术语阐述或描述病人的主要健康问题。例如，口腔黏膜改变　与炎症造成牙龈充血、水肿、色泽改变有关。

3. 护理目标　根据护理诊断提出护理目标，期望能达到的结果。例如，病人能配合完成一系列综合治疗，使炎症消退，病变停止发展。

4. 护理措施

（1）饮食护理：嘱病人饮食清淡食物，忌过热、过硬、辛辣、煎炸等刺激性食物。

（2）嘱病人合理服用螺旋霉素、甲硝唑等抗生素控制感染。

（3）配合医师进行龈上洁治术或龈下刮治术，已缓解牙周袋的形成；配合医师进行牙龈切除术及牙龈翻瓣术以清除牙周袋。

（4）健康指导：向病人强调牙周炎的治疗效果与病人口腔卫生习惯密切相关，尤其是在牙周治疗后更应经常保持口腔卫生，除早晚刷牙外，午饭后应增加一次，每次不得少于 3 分钟；经常进行牙龈按摩，定期接受医师的检查和指导，防止疾病进展；指导病人加强营养，增加维生素 A、维生素 C 的摄入，提高机体的修复能力，以利于牙周组织的愈合。

（二）临床病例讨论及情景教学

1. 病例讨论　一学生收集的病例如下。

病史：病人，男，48 岁，右下后牙疼痛 3 天、加重伴右面部肿胀、右侧头痛 1 天而入院治疗。入院前 4 天，因连续食用几顿麻辣食物之后，引起右下后牙轻微钝痛，并觉牙龈有轻微肿胀，未引起重视，未治疗。疼痛逐渐加重，出现持续胀痛伴同侧头痛，1 日前右面部咀嚼肌区开始出现肿胀，张口轻度受限。查体：右下后第七齿冠周红肿、触痛，挤压有少量脓性分泌物溢出。

请讨论：

（1）该病人的诊断及诊断依据是什么？

（2）应如何护理该病人？

（3）应如何预防该疾病的进展？

2. 情景教学

（1）角色扮演：学生分别扮演护士、病人及家属，模拟病人入院、治疗和护理的护患沟通与交流，模拟向病人及家属进行健康指导时的沟通与交流等。

（2）查体及操作：学生间相互练习牙周炎的检查方法，并用语言描述。

（三）护理计划的书写

以上述护理病例为例，书写护理计划单（表 7-17）。

表 7-17　护理计划单

护理诊断	护理目标	护理措施	护理评价
急性疼痛　与牙周脓肿有关	疼痛减轻或缓解	• 配合医师进行龈上洁治术或龈下刮治术，配合医师进行牙龈切除术及牙龈翻瓣术以清除牙周袋 • 指导病人持之以恒地保持良好口腔卫生，坚持良好的菌斑控制措施	病人疼痛减轻或缓解

（张晓松）

第7章　眼科护理操作技术及考核标准

一、视力检查法及考核标准

见表 7-18。

表 7-18　视力检查法及考核标准

步骤	操作流程	考核标准要求	得分
准备（15分）	物品准备：国际标准视力表或对数视力表，遮眼板、指示棒、笔、记录纸。	用物齐全	5
	环境准备：视力表与检查者5m画线距离，光源明亮	口述正确	10
实施（77分）	**远视力检查**	距离、顺序、注意事项口述全面	15
	（1）受检者与视力表距离5m，两眼分别检查，先查右眼后查左眼，一眼用遮眼板遮盖，但勿压迫眼球		
	（2）检查者由上而下指视标，嘱受检者按顺序辨认"E"字形视标开口的方向，直至不能辨认为止。能准确辨认的最小行视标，其旁的数字，即为该眼的远视力，如国际标准视力表，能辨认表上第5行全部视标，则记录为0.5，以此类推	检查顺序正确，记录准确	5
	（3）受检者若不能辨认第1行视标时，则让其向前逐步走近视力表，视力按如下公式记录：视力＝受检查者与视力表的距离（m）/5×0.1。如在3m看清0.1行，则视力为0.06	检查顺序正确，记录准确	10
	（4）若在0.5m处仍不能辨认第1行视标者，让受检者背光而坐，检查者可伸出手指于其眼前，嘱数指数。如能辨清者，记录：数指/眼前	检查顺序正确，记录准确	10
	（5）若指数也不能辨认，检查者可伸出手掌在受检者眼前摆动。如能辨清者，记录：手动/眼前	检查顺序正确，记录准确	10
	（6）若手动不能辨清者，则到暗室用烛光或电筒检查光感。在5m处能辨认者，记录为光感，看不到者为无光感。有光感者还需检查1m光定位将点状光源置于距离被检眼（固视前方不动）1m处，在9个方位检查对光源的分辨力。以"＋"、"－"表示光定位的"阳性"、"阴性"。如眼前不能辨认光感，即为无光感	光感检查、光定位检查顺序正确，记录准确	15
	近视力检查	距离标准；记录准确	10
	常用标准近视力表或对数视力表。检查距离一般为30cm，方法及注意事项与远视力检查基本相同，但可以调整距离。近视力记录时应同时记录视力和距离。如1.0/20cm，1.0/40cm等		
	规范处理用物	用物处理得当	2
评价（8分）	严格执行操作顺序	各项检查口述顺序正确	5
	提问：注意事项	回答完整	3

二、滴眼药水（膏）法考核标准

见表 7-19。

表 7-19　滴眼药水（膏）法考核标准

步骤	操作流程	考核标准要求	得分
准备（7分）	操作者准备：着装整洁（口罩、衣、帽、鞋），洗手	着装整洁，洗手	2
	用物准备：治疗盘、眼药水（膏）、棉签、治疗单、污物桶	用物齐全	5
实施（75分）	核对床号、姓名、眼别，检查药物名称、浓度、用途、有效期，向病人说明操作目的、方法及配合要点，取得合作	口述全面	20
	评估病人眼部情况观察有无分泌物（有分泌物要先擦拭干净）。询问病人有无药物过敏史	口述全面	10
	协助病人取坐位或仰卧位，头向后仰，嘱咐病人注视上方	体位头位眼位正确	12
	左手持棉签轻轻拉开下睑，充分暴露结膜囊	充分暴露结膜囊，动作轻柔	5
	右手持眼药，滴入（挤入）结膜囊内（图7-1、图7-2）	动作规范，不得污染眼药盖或污染眼药（触及睫毛）	10
	嘱咐闭合数分钟，以助药物在结膜囊内溶化或均匀分布，棉签擦净眼睑周围的眼膏	口述全面	8
	规范处理用物，规范洗手	用物处理规范，洗手规范	6
	准确进行护理记录	记录准确	4
评价（18分）	严格执行三查七对和无菌操作	核查严格，无菌操作	4
	操作规范，动作轻柔	规范轻柔	4
	术后处理妥当	处置合理	2
	提问：注意事项	回答完整	8

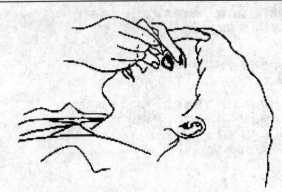

图 7-1　点眼药水法

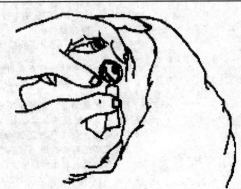

图 7-2　涂眼药膏法

三、结膜囊冲洗法及考核标准

见表 7-20。

表 7-20　结膜囊冲洗法及考核标准

步骤	操作流程	考核标准要求	得分
准备（14分）	操作者准备：着装整洁（口罩、衣、帽、鞋），洗手	着装整洁，洗手	2
	物品准备：洗眼壶或洗眼吊瓶、受水器、冲洗液（常用生理盐水、3%硼酸溶液、2%碳酸氢钠溶液），棉球/纱布，棉签，治疗巾	用物齐全	12

步骤	操作流程	考核标准要求	得分
实施（70 分）	核对床号、姓名、眼别，向病人说明操作方法及配合要点，取得合作	口述全面	6
	协助病人取坐位，头稍后仰并倾向冲洗侧，将治疗巾铺在其肩部，以防冲洗液污染衣物，擦去眼分泌物或眼膏	体位头位准确 铺治疗巾 擦拭分泌物或眼药	8
	协助病人安放受水壶，紧贴患侧面颊部（颧突下方）	位置准确	5
	操作者翻转上眼睑，拉下下睑，并固定于眼眶上	动作准确轻柔	4
	冲洗：操作者右手持洗眼壶，壶嘴距眼 3cm，先以少量冲洗液冲洗眼睑，使其适应。冲洗结膜囊时，操作者左手拇指和示指轻轻分开上下眼睑，嘱病人转动眼球，同时不断牵动眼睑便于彻底冲洗（图 7-3）	距离适中 冲洗量渐增 分眼睑不压迫眼球 转动眼球充分冲洗	20
	洗毕擦干眼睑及面颊皮肤，取下受水器并洗净，置消毒液中浸泡，洗手	动作轻柔 处置合理 消毒、洗手	15
	再次核对，告知病人冲洗情况	口述全面	8
	准确做好护理记录	记录准确	4
评价（16 分）	严格执行三查七对和无菌操作	严格核对，无菌操作	4
	操作规范，动作轻柔，无副损伤	操作规范，动作轻柔，无副损伤	2
	术后物品处理妥当	物品处理妥当	2
	提问：适应证、禁忌证、注意事项	回答全面	8

四、泪道冲洗术及考核标准

见表 7-21。

表 7-21　泪道冲洗术及考核标准

步骤	操作流程	考核标准要求	得分
准备（15 分）	操作者准备：着装整洁（口罩、衣、帽、鞋），洗手	着装整洁、洗手	2
	用物准备：治疗盘、一次性泪道冲洗针头、一次性注射器（2~5ml）、泪道扩张器、0.9%氯化钠注射液（或遵医嘱备药液）、表面麻醉药、弯盘、无菌棉签、纱布、治疗卡、笔、利器盒、污物桶	用物齐全	13
实施（70 分）	核对床号、姓名、眼别，向病人说明泪道冲洗目的、方法及配合要点，取得合作	口述全面	6
	协助病人取坐位或仰卧位，评估病人眼部情况（结膜情况、泪点大小、是否有泪囊炎、是否做过泪道手术等），用棉签按压泪囊部位，观察有无分泌物溢出	评估结果口述全面	7
	询问病人有无药物过敏史；滴表面麻醉药于泪点处或以棉签浸表面麻醉药后夹于上下泪点，间隔数分钟	询问过敏史 表面麻醉准确	9
	正确抽取 0.9%氯化钠适量，更换泪道冲洗针头	无菌操作，动作规范	4
	嘱病人头部稍向后仰固定不动，向上注视，将下眼睑向下方牵拉，充分暴露泪点，视泪点大小决定是否需要泪点扩张器	头位眼位准确，动作轻柔	10

续表

步骤	操作流程	考核标准要求	得分
实施（70分）	将冲洗针头从下泪点垂直轻轻插入 1～2mm，然后转为水平方向，向鼻侧进入泪小管内 3～5mm，缓慢注入药液后，仔细观察泪点溢液情况。如果泪点通畅，嘱病人将冲洗液咽下或者协助吐出，若冲洗液从鼻腔流出，用纱布为病人擦拭（图 7-4）	动作规范、轻柔，口述及时全面	18
	再次核对，告知病人冲洗情况。交代术后注意事项；嘱病人不要揉眼	口述全面	8
	规范处理用物，规范洗手	处置规范、洗手	4
	准确记录冲洗结果	记录准确	4
评价（15分）	严格执行三查七对和无菌操作	核对严格、无菌操作	4
	操作规范，动作轻柔，无副损伤	操作规范，动作轻柔，无副损伤	3
	术后物品处理妥当	物品处理妥当	2
	提问：注意事项	口述全面	6

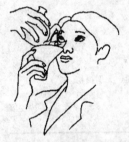

图 7-3　结膜囊冲洗法

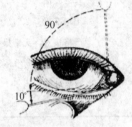 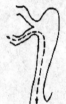 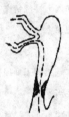 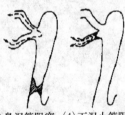

（1）正常情况　（2）鼻泪管狭窄　（3）鼻泪管阻塞　（4）下泪小管阻塞

图 7-4　泪道冲洗术

五、结膜下注射法及考核标准

见表 7-22。

表 7-22　结膜下注射法及考核标准

步骤	操作流程	考核标准要求	得分
准备（10分）	操作者准备：着装整洁（口罩、衣、帽、鞋），洗手	着装整洁、洗手	2
	用物准备：准备 1～2ml 注射器、4～6 号注射针头、注射用药物、0.5%～1%丁卡因溶液、抗生素眼药水、消毒棉签、纱布、胶布条等物品	用物齐全	8
实施（74分）	核对床号、姓名，向病人说明结膜下注射目的、方法及配合要点	口述全面	10
	帮助病人取坐位或仰卧位，滴 1%丁卡因液于患眼 2～3 次，取注射器吸取药液	体位准确 表面麻醉要遵守滴眼药水法操作要求 抽取药液严格无菌操作	10
	进针给药（图 7-5）： （1）操作者右手持注射器，左手拇指和示指分开上、下眼睑，暴露球结膜 （2）嘱病人眼球向上方转动，充分暴露注射部位 （3）注射部位多在颞侧近下穹隆部的球结膜 （4）针头与角膜缘平行	动作规范，口述全面	28

续表

步骤	操作流程	考核标准要求	得分
实施（74 分）	（5）右手持针以水平方向与眼球呈 10°～15°角，避开血管		
	（6）针尖轻轻挑起球结膜迅速进针，缓慢推药，边推边退		
	（7）该处结膜呈鱼泡状隆起，一般注射量为 0.3～1ml		
	（8）注射完毕，拔出针头		
	术毕滴抗生素眼药水，用眼垫包盖，留观片刻，观察其反应	动作规范，口述准确	12
	嘱病人勿私自揭开眼垫，勿揉眼。如有不适及时告知医护人员	口述及时全面	6
	规范处理用物，规范洗手	用物处理规范，洗手	4
	准确进行护理记录	记录准确	4
评价（16 分）	严格执行三查七对和无菌操作	严格核对、无菌操作	2
	操作规范，动作轻柔，无副损伤	操作规范，动作轻柔，无副损伤	2
	术后物品处理妥当	物品处理妥当	2
	提问：注意事项	口述全面	10

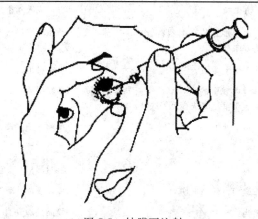

图 7-5　结膜下注射

（郝　晶）

第8章　耳鼻咽喉科护理操作技术及考核标准

一、外耳道冲洗法及考核标准

见表 7-23，图 7-6。

表 7-23　外耳道冲洗法及考核标准

步骤	操作流程	考核标准要求	得分
准备（16分）	操作者准备：着装整洁（口罩、衣、帽、鞋），洗手	着装整洁、洗手	2
	用物准备：弯盘、治疗碗、装有细塑料管的橡皮球、温生理盐水、纱布、额镜、铁棉签	用物齐全	14
实施（65分）	核对床号、姓名、耳别，向病人说明鼻腔冲洗目的、方法及配合要点	口述全面	12
	病人取坐位，头向患侧倾斜	体位准确	10
	将弯盘置于患耳耳垂下方，紧贴皮肤	操作得当	5
	左手牵拉耳郭将外耳道拉直。成人：向后上方牵拉；小儿：向后下方牵拉	动作标准轻柔 口述成人和小儿的操作要领	10
	右手将吸满温生理盐水并装有细塑料管的橡皮球对准外耳道后上壁方向冲洗	动作轻柔口述准确	10
	冲洗完毕，用纱布擦干耳郭	动作轻柔	2
	用铁棉签擦净耳道内残留的水，额镜检查外耳道是否清洁，如不清洁要重复清洗直至彻底清洁	彻底清洁	8
	规范处理用物，规范洗手	用物处理规范，洗手	4
	准确进行护理记录	记录准确	4
评价（19分）	严格执行三查七对	核对严格、无菌操作	2
	操作规范，动作轻柔，无副损伤	操作规范，动作轻柔，无副损伤	1
	术后物品处理妥当	物品处理妥当	1
	提问：注意事项	回答全面	15

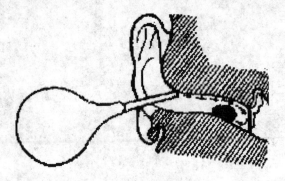

图 7-6　外耳道冲洗法

二、外耳道滴药法及考核标准

见表 7-24。

表 7-24　外耳道滴药法及考核标准

步骤	操作流程	考核标准要求	得分
准备（14分）	操作者准备：着装整洁（口罩、衣、帽、鞋），洗手	着装整洁、洗手	4
	用物准备：滴耳药、3%过氧化氢、滴管及棉签等	用物齐全	10
实施（71分）	核对床号、姓名、耳别，向病人说明操作目的、方法及配合要点	口述全面	12
	病人侧卧位或坐位，头歪向健侧，患耳朝上	体位、头位、耳位正确	15
	牵拉耳郭将外耳道拉直。成人：向后上方牵拉；小儿：向后下方牵拉	动作轻柔，口述成人及小儿的操作要领	14
实施（71分）	向外耳道内滴入药液2~3滴	滴药	7
	用手指反复按压耳屏几下，使药液流入耳道四壁及中耳腔内	反复按压使药液流至耳道四壁及中耳腔	5
	保持现有体位5分钟	时间准确	5
	外耳道口塞入干棉球，以免药液流出	操作轻柔	5
	规范处理用物，规范洗手	用物处理妥当，洗手	4
	准确进行护理记录	记录准确	4
评价（15分）	严格执行三查七对	严格核对	2
	操作规范，动作轻柔，无副损伤	操作规范，动作轻柔，无副损伤	3
	术后物品处理妥当	物品处理妥当	2
	提问：注意事项	回答完整	8

三、滴鼻法及考核标准

见表 7-25。

表 7-25　滴鼻法及考核标准

步骤	操作流程	考核标准要求	得分
准备（10分）	操作者准备：着装整洁（口罩、衣、帽、鞋），洗手	着装整洁、洗手	2
	用物准备：滴鼻药、清洁棉球或纸巾	用物齐全	8
实施（76分）	核对床号、姓名，向病人说明操作目的、方法及配合要点	口述全面	20
	病人取仰卧头低肩高位（仰卧位，肩下垫枕头或将头悬于床沿外），使头部与身体呈直角	体位头位正确	30
	每侧鼻腔滴药液3~5滴，交替按压鼻翼，使药液与鼻腔黏膜广泛接触（图7-7）	动作规范轻柔	10
	保持该体位2~3分钟，再坐起	按规定时间执行	5
	滴药完毕，用棉球擦去外流的药液	动作轻柔	5
	规范处理用物	用物处理得当	3
	准确进行护理记录	记录准确	3
评价（14分）	严格执行三查七对	核对严格	2
	操作规范，动作轻柔，无副损伤	操作规范，动作轻柔，无副损伤	2
	术后物品处理妥当	物品处理妥当	1
	提问：注意事项	回答完整	9

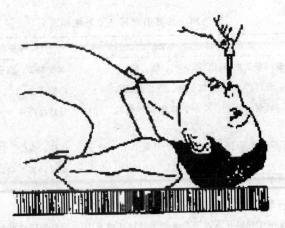

图 7-7 滴鼻法

四、鼻腔冲洗术及考核标准

见表 7-26。

表 7-26 鼻腔冲洗术及考核标准

步骤	操作流程	考核标准要求	得分
准备（14分）	操作者准备：着装整洁（口罩、衣、帽、鞋），洗手	着装整洁、洗手	2
	用物准备：灌洗桶、脸盆、橡皮管、洗鼻用橄榄头、毛巾/纱布、温生理盐水 1000～1500ml	用物齐全	12
实施（70分）	核对床号、姓名，向病人说明鼻腔冲洗目的、方法及配合要点	口述全面	10
	病人取坐位	坐位	5
	将灌洗桶、橡皮管和橄榄头连接好后，将桶内盛好温生理盐水挂于墙上，桶底与距离病人头顶等高	连接准确 安放稳妥 高度合理	9
	病人头向前倾，颏下接脸盆	头向前倾，颏下接脸盆。	6
	嘱病人张口自然呼吸，将橄榄头塞入一侧前鼻孔，打开夹子，使水缓缓注入鼻腔而由对侧鼻孔流出（图7-8）	嘱病人张口自然呼吸，操作规范 动作轻柔	16
	两侧交替进行，先冲洗堵塞重的一侧	交替进行，先冲重侧	8
	冲洗后，轻擤鼻排净残水，擦干面部	动作轻柔	8
	规范处理用物	用物处理妥当	4
	准确进行护理记录	记录准确	4
评价（16分）	严格执行三查七对	严格核对	2
	操作规范，动作轻柔，无副损伤	操作规范，动作轻柔，无副损伤	2
	术后物品处理妥当	处理妥当	2
	提问：注意事项	回答完整	10

五、上颌窦穿刺冲洗术及考核标准

见表 7-27。

表 7-27　上颌窦穿刺冲洗术及考核标准

步骤	操作流程	考核标准要求	得分
准备（14分）	操作者准备：着装整洁（口罩、衣、帽、鞋），洗手	着装整洁、洗手	2
	用物准备：窥鼻器、额镜、上颌窦穿刺针、20ml 注射器、橡皮管及接头、弯盘、治疗碗、1∶1000 肾上腺素、1％丁卡因、棉签、棉片、500～1000ml 温生理盐水和治疗用药	用物齐全	12
实施（74分）	核对床号、姓名，向病人说明操作目的、方法及配合要点	口述全面	10
	病人取坐位，擤净鼻涕	坐位、擤净鼻涕	8
	表面麻醉：用浸有 1∶1000 肾上腺素的卷棉子置入下鼻道，麻醉时间 5～10 分钟。具体部位：下鼻道外侧壁、距下鼻甲前端 1～1.5cm 的下鼻甲附着处稍下的部位	药物、浓度、时间准确 具体部位口述准确	8
实施（74分）	穿刺操作： (1) 在前鼻窥视下，将上颌窦穿刺针尖端置于上述进针部位，针尖斜面朝向鼻中隔，针尖指向同侧耳郭上缘，并固定，取出鼻镜 (2) 一般穿刺右侧上颌窦时，左手固定病人头部。右手拇指、示指、中指握持穿刺针中段，掌心顶住针柄，左侧则相反，也可无论何侧均是左手固定头部，右手持针 (3) 然后稍用力钻动，即可进入窦内，此时有"落空"感觉。立即停止深入	针尖斜面朝向鼻中隔，针尖指向同侧耳郭上缘 安全有效固定头部 穿刺成功，口述准确	24
	冲洗： (1) 穿刺成功后，拔出针芯，接上注射器，抽吸无回血，有空气或脓液，则再次证实穿刺针在上颌窦内，抽出之脓液送培养和药物敏感试验。若为黄褐色液体，可能为上颌窦囊肿，应停止冲洗 (2) 嘱病人低头并偏向健侧（对侧），张口自然呼吸，双手托弯盘于颌下 (3) 撤下注射器，用一橡皮管连接于穿刺针和注射器之间，缓缓注入无菌温生理盐水以冲洗，即有脓液一并经上颌窦口被冲出，直至洗净为止。必要时可在冲洗完毕注入抗生素（图 7-9） (4) 拔出穿刺针，塞入消毒棉片以压迫止血	回抽，防止刺穿血管 抽样送检 排除上颌窦囊肿 头位准确 冲洗彻底 压迫止血	16
	记录冲洗结果，性质、颜色、味道和量多少等	记录准确全面	8
评价（12分）	严格执行三查七对	严格核对	1
	操作规范，动作轻柔，无副损伤	操作规范，动作轻柔，无副损伤	2
	术后物品处理妥当	用物处置妥当	1
	提问：注意事项	回答完整	8

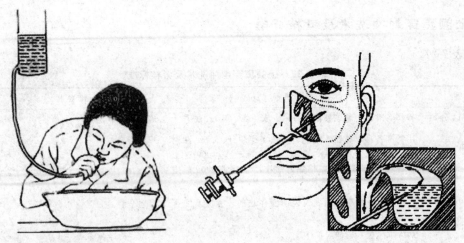

图 7-8 鼻腔冲洗术   图 7-9 上颌窦穿刺冲洗法

六、鼻窦负压置换疗法及考核指标

见表 7-28。

表 7-28 鼻窦负压置换疗法及考核指标

步骤	操作流程	考核标准要求	得分
准备（14 分）	操作者准备：着装整洁（口罩、衣、帽、鞋），洗手	着装整洁、洗手	4
	用物准备：负压吸引器、橄榄式接头、呋麻滴鼻液、治疗碗、棉球	用物齐全	10
实施（70 分）	核对床号、姓名，向病人说明操作目的、方法及配合要点	口述全面	10
	嘱病人擤净鼻涕，取仰卧头低位	擤净鼻涕 仰卧头低位	8
	向鼻腔徐徐滴入呋麻液 4～5 滴，按压鼻翼，使药液均匀分布，保持 1～2 分钟	药量、手法、时间准确	14
	病人头向前倾，颏下接脸盆	头向前倾，颏下接脸盆	6
	吸引：将连接吸引器的橄榄头塞入治疗侧前鼻孔，用手指压紧另一侧前鼻孔，并令病人连续发断续的"开、开、开"音，同步开动吸引器，持续 1～2 秒即停，重复 6～8 次。如法再治疗对侧	操作准确，动作轻柔	16
	吸引完毕，用呋麻液滴鼻，休息几分钟起床。并用棉球擦干流出的药液	休息几分钟，观察病情	12
	准确进行护理记录	记录准确	4
评价（16 分）	严格执行三查七对	严格核对	2
	操作规范，动作轻柔，无副损伤	操作规范，动作轻柔，无副损伤	2
	术后物品处理妥当	用物处置妥当	2
	提问：注意事项	回答完整	10

（郝 晶）

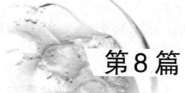

第8篇 传染病护理学临床见习实习内容

第1章 呼吸道传染疾病病人的护理

一、水痘病人的护理

【学习目的和要求】

（1）通过床边教学和病例讨论，学会运用护理程序方法对水痘病人进行护理评估，并对收集的资料进行分析、整理，列出护理诊断，制订相应的护理计划，实施护理措施。

（2）熟悉水痘的临床特征；掌握水痘的护理措施和健康指导。

（3）实践过程中能够体现出关心、爱护病人的良好医德和团结协作精神。

【学习地点】 医院传染病门诊、病房、示教室和实验室。

【学习方法】

1. **选择病例** 传染病临床带教教师选择水痘病例，教师对病例进行集中讲解后，指定4～7人一组询问病史和检查病人，再由教师补充病例的有关资料，若无合适病例，可由教师介绍典型病案。

2. **在示教室进行病例讨论与情景教学**

（1）小组讨论：学生分组对病例的诊断、治疗及护理措施进行讨论后，各组派代表汇报讨论结果，由带教教师给予指导及评价。带教教师应通过临床具体病例教学，培养学生的临床思维和独立思考的能力，注意引导学生抓住问题的实质，纠正不正确的观点，提出正确的观点。

（2）角色扮演：学生分别扮演护士和病人，模拟护患交流、查体及对病人或家属进行健康指导等，最后由临床带教教师总结和评价。

【学习内容】

（一）指导学生练习

以水痘病人护理病例为例，指导学生运用护理程序方法为病人提供护理。

1. **护理评估**

（1）收集病史：水痘是由水痘-带状疱疹病毒感染所引起的一种传染性极强的急性呼吸道传染病，儿童常见，临床特征是皮肤和黏膜上分批出现并可同时存在的斑疹、丘疹、疱疹和结痂，全身症状轻微。向病人或家属询问：有无水痘接触史、既往有无水痘史；当地有无水痘流行；是否与水痘或带状疱疹病人有密切接触；水痘疫苗接种情况；近期有无接受过主动或被动免疫，如注射丙种球蛋白等；近期有无用过肾上腺皮质激素和免疫抑制剂等药物。

（2）身体评估：评估有无上呼吸道感染症状，特别是皮疹的情况，如出疹的顺序、分布、性质、颜色及有无皮肤继发感染，有无肺炎、脑炎等并发症。

（3）辅助检查：包括血常规检查、疱疹刮片、血清抗体、病毒培养、病毒抗原免疫荧光检测和病毒核酸 PCR 检测等。

2. 护理诊断

（1）学会应用 PES 公式提出护理诊断，用简单确切的术语阐述或描述病人的主要健康问题。例如，皮肤完整性受损　与水痘-带状疱疹病毒和继发细菌感染有关；体温过高　与病毒血症有关。

（2）潜在并发症是各种原因造成的并发症。例如，潜在并发症：皮肤继发感染、出血性水痘、水痘肺炎、Reye 综合征等。

3. 护理目标　根据护理诊断提出护理目标，期望能达到的结果。例如，病人皮肤保持完整；病人的体温控制在正常范围以内；没有出现并发症，或并发症出现后能得到及时的治疗与处理等。

4. 护理措施

（1）一般护理：在标准防护的基础上，采取呼吸道隔离和接触隔离措施；体温在 38℃ 以下可不用退烧药，多喝水，多卧床休息；体温在 38～38.5℃ 及以上可口服布洛芬类或对乙酰氨基酚类退烧药；体温在 39℃ 以上，应用退烧药同时头部用冰袋冷敷物理降温；给予易消化、高蛋白和高维生素的流质或半流质饮食，禁食辛辣、油腻和热性食物；剪短指甲，保持手的清洁，避免搔抓皮肤，防止破溃感染。

（2）病情观察：密切观察皮疹的性质、范围、分布及有无继发感染；观察病人是否出现咳嗽、胸痛和呼吸困难等病毒性肺炎症状；观察病人是否出现头痛、呕吐、发热、失语等病毒性脑炎的症状。

（3）用药护理：使用阿昔洛韦时，要及时检测肾功能；避免使用糖皮质激素及阿司匹林药物，使用阿司匹林会使水痘并发症发生机会增加，引起脑炎、Reye 综合征。

（4）健康指导：加强水痘防病宣传，教育和培养儿童养成良好的卫生习惯，勤洗手；水痘病人要注意不要与年幼儿童、体弱或免疫缺陷者接触；保持室内空气新鲜，并用紫外线消毒；易感儿童和密切接触者可接种水痘减毒活疫苗能预防和减轻症状。

（二）临床病例讨论及情景教学

1. 病例讨论　一学生收集的病例如下。

病史：病人，男，24 岁，因发热 1 天，全身皮疹半天入院。1 天前无明显诱因出现发冷、畏寒，自测体温 37.8℃，伴咽痛、头痛、轻度咳嗽和厌食，未呕吐。流行病史：病人所在班级近来有水痘病人。既往无传染病史。出生后按计划进行免疫接种。护理查体：体温 37.5℃，呼吸 30 次/分，精神尚可，胸、背、腹部、四肢近端、颜面及颈部散在淡红色斑疹、丘疹，少部分疱疹，呈椭圆形，直径 3mm 大小。皮疹有明显痒感，无出血点或瘀斑，浅表淋巴结不大，结膜无充血，巩膜无黄染，咽部轻度充血，扁桃体不大。颈软无抵抗，呼吸音略粗，未闻及啰音。肝肋下 2cm，边锐，质软，无触痛，脾不大。实验室检查：血常规，白细胞 $3.5 \times 10^9/L$，N 0.45，L 0.5，血小板 $120 \times 10^9/L$。血生化常规：ALT 124 U/L、AST 94 U/L、LDH 294 U/L，余项正常。

请讨论：

（1）该病人的初步诊断及诊断依据是什么？

（2）如何护理该病人？

（3）如何对该病人进行健康指导？

2. 情景教学

（1）角色扮演：学生分别扮演护士、病人及家属，模拟病人入院、治疗和护理时的护患沟通与交流，模拟向病人及家属进行健康指导时的沟通与交流等。

（2）查体及操作：学生间相互练习皮肤、肺、肝、脾的视诊、触诊、叩诊、听诊等检查方法。

（三）护理计划的书写

以上述护理病例为例，书写护理计划单（表 8-1）：

表 8-1　护理计划单

护理诊断	护理目标	护理措施	护理评价
皮肤完整性受损　与水痘-带状疱疹病毒和继发细菌感染有关	保持病人皮肤完整，无继发感染	• 剪短指甲，保持手的清洁，避免搔抓皮肤 • 衣服尽量宽大、柔软 • 保持皮肤的清洁干燥	病人皮肤保持完整，无继发感染
体温过高　与病毒血症有关	病人体温下降，维持在正常范围	• 绝对卧床休息 • 体温在 38℃ 以下可不用退烧药，多喝水；体温较高者可口服布洛芬类退热药，或同时头部用冰袋冷敷物理降温	病人体温维持在正常范围

二、流行性脑脊髓膜炎病人的护理

【学习目的和要求】

（1）通过床边教学和病例讨论，学会运用护理程序方法对流行性脑脊髓膜炎病人进行护理评估，并对收集的资料进行分析、整理，列出护理诊断，制订相应的护理计划，实施护理措施。

（2）熟悉流行性脑脊髓膜炎的临床分型及各型临床表现；掌握流行性脑脊髓膜炎的治疗要点及护理措施。

（3）实践过程中能够体现出关心、爱护病人的良好医德和团结协作精神。

【学习地点】　传染病门诊、病房、示教室和实验室。

【学习方法】

1. 选择病例　由传染病医院临床带教教师选择流行性脑脊髓膜炎病例，教师对病例进行集中讲解后，指定 4～7 人一组询问病史和检查病人，再由教师补充病例的有关资料，若无合适病例，可由教师介绍典型病案。

2. 在示教室进行病例讨论与情景教学

（1）小组讨论：学生分组对病例的诊断、治疗及护理措施进行讨论后，各组派代表汇报讨论结果，由带教教师给予指导及评价。带教教师应通过临床具体病例教学，培养学生的临床思维和独立思考的能力，注意引导学生抓住问题的实质，纠正不正确的观点，提出正确的观点。

（2）角色扮演：学生分别扮演护士和病人，模拟护患交流、查体及对病人或家属进行健康指导等，最后由临床带教教师总结和评价。

【学习内容】

（一）指导学生练习

以流行性脑脊髓膜炎病人护理病例为例，指导学生运用护理程序方法为病人提供护理。

1. 护理评估

（1）收集病史：流行性脑脊髓膜炎简称流脑，多发生冬春季，以 6 个月至 2 岁的婴幼儿发病率最高。了解是否为疾病的多发季节；是否到过疫区和（或）接触过流脑病人；个人卫生情况及既往是否患过流行性脑脊髓膜炎；观察病人起病缓急、发热情况及热型；有无寒战、惊厥，头痛程度，呕吐性质及食欲情况；皮肤有无瘀点、瘀斑；病后神志状态；有无脑膜刺激征，脑脊液是否呈化脓性改变，有无败血症休克及脑实质损害；用药、治疗及疗效等情况。

（2）身体评估：检查病人的体温、血压、脉搏、呼吸，以及精神状况、神志、瞳孔、面容、表情、皮肤（颜色、温度、弹性，有无瘀点、瘀斑及瘀斑面积）、颅内高压症、脑膜刺激征等症状，并详细记录。

（3）辅助检查：包括血常规检查、脑脊液检查、细菌培养（包括皮肤瘀斑血液及组织液、脑脊液培养）、特异性抗原及抗体检查等。

2. 护理诊断

（1）学会应用 PES 公式提出护理诊断，用简单确切的术语阐述或描述病人的主要健康问题。例如，组织灌注无效　与脑膜炎奈瑟菌释放内毒素引起微循环障碍有关；皮肤完整性受损　与皮肤瘀点、瘀斑有关。

（2）潜在并发症是各种原因造成的并发症。例如，潜在并发症：惊厥发作、颅内高压或合并脑疝。

3. 护理目标　根据护理诊断提出护理目标，期望能达到的结果。例如，病人休克征象能被及时发现并得到改善，出入水量平衡，生命体征平稳；病人皮肤保持完整，无皮肤感染发生等。

4. 护理措施

（1）一般护理：实施飞沫传播和接触隔离；嘱病人卧床休息，吸氧、保持呼吸道通畅，治疗和护理应集中进行，避免惊厥的发生；鼓励病人多进食，频繁呕吐不能进食者，给予静脉补充营养，意识障碍 48 小时以上者鼻饲流质；保持皮肤清洁，禁用肥皂水擦洗皮肤，剪短病人指甲避免抓破皮肤，瘀斑未破溃前避免受压和摩擦，瘀斑破溃后用无菌 0.9％氯化钠溶液清洗，涂抹抗生素软膏。

（2）病情观察：认真观察生命体征，尤其是血压的变化；观察病人面色、瘀点瘀斑、瞳孔大小及神志变化，有无惊厥先兆、颅内高压及脑疝体征；观察末梢循环状况、24 小时出入量及尿量变化，及时发现休克症状。

（3）用药护理：青霉素 G 不可做静脉推注，静脉滴注时每 100ml 液体中不可超过 2400000U，以免短时间内引起高钾导致心律失常；磺胺类药物应注意观察尿量及性状，有无磺胺结晶及血尿。

（4）健康指导：告知病人及其家属有关流脑的病因、传播途径、临床特征、疾病过程、治疗药物、疗程、药物不良反应和预后等；讲解流脑隔离消毒的重要性及具体方法；预防流脑要求讲究个人卫生，勤晒衣被和儿童玩具等，注意室内通风换气，避免带儿童到人多拥挤的公共场所。

（二）临床病例讨论及情景教学

1. 病例讨论　一学生收集的病例如下。

病史：病人，女，15 岁，因高热、头痛，恶心、呕吐，精神萎靡 2 天而入院。护理查体：体温 39.6℃，脉搏 124 次/分，呼吸 20 次/分，血压 136/92mmHg。神志清楚，四肢皮肤见散在瘀点、瘀斑，脑膜刺激征阳性。实验室检查：白细胞 20.97×10^9/L，N0.91，L0.09，血小板 95×10^9/L。瘀斑涂片：检出脑膜炎奈瑟菌。

请讨论：

（1）该病人可能的诊断是什么？

（2）该病人进一步的治疗是什么？

（3）应如何护理该病人？

2. 情景教学

（1）角色扮演：学生分别扮演护士、病人及家属，模拟病人入院、治疗和护理时的护患沟通与交流，模拟向病人及家属进行健康指导时的沟通与交流等。

（2）查体及操作：学生间相互练习皮肤黏膜瘀点瘀斑和脑膜刺激征的检查方法。

（三）护理计划的书写

以上述护理病例为例，书写护理计划单（表 8-2）：

表 8-2　护理计划单

护理诊断	护理目标	护理措施	护理评价
体温过高　与脑膜炎奈瑟菌感染有关	病人体温降至正常	• 卧床休息，每 4 小时监测体温 1 次 • 高热、头痛者给予解热镇痛药 • 循环不良或衰竭者禁用冷敷和酒精浴，避免引起寒战、虚脱	病人体温控制在正常范围以内
头痛　与脑膜炎症、脑水肿颅内压增高有关	病人头痛减轻或消失	• 告知头痛原因 • 应用药物止痛或脱水降颅内压，缓解头痛	病人自述疼痛程度减轻或消除

（安子薇）

第2章　消化道传染疾病病人的护理

一、伤寒病人的护理

【学习目的和要求】

（1）通过床边教学和病例讨论，学会运用护理程序方法对伤寒病人进行护理评估，并对收集的资料进行分析、整理，列出护理诊断，制订相应的护理计划，实施护理措施。

（2）熟悉伤寒的临床分期和各期的临床表现；掌握伤寒的护理措施。

（3）实践过程中能够体现出关心、爱护病人的良好医德和团结协作精神。

【学习地点】　传染科门诊、病房、示教室和实验室。

【学习方法】

1. 选择病例　由传染科临床带教教师选择伤寒病例，教师对病例进行集中讲解后，指定4～7人一组询问病史和检查病人，再由教师补充病例的有关资料，若无合适病例，可由教师介绍典型病案。

2. 在示教室进行病例讨论与情景教学

（1）小组讨论：学生分组对病例的诊断、治疗及护理措施进行讨论后，各组派代表汇报讨论结果，由带教教师给予指导及评价。带教教师应通过临床具体病例教学，培养学生的临床思维和独立思考的能力，注意引导学生抓住问题的实质，纠正不正确的观点，提出正确的观点。

（2）角色扮演：学生分别扮演护士和病人，模拟护患交流、查体及对病人或家属进行健康指导等，最后由临床带教教师总结和评价。

【学习内容】

（一）指导学生练习

以伤寒病人护理病例为例，指导学生运用护理程序方法为病人提供护理。

1. 护理评估

（1）收集病史：伤寒是由伤寒杆菌感染引起的全身急性消化道传染病。了解病人的年龄、性别、身高、体重、婚配、生育、文化程度和职业情况；询问病人在发病季节是否到过疫区和（或）接触过伤寒病人；个人卫生习惯；既往是否患过伤寒；病人起病情况、热程和热型；病人的食欲与摄入量；有无腹痛、腹胀、便秘或腹泻，腹泻天数、每天腹泻次数及量；有无黑粪；有无皮疹、出疹时间、程度、天数；病后神志状态及听力有无减退；有无肠出血、肠穿孔等并发症；是否用药治疗，治疗情况及疗效；有无焦虑及恐惧心理，病人及家庭的经济状况和社会支持情况等。

（2）身体评估：密切观察病人的生命体征，有无相对缓脉、评估精神状态、面容表情、心率及心音、腹部有无胀气和压痛、肝脾大及压痛、皮疹性状、大小和数目等，并详细记录。

（3）辅助检查：血常规检查可见白细胞数减少；细菌培养包括血、尿、粪便及骨髓培养，发病第1周采血阳性率可达80%以上；肥达反应是通过凝集反应检测病人血清中相应抗体的凝集效价，从病程第2周开始阳性率增加，至第4周可达90%。

2. 护理诊断

（1）学会应用 PES 公式提出护理诊断，用简单确切的术语阐述或描述病人的主要健康问题。

例如，体温过高　与伤寒沙门菌感染释放大量内毒素有关；营养失调：低于机体需要量　与高热、纳差、腹胀、腹泻有关。

（2）潜在并发症是各种原因造成的并发症。例如，潜在并发症：肠出血、肠穿孔、中毒性肝炎等。

3. 护理目标　根据护理诊断提出护理目标，期望能达到的结果。例如，病人体温恢复正常；病人住院期间不发生并发症或并发症被及时发现和处理。

4. 护理措施

（1）一般护理：实施消化道隔离，隔离至体温正常后 15 天，粪便培养（每周 1 次）连续 2 次阴性为止；发热期绝对卧床休息；鼓励病人少食多餐，出现腹胀、腹泻时，禁食生、冷、硬食物及牛奶、豆浆等产气食物，忌用新斯的明及腹部按摩；呕吐、腹泻严重者或肠出血者应禁食，静脉补充营养；便秘者忌用泻药或高压灌肠；体温达 39℃ 时，可采用头部冷敷、温水擦浴等降温，不宜用大剂量退热药，防止虚脱。

（2）病情观察：密切观察病人体温热型的变化，每 4 小时测量 1 次体温；观察神志、面色、有无相对缓脉和生命体征尤其是血压、脉搏的变化；注意大便颜色及性状、有无血便，并检查粪潜血；有无腹膜刺激征、休克等肠出血、肠穿孔先兆。

（3）用药护理：应用氯霉素治疗的病人应定期检查血常规，避免导致再生障碍性贫血。

（4）健康指导：向病人及其家属讲解伤寒疾病的致病原因、传播途径、隔离消毒的重要性及隔离的基本知识；告知发热期饮食的要求及禁忌，恢复期饮食虽然可逐渐过渡到普食，但仍有发生肠出血、肠穿孔等并发症的可能，如有腹痛、腹胀、便秘和腹泻等不适要及时告知医护人员。

（二）临床病例讨论及情景教学

1. 病例讨论　一学生收集的病例如下。

病史：病人，男，36 岁，因发热 7 天入院。病人 7 天前出现发热，体温高达 39℃，持续性发热，无畏寒，曾按"感冒"用头孢氨苄治疗 2 天，症状未见好转，体温升高至 40℃。护理查体：体温 39.4℃，脉搏 78 次/分，呼吸 20 次/分，血压 90/60mmHg。神志清醒，表情淡漠，皮肤巩膜无黄染，腹部可见 5 个淡红色斑疹，直径约 3mm，压之褪色，无瘙痒。心肺未发现异常，腹平软，无压痛及反跳痛，肝肋下 1cm，质软，边钝，有轻微压痛，脾肋下未触及，肝区无叩击痛，腹水征阴性，肠鸣音正常。辅助检查：嗜酸粒细胞计数为 0.005×10^9/L，乙肝病毒标记物阴性。

请讨论：

（1）该病人最有可能的诊断及诊断依据是什么？

（2）如何护理该病人？

（3）病人可能会发生哪些并发症，该如何预防？

2. 情景教学

（1）角色扮演：学生分别扮演护士、病人及家属，模拟病人入院、治疗和护理时的护患沟通与交流，模拟向病人及家属进行健康指导时的沟通与交流等。

（2）查体及操作：学生间相互练习肝、脾和玫瑰疹的视诊和触诊检查方法，口述肥达反应的评价等。

（三）护理计划的书写

以上述护理病例为例，书写护理计划单（表 8-3）：

表 8-3　护理计划单

护理诊断	护理目标	护理措施	护理评价
体温过高　与伤寒沙门菌感染释放大量内毒素有关	病人体温降低或恢复正常	• 采用头部冷敷、温水擦浴降温，并观察降温效果 • 鼓励病人少量、多次饮水，不宜用大剂量退热药，防止虚脱 • 遵医嘱补液及使用抗生素	病人体温恢复正常
潜在并发症：肠出血	病人未发生肠出血	• 嘱病人卧床休息 • 便秘者用开塞露或低压盐水灌肠，忌用泻药或高压灌肠，排便勿过度用力 • 腹胀者低糖饮食，禁食牛奶、豆浆等产气食物，忌用新斯的明及腹部按摩	病人未发生肠出血

二、细菌性痢疾病人的护理

【学习目的和要求】

（1）通过床边教学和病例讨论，学会运用护理程序方法对细菌性痢疾病人进行护理评估，并对收集的资料进行分析、整理，列出护理诊断，制订相应的护理计划，实施护理措施。

（2）熟悉细菌性痢疾临床分期、分型及各型的临床表现和诊断要点；掌握细菌性痢疾的护理措施。

（3）实践过程中能够体现出关心、爱护病人的良好医德和团结协作精神。

【学习地点】　传染科门诊、病房、示教室和实验室。

【学习方法】

1. 选择病例　由传染科临床带教教师选择细菌性痢疾的病例，教师对病例进行集中讲解后，指定 4~7 人一组询问病史和检查病人，再由教师补充病例的有关资料，若无合适病例，可由教师介绍典型病案。

2. 在示教室进行病例讨论与情景教学

（1）小组讨论：学生分组对病例的诊断、治疗及护理措施进行讨论后，各组派代表汇报讨论结果，由带教教师给予指导及评价。带教教师应通过临床具体病例教学，培养学生的临床思维和独立思考的能力，注意引导学生抓住问题的实质，纠正不正确的观点，提出正确的观点。

（2）角色扮演：学生分别扮演护士和病人，模拟护患交流、查体及对病人或家属进行健康指导等，最后由临床带教教师总结和评价。

【学习内容】

（一）指导学生练习

以细菌性痢疾病人护理病例为例，指导学生运用护理程序为病人提供护理。

1. 护理评估

（1）收集病史：细菌性痢疾是感染痢疾杆菌引起的肠道传染病。了解病人一般资料和发病季节；是否曾与菌痢病人接触或进食不洁食物，既往是否患过菌痢；本次起病缓急、发热程度及热型；有无寒战、惊厥、头痛、头昏、腹痛和腹泻症状；大便次数、颜色、性状及量、有无黏液脓血便；有无里急后重；腹部有无压痛，肠鸣音是否亢进；检查皮肤色泽、弹性及温度以及神志状态、尿量、尿比重；病人体质强弱，用药及治疗情况等。

（2）身体评估：检查病人体温、脉搏、呼吸和血压；评估病人的精神状况、营养和体质；腹痛和腹泻性质、大便次数、颜色、性质及量；腹部有无压痛、肠鸣音是否亢进；皮肤状态、尿量和尿比重等，并详细记录。

（3）辅助检查：包括血常规检查、粪便镜检及培养、结肠镜检、免疫学方法检测痢疾杆菌抗原等。

2. 护理诊断

（1）学会应用 PES 公式提出护理诊断，用简单确切的术语阐述或描述病人的主要健康问题。例如，腹泻　与痢疾杆菌感染肠道有关；营养失调：低于机体需要量　与腹泻、胃肠功能紊乱、摄入减少和消耗增多有关。

（2）潜在并发症是各种原因造成的并发症。例如，潜在并发症：感染性休克、呼吸衰竭。

3. 护理目标　根据护理诊断提出护理目标，期望能达到的结果。例如，病人体温恢复正常；病人获得足够的营养，体重未下降等。

4. 护理措施

（1）一般护理：实施消化道隔离，认真做好粪便消毒工作；腹泻频繁者应卧床休息；能进食者给予高热量、高维生素、少渣流质、半流质饮食，忌食辛辣、生冷、多渣食物。

（2）病情观察：定时测量病人的生命体征；观察病人是否出现脱水症状；观察腹痛的部位、性质及腹泻的情况，注意大便的次数、性状、量和颜色的变化，及时采集大便送常规检查及培养；观察病人有无惊厥、抽搐。

（3）用药护理：合理应用肠道抗生素；给予退热药后应观察病人的体温情况；根据血压及尿量调节补液量及补液速度。

（4）健康指导：告知病人细菌性痢疾的病原体及传播方式；嘱病人养成良好的卫生习惯，饭前便后洗手，不吃生、冷、不洁食物，生活规律并保持乐观情绪；指导病人患病期间不要进食可引起肠胀气的食物。

（二）临床病例讨论及情景教学

1. 病例讨论　一学生收集的病例如下。

病史：病人，男，19 岁，因腹痛、腹泻、黏液脓血便 1 天就诊。病人急性起病，发病前 2 天曾在外吃海虾等食物，1 天前突然出现畏寒、高热，继之出现腹痛、腹泻，初为稀便，后转为黏液脓血便，大便已解十余次，每次量不多，腹泻前均有腹痛。病后病人感到头晕、乏力、食欲下降、恶心、欲吐。护理查体：体温 39.4℃，血压、脉搏正常，无明显脱水貌，神志清醒，心肺无异常发现，左下腹有压痛，肠鸣音亢进。实验室检查：血常规，白细胞 $13.6 \times 10^9/L$，N 0.92。粪便外观为黏液血便，镜检见脓细胞（＋＋＋）、白细胞（＋＋）和红细胞（＋＋）。

请讨论：

（1）该病人的诊断可能是什么？临床类型属于哪一型？

（2）应如何护理该病人？

（3）如何对该病人进行健康指导？

2. 情景教学

（1）角色扮演：学生分别扮演护士、病人及家属，模拟病人入院、治疗和护理时的护患沟通与交流，模拟向病人及家属进行健康指导时的沟通与交流等。

（2）查体及操作：学生间相互练习细菌性痢疾的查体方法，如脱水貌、左下腹压痛和肠鸣音亢进的视诊、触诊和听诊方法。

（三）护理计划的书写

以上述护理病例为例，书写护理计划单（表 8-4）：

表 8-4　护理计划单

护理诊断	护理目标	护理措施	护理评价
营养失调：低于机体需要量　与腹泻、胃肠功能紊乱、摄入减少和消耗增多有关	• 病人体重稳定或增加 • 病人体液平衡得到维持	• 给予高热量、高维生素、易消化、少渣的流质、半流质饮食，忌食辛辣、生冷、多渣的食物 • 多饮水和含钾、钠高的果汁及饮料 • 合理应用肠道抗生素	• 病人得到足够营养，体重未下降 • 病人体液维持平衡
潜在并发症：感染性休克	• 未发生并发症或并发症能够及时发现和处理	• 快速静脉输液以补充血容量，纠正酸中毒 • 采用休克体位、中、高流量鼻导管给氧，注意保暖 • 按时按量应用抗生素，合理应用血管活性药	• 病人未发生并发症或并发症得到及时发现和处理

（安子薇）

第 3 章　动物源性传染疾病的护理

一、肾综合征出血热病人的护理

【学习目的和要求】

（1）通过床边教学和病例讨论，学会运用护理程序方法对肾综合征出血热病人进行护理评估，并对收集的资料进行分析、整理，列出护理诊断，制订相应的护理计划，实施护理措施。

（2）熟悉肾综合征出血热临床分期及各期的临床表现；掌握肾综合征出血热的治疗要点及护理措施。

（3）实践过程中能够体现出关心、爱护病人的良好医德和团结协作精神。

【学习地点】　传染科门诊、病房、示教室和实验室。

【学习方法】

1. 选择病例　由传染病医院临床带教教师选择肾综合征出血热病例，教师对病例进行集中讲解后，指定 4～7 人一组询问病史和检查病人，再由教师补充病例的有关资料，若无合适病例，可由教师介绍典型病案。

2. 在示教室进行病例讨论与情景教学

（1）小组讨论：学生分组对病例的诊断、治疗及护理措施进行讨论后，各组派代表汇报讨论结果，由带教教师给予指导及评价。带教教师应通过临床具体病例教学，培养学生的临床思维和独立思考的能力，注意引导学生抓住问题的实质，纠正不正确的观点，提出正确的观点。

（2）角色扮演：学生分别扮演护士和病人，模拟护患交流、查体及对病人或家属进行健康指导等，最后由临床带教老师总结和评价。

【学习内容】

（一）指导学生练习

以肾综合征出血热病人护理病例为例，指导学生运用护理程序为病人提供护理。

1. 护理评估

（1）收集病史：肾综合征出血热是由汉坦病毒引起的自然疫源性传染病。询问病人及其家属当地有无肾综合征出血热病人，是否与肾综合征出血热病人有密切接触；了解患病的起始时间；有无明显起因；潜伏期的长短；有无发热、充血、出血、低血压性休克和急性肾衰竭等症状；有无毒血症状等。

（2）身体评估：检查病人的体温、脉搏、呼吸和血压；注意有无头痛、腰痛及关节肌肉酸痛；有无颜面、颈部和胸部潮红等症状，均要详细记录。

（3）辅助检查：包括血常规、尿常规、血液生化、血清学检查等。

2. 护理诊断

（1）学会应用 PES 公式提出护理诊断，用简单确切的术语阐述或描述病人的主要健康问题。例如，体温过高　与病毒血症有关；组织灌注无效　与肾脏、外周组织和全身广泛小血管损伤，血浆外渗，出血及后期并发 DIC 有关。

（2）潜在并发症是各种原因造成的并发症。例如，潜在并发症：出血、心力衰竭、肺水肿和肾功能不全。

3. 护理目标　根据护理诊断提出护理目标，期望能达到的结果。例如，病人体温恢复正常，能得到及时适当的降温措施；病人主诉疼痛程度减轻或消失；未出现并发症或并发症发生后能得到及时治疗和处理等。

4. 护理措施

(1) 一般护理：实施空气和接触隔离；嘱病人绝对卧床休息，低血压休克期时病人置于休克体位，注意保暖。宜进食易消化、高热量食物，禁食"生、冷、硬"的食物；肝损害者，以清淡、低蛋白、少量多餐为宜；少尿期，应控制钠盐与蛋白质的摄入；多尿期，补液以口服为主。高热时可以冰敷降温，禁用乙醇擦浴，避免使血管扩张诱发皮下出血，鼓励多饮水，利于毒素排出。

(2) 病情观察：密切观察充血、渗出及出血的表现，如"三红"、"三痛"的表现，皮肤瘀斑的分布、大小及有无出血破溃等，有无呕血、咯血、便血、腹水肿及肺水肿的症状；有无血压进行性下降、冷汗、尿少等低血压休克表现；注意血尿素氮、肌酐和凝血功能的检查结果，是否出现氮质血症和 DIC。

(3) 用药护理：应注意血管活性药物、强心药的滴速及副作用；静脉滴注碳酸氢钠时，应密切观察有无液体外渗，防止发生组织坏死。

(4) 健康指导：指导病人在出院后应休息 1～3 个月；生活要有规律，保证充足的睡眠，逐渐增加活动量。

(二) 临床病例讨论及情景教学

1. 病例讨论　一学生收集的病例如下。

病史：病人，男，24 岁，因发热伴头痛、腰痛 3 天入院。病人于 3 天前无明显诱因出现发热，体温 40℃，伴有头晕、头痛、腰痛及全身不适，肌内注射时发现臀部瘀斑。既往体健，靠田间劳动维持生计，经常野外活动，居住环境有老鼠。护理查体：体温 38℃，脉搏 114 次/分，呼吸 20 次/分，收缩压为 90mmHg，舒张压测不出。重症病容，呈酒醉貌，神志恍惚。睑结膜水肿，球结膜充血、点状出血。颜面、颈、胸部皮肤充血潮红，颈、胸和腋下抓痕样出血点，牙龈出血，手臂注射部大片皮下瘀斑。左上腹部压痛，肝脾肋下未及，下肢轻度水肿。实验室检查：白细胞 $48×10^9$/L，N0.52，L0.3，异型淋巴细胞 0.18。尿常规：尿蛋白（＋＋＋），红细胞（＋＋＋），白细胞（＋＋＋），尿中有膜状物。入院后查汉坦病毒 IgM 抗体（＋）。血培养阴性。

请讨论：

(1) 该病人最可能的诊断及诊断依据是什么？

(2) 目前的护理要点是什么？

(3) 常见的并发症有哪些，该如何预防？

2. 情景教学

(1) 角色扮演：学生分别扮演护士、病人及家属，模拟病人入院、治疗和护理时的护患沟通与交流，模拟向病人及家属进行健康指导时的沟通与交流等。

(2) 查体及操作：学生间相互间练习面容、皮肤瘀斑、水肿的视诊和触诊方法，腹部和肝脾的检查方法。

(三) 护理计划的书写

以上述护理病例为例，书写护理计划单（表 8-5）：

表 8-5　护理计划单

护理诊断	护理目标	护理措施	护理评价
体温过高　与病毒血症有关	病人体温恢复正常	• 降温以冰敷为主，也可温水擦浴，禁用乙醇擦浴，避免皮下出血 • 大量出汗者禁用强烈解热镇痛药，以免诱发低血压休克。	病人体温恢复正常

续表

护理诊断	护理目标	护理措施	护理评价
组织灌注无效　与肾脏和全身广泛小血管损伤，血浆外渗，出血有关	采取正确体位和措施，血压逐渐升高	• 采取休克体位 • 给予升压药、补充血容量、控制输液量、止血等措施	病人血压维持在正常范围内

二、鼠疫病人的护理

【学习目的和要求】

（1）通过床边教学和病例讨论，学会运用护理程序方法对鼠疫病人进行护理评估，并对收集的资料进行分析、整理，列出护理诊断，制订相应的护理计划，实施护理措施。

（2）熟悉鼠疫的临床分型及各型鼠疫的临床表现；掌握鼠疫的治疗要点和护理措施。

（3）实践过程中能够体现出关心、爱护病人的良好医德和团结协作精神。

【学习地点】　传染科门诊、病房、示教室和实验室。

【学习方法】

1. 选择病例　由传染病医院临床带教教师选择鼠疫病例，教师对病例进行集中讲解后，指定4～7人一组询问病史和检查病人，再由教师补充病例的有关资料，若无合适病例，可由教师介绍典型病案。

2. 在示教室进行病例讨论与情景教学

（1）小组讨论：学生分组对病例的诊断、治疗及护理措施进行讨论后，各组派代表汇报讨论结果，由带教教师给予指导及评价。带教教师应通过临床具体病例教学，培养学生的临床思维和独立思考的能力，注意引导学生抓住问题的实质，纠正不正确的观点，提出正确的观点。

（2）角色扮演：学生分别扮演护士和病人，模拟护患交流、查体及对病人或家属进行健康指导等，最后由临床带教老师总结和评价。

【学习内容】

（一）指导学生练习

以鼠疫病人护理病例为例，指导学生运用护理程序方法为病人提供护理。

1. 护理评估

（1）收集病史：鼠疫是由鼠疫耶尔森菌引起的一种自然疫源性烈性传染病。经鼠蚤传播为主要传播方式，该病起病急、病程短、传染性强、病死率高，为我国法定甲类传染病之首。询问病人10天内是否到过鼠疫流行区和（或）接触过鼠疫病人；了解病人年龄、性别、职业等一般情况；起病的轻重缓急，是否突起畏寒、发热；有无腹股沟、腋下和颈部淋巴结肿痛；有无咳嗽、咳黏液或血性泡沫痰、呼吸急促、发绀、皮下出血、谵妄或昏迷等表现；既往检查、治疗经过及疗效；有无焦虑及恐惧心理，病人及家庭的经济状况和社会支持情况。

（2）身体评估：评估病人的生命体征、神志、面容及表情；有无脉搏细速、眼眶凹陷、口干、皮肤湿冷、弹性减退、尿少、腹部凹陷及烦躁不安等脱水休克症表现；有无胸闷、气促、咳嗽、咳粉红色泡沫痰；有无肺部湿性啰音；肌力、肌张力和腱反射情况等，并详细记录。

（3）辅助检查：血常规、尿常规检查，可见白细胞总数升高、血尿及蛋白尿；取淋巴结穿刺液、脓、痰、血或脑脊液进行细菌培养或直接涂片染色镜检，可见鼠疫耶尔森菌；采用间接血凝试验、酶联免疫吸附试验、荧光抗体法、放射免疫沉淀试验等检测血清中 FI 抗体或 FI 抗原。

2. 护理诊断

(1) 学会应用 PES 公式提出护理诊断，用简单确切的术语阐述或描述病人的主要健康问题。例如，体温过高　与鼠疫耶尔森菌内毒素作用有关；疼痛　与淋巴结肿大、急性出血性炎症有关。

(2) 潜在并发症是各种原因造成的并发症。例如，潜在并发症：出血、感染性休克、DIC、呼吸窘迫综合征。

3. 护理目标　根据护理诊断提出护理目标，期望能达到的结果。例如，病人的体温下降；病人疼痛程度减轻或消失等。

4. 护理措施

(1) 一般护理：在标准防护基础上，采取接触传播和飞沫传播隔离，确保病区无鼠、无蚤；嘱病人绝对卧床休息；给予清淡、易消化、高蛋白、高热量和高纤维素的流质或半流质饮食，少食多餐；采用分散注意力或药物进行止痛。

(2) 病情观察：0.5～1 小时监测一次血压、脉搏、呼吸，4 小时测一次体温；注意观察皮肤的颜色、温度及有无出血征象，局部淋巴结病变部位、程度及进展情况，观察病人有无咳嗽、咯血或血性泡沫痰、胸痛、发绀、呼吸困难及窒息的表现；观察病人神志的改变。

(3) 用药护理：熟悉鼠疫治疗常用药物、用量、不良反应及禁忌证；淋巴结化脓时可切开引流，破溃者应及时清创，做好创口护理及消毒、隔离处理。

(4) 健康指导：告知病人鼠疫的传播途径、消毒隔离方法、防治措施，强调鼠疫传染性强、病死率高，必须高度重视；一旦发现病人或疑似病人，立即就地隔离、治疗并及时上报；宣传灭鼠、灭蚤的重要性；疫区群众及时进行鼠疫疫苗接种预防。

(二) 临床病例讨论及情景教学

1. 病例讨论　一典型病案如下。

病史：某年夏季，新疆某县牧场一名哈萨克族青年男性牧民急病死亡。流行病学追溯调查发现，该牧民半月前在放牧时兼捕旱獭，5 天前曾剥旱獭皮。2 天前开始感到全身不适，并日渐加重。主要症状为发热、头痛、胸闷、咳嗽、咳血和步行蹒跚。未经治疗死亡。与他同住一间房间的男性少年于次日起床后感到全身不适，头晕、头痛、发热、咽喉痛，到当地卫生所就医。

护理查体：体温 39.8℃，脉搏 108 次/分，扁桃体肿大，双肺呼吸音减弱，胸痛，咳嗽，痰中带泡沫状红色血丝。全身浅表淋巴结无肿大亦无压痛，肝脾未触及。实验室检查：取痰、咽拭子和静脉血涂片和培养，咽拭子和痰中检出鼠疫耶尔森菌。

请讨论：

(1) 该病人最可能的诊断及诊断依据是什么？

(2) 主要的护理问题和护理措施有哪些？

2. 情景教学

(1) 角色扮演：学生分别扮演护士、病人及家属，模拟病人入院、治疗和护理时的护患沟通与交流，模拟向病人及家属进行健康指导时的沟通与交流等。

(2) 查体及操作：学生间相互练习扁桃体、淋巴结、肺及肝脾的视诊和触诊检查方法。

(三) 护理计划的书写

以上述护理病例为例，书写护理计划单 (表 8-6)：

表 8-6　护理计划单

护理诊断	护理目标	护理措施	护理评价
体温过高　与鼠疫耶尔森菌内毒素作用有关	病人的体温下降	• 给予物理或药物降温，观察并记录效果 • 及时补充热量和液体 • 按时按量应用抗生素	病人的体温维持在正常`范围内
气体交换受损　与支气管、肺泡病变有关	病人的胸闷、咳嗽、咳血症状程度减轻	• 保持呼吸道通畅，及时清除口咽部的分泌物及痰液 • 密切观察病人有无呼吸困难和窒息的表现，及时处理	病人的胸闷、咳嗽、咳血症状程度减轻

（安子薇）

第4章　经血液、体液传播疾病的护理

一、病毒性肝炎病人的护理

【学习目的和要求】

(1) 通过医院见习和病例讨论，学会运用护理程序方法对病毒性肝炎病人进行护理评估，并对收集的资料进行分析、整理，列出护理诊断，制订相应的护理计划，实施护理措施。

(2) 熟悉病毒性肝炎的临床分型及各型临床表现；掌握病毒性肝炎的治疗要点和护理措施。

(3) 实践过程中能够体现出关心、爱护病人的良好医德和团结协作精神。

【学习地点】　传染科门诊、病房、示教室和实验室。

【学习方法】

1. 选择病例　由传染科临床带教教师选择病毒性肝炎病例，教师对病例进行集中讲解后，指定4～7人一组询问病史和检查病人，再由教师补充病例的有关资料，若无合适病例，可由教师介绍典型病案。

2. 在示教室进行病例讨论与情景教学

(1) 小组讨论：学生分组对病例的诊断、治疗及护理措施进行讨论后，各组派代表汇报讨论结果，由带教教师给予指导及评价。带教教师应通过临床具体病例教学，培养学生的临床思维和独立思考的能力，注意引导学生抓住问题的实质，纠正不正确的观点，提出正确的观点。

(2) 角色扮演：学生分别扮演护士和病人，模拟护患交流、查体及对病人或家属进行健康指导等，最后由临床带教教师总结和评价。

【学习内容】

(一) 指导学生练习

以病毒性肝炎病人护理病例为例，指导学生运用护理程序方法为病人提供护理。

1. 护理评估

(1) 收集病史：病毒性肝炎是由多种肝炎病毒引起的。询问病人是否到过甲肝、戊肝流行区；有无与病毒性肝炎病人密切接触；是否进行过肝炎疫苗接种；有无进食未煮熟海产如毛蚶、蛤蜊及饮用污染水，有助于甲、戊型肝炎诊断；有无输血、不洁注射史，与HBV感染者接触史，家庭成员有无HBV感染者，特别是婴儿母亲HBsAg是否阳性等；了解热型、发热程度和体温变化；有无乏力、食欲不振、体重减轻、恶心、呕吐；皮肤黄疸持续的时间、是否进行性加重、有无皮肤瘙痒、瘙痒部位和程度；有无出血表现；有无神志及精神状态的变化等；是否已服用抗病毒性肝炎药物，反应如何？有无焦虑及恐惧心理。

(2) 身体评估：评估病人的生命体征、身高和体重，注意神志状态、营养状况、皮肤和黏膜有无黄疸、搔抓痕迹或破损、肝脏和脾脏大小、肝脏是否有压痛及叩击痛等症状，并详细记录。

(3) 辅助检查：包括肝功能检查（包括血清酶、胆红素、血清蛋白、凝血酶原时间和凝血酶活动度的测定）、肝炎病毒标记物检测等。

2. 护理诊断

(1) 学会应用PES公式提出护理诊断，用简单确切的术语阐述或描述病人的主要健康问题。主要护理诊断：营养失调：低于机体需要量　与恶心、呕吐和厌油等有关；有皮肤完整性受损的

危险　与胆盐沉着刺激皮肤引起瘙痒、大量腹水形成及长期卧床有关。

（2）潜在并发症是各种原因造成的并发症。例如，潜在并发症：肝性脑病、出血、肝肾综合征、感染等。

3. 护理目标　根据护理诊断提出护理目标，期望能达到的结果。例如，病人体重增加，恢复基础水平，清蛋白和血红蛋白值在正常范围内；病人皮肤完整无损害；没有出现并发症或并发症得到及时处理等。

4. 护理措施

（1）一般护理：甲型和戊型肝炎按照消化道隔离方式隔离，乙型、丙型、丁型肝炎按照血液和体液隔离至；急性肝炎、重型肝炎、慢性肝炎活动期及 ALT 升高者严格卧床休息，避免劳累；肝炎急性期给予易消化、富含维生素的清淡饮食，病情及食欲好转后，适当增加蛋白饮食，有肝性脑病、腹水、消化道出血或肾功能障碍者，应严格限制钠盐、蛋白质、粗纤维食物和水分的摄入；黄疸期间，避免搔抓，以防止皮肤破溃引起感染和皮下出血。

（2）病情观察：密切观察肝功能的变化，包括病人的饮食、恶心、呕吐、腹胀、乏力、黄疸、腹水、排便情况、发热、水肿、牙龈出血、皮肤淤血瘀斑等；意识不清、谵妄及烦躁者，应有专人护理，加床档或适当约束，防止发生意外；出现消化道大出血，应立即消除口腔积血，给氧，建立静脉通道，准备输血和急救药品器材。

（3）用药护理：使用干扰素后可能出现类流感综合征，骨髓抑制及焦虑、忧郁和自杀倾向等精神症状，注射局部触痛性红斑等；使用拉米夫定后，少数病例有头痛，全身不适，疲乏，胃痛及腹泻。做好用药前宣教，使病人配合治疗与护理。

（4）健康指导：告知病人及其家属病毒性肝炎的家庭护理和自我保健知识；避免过度劳累、暴饮暴食、酗酒、感染、不合理用药及焦虑、愤怒等不良情绪等；凡接受输血、大手术应用血制品的病人，出院后应定期进行肝功能、肝炎病毒标记物及 B 超检查，以便早期发现疾病。

（二）临床病例讨论

1. 病例讨论　一学生收集的病例如下。

病史：病人，男，41 岁。因乏力、纳差伴尿黄 1 周就诊。病人于 1 周前出现畏寒、发热，测体温 38.3℃，伴疲乏，食欲下降，曾服用"感冒药"，2 天后体温正常，但仍感全身不适，恶心，厌油，干呕，尿色深如浓茶色，查肝功能明显异常而收住院。病人常在工厂食堂就餐。护理查体：体温 37.8℃，脉搏 80 次/分，呼吸 20 次/分，发育正常，神志清楚。皮肤及巩膜轻度黄染。心肺未见异常。腹部平软，肝脏肋下 3cm 可及，质软，肝区叩痛，脾脏肋下未触及。肝功能检查：ALT 1050 U/L，AST 980 U/L，ALB 45 g/L。抗 HAV IgM 阳性。

请讨论：

（1）该病人的诊断可能是什么？

（2）应如何护理该病人？应如何向该病人进行健康指导？

2. 情景教学

（1）角色扮演：学生分别扮演护士、病人及家属，模拟病人入院、治疗和护型时的护患沟通与交流，模拟向病人及家属进行健康指导时的沟通与交流等。

（2）查体及操作：学生间相互练习肝脏、黄疸、腹水、瞳孔的触诊和视诊方法。

（三）护理计划的书写

以上述护理病例为例，书写护理计划单（表 8-7）：

表 8-7　护理计划单

护理诊断	护理目标	护理措施	护理评价
营养失调：低于机体需要量　与恶心、呕吐和厌油等有关	病人体重增加，恢复基础水平，清蛋白、血红蛋白值在正常范围内	• 早期给予病人易消化、富含维生素的清淡饮食 • 恢复期病人，给适量高蛋白、高维生素、低脂肪饮食 • 合理进行药物治疗	病人营养状况良好，饮食量增加，体重维持在正常范围内
有皮肤完整性受损的危险　与胆盐沉着刺激皮肤引起瘙痒有关	病人皮肤完整无损害	• 修剪指甲，避免搔抓，防止皮肤破溃引起感染和皮下出血 • 忌用刺激性强清洁剂，用温水清洗皮肤，必要时涂擦止痒剂或口服抗组胺药物	病人皮肤完整未受到损害

二、艾滋病病人的护理

【学习目的和要求】

（1）通过医院见习和病例讨论，学会运用护理程序方法对艾滋病病人进行护理评估，并对收集的资料进行分析、整理，列出护理诊断，制订相应的护理计划，实施护理措施。

（2）熟悉艾滋病的传播途径和临床表现；掌握艾滋病的护理措施及健康指导。

（3）实践过程中能够体现出关心、爱护病人的良好医德和团结协作精神。

【学习地点】　传染科门诊、病房、示教室和实验室。

【学习方法】

1. 选择病例　由传染科临床带教教师选择艾滋病病例，教师对病例进行集中讲解后，指定4~7人一组询问病史和检查病人，再由教师补充病例的有关资料，若无合适病例，可由教师介绍典型病案。

2. 在示教室进行病例讨论与情景教学

（1）小组讨论：学生分组对病例的诊断、治疗及护理措施进行讨论后，各组派代表汇报讨论结果，由带教教师给予指导及评价。带教教师应通过临床具体病例教学，培养学生的临床思维和独立思考的能力，注意引导学生抓住问题的实质，纠正不正确的观点，提出正确的观点。

（2）角色扮演：学生分别扮演护士和病人，模拟护患交流、查体及对病人或家属进行健康指导等，最后由临床带教教师总结和评价。

【学习内容】

（一）指导学生练习

以艾滋病病人护理病例为例，指导学生运用护理程序为病人提供护理。

1. 护理评估

（1）收集病史：艾滋病是由人类免疫缺陷病毒（human immunodeficiency virus，HIV）引起的一种传染病。其传播途径分为性接触传播、血液传播和母婴传播，以血液传播为主。传播迅速，发病缓慢，病死率极高。了解病人的年龄、性别、身高、体重、婚配、生育、文化程度和职业等；询问当地有无艾滋病流行；是否与艾滋病病人有密切接触；有无注射、输血、使用血制品、吸毒、不安全性行为、器官移植或人工授精的胚胎移植史等；如为婴儿，则应了解其母亲的情况；询问首次发病的时间、主要症状及其特点，有无伴随症状，既往检查和治疗情况；询问本次发病的表现，包括体重、发热、咳嗽、腹泻、多种形态皮肤感染以及淋巴结肿大情况等；了解病人的心理活动及对该病的认识、治疗及护理要求等。

（2）身体评估：常规测量体温、脉搏、呼吸和血压，详细记录有无肺部、胃肠道、中枢神经系统、皮肤及黏膜等感染的相应表现。

（3）辅助检查：包括血常规检查、尿常规检查、血清学检查、免疫学检查、HIV 病毒抗原或抗体检查、X 线及影像学检查等。

2. 护理诊断

（1）学会应用 PES 公式提出护理诊断，用简单确切的术语阐述或描述病人的主要健康问题。主要护理诊断：体温过高 与 HIV 感染或机会性感染有关；营养失调：低于机体需要量 与长期发热、腹泻、感染和肿瘤有关。

（2）潜在并发症是各种原因造成的并发症。例如，潜在并发症：感染。

3. 护理目标 根据护理诊断提出护理目标，期望能达到的结果。例如，病人的感染能得到有效控制，减少对皮肤黏膜组织的损害；病人生命体征保持平稳，没有出现并发症等。

4. 护理措施

（1）一般护理：在标准防护基础上采取接触传播的隔离预防；保证良好的保证充足的休息和睡眠；给予高热量、高蛋白、高维生素和富有营养的易消化食物，维持良好营养状态，提高机体抗病能力；做好皮肤、口腔护理，每天清洁口腔 3～4 次，防止继发感染或减轻口腔及皮肤感染引起的不适。

（2）病情观察：密切观察病人的生命体征，特别应注意体温的变化，及早发现各种机会性感染；监测营养状况；对合并肺孢子菌肺炎者应密切观察有无呼吸困难及血氧饱和度的变化；对合并中枢神经系统感染者应密切观察神志和瞳孔的变化、有无头痛和抽搐等。

（3）用药护理：强调早期、联合、适量、规律、全程化学治疗的重要性。督促病人按医嘱服药、建立规律服药的习惯。告知病人如出现巩膜黄染、肝区疼痛、胃肠不适、眩晕和耳鸣等不良反应时要及时与医师联系，不得自行停药。

（4）健康指导：指导病人充分认识艾滋病的基本知识、传播方式、预防措施及保护他人和自我监控的方法；定期到医院进行抗病毒治疗和病情变化观察等；广泛宣传艾滋病的预防知识，通过传媒、社区教育等多种途径使群众了解艾滋病的病因和感染途径，采取自我防护措施进行预防。

（二）临床病例讨论及情景教学

1. 病例讨论 一学生收集的病例如下。

病史：病人，男，28 岁，因发热 20 余天，干咳 2 周入院。病人 20 天前开始发热，伴畏寒，无寒战，体温高达 39.5℃，自服"白加黑"无效，4 天后间断出现腹泻，2 周前开始出现咳嗽，干咳，咳少量白痰。流行病学史和既往史：无特殊。个人及婚育史：未婚，有同性恋史，近期于发热前 2 周和 4 周前各有一次无保护的高危性行为。护理查体：体温 38.4℃，脉搏 92 次/分，呼吸 16 次/分，血压 120/70mmHg。主要体征：右下肺偶可闻及湿性啰音，其余未见阳性体征。实验室检查：异形淋巴细胞 0.10，尿蛋白（＋），肝功能检查显示 ALT357 U/L，AST172 U/L，各种肝炎血清标志物均阴性。入院后 2 周复查抗 HIV 阳性。

请讨论：

（1）该病人可能患了什么疾病？

（2）进一步的护理措施包括哪些？

（3）为病人进行健康指导时，应包括哪些内容？

2. 情景教学

（1）角色扮演：学生分别扮演护士、病人及家属，模拟病人入院、治疗和护理时的护患沟通与交流，模拟向病人及家属进行健康指导时的沟通与交流等。

（2）查体及操作：学生间相互练习肺部视疹、触诊、叩诊和听诊的检查方法。

（三）护理计划的书写

以上述护理病例为例，书写护理计划单（表8-8）：

表 8-8　护理计划单

护理诊断	护理目标	护理措施	护理评价
体温过高　与HIV感染或机会性感染有关	病人能体温恢复正常	• 应用物理降温方法，如冰枕、酒精擦浴、温水擦浴等 • 高热病人应绝对卧床休息，减少耗氧量 • 护理应用抗生素治疗	病人体温恢复正常
营养失调：低于机体需要量　与长期发热、腹泻和感染有关	根据病情选择合适的食物，体重维持在正常范围内	• 给予高热量、高蛋白、高维生素和富有营养的易消化食物 • 少食多餐，大量饮水，维持良好营养状态 • 多吃绿色蔬菜、橘黄色蔬菜及水果，预防感染	病人体重维持在正常范围内

（安子薇）

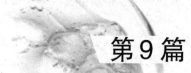

第9篇　精神科护理学临床见习实习内容

第1章　重性精神疾病病人的护理

一、精神分裂症病人的护理

【学习目的和要求】

（1）学会运用护理程序方法收集、整理、分析资料，对精神分裂症病人进行全面的护理评估，列出准确的护理诊断，制订个性化护理计划，实施有效的护理措施，进行动态的护理评价。

（2）熟悉精神分裂症病人的临床表现、治疗与预后；掌握精神分裂症病人的护理措施。

（3）见习过程中能够充分体现出以人为本的人文关怀理念和良好的护患沟通技巧，并能够与医师、康复治疗师等相关专业人员团结协作。

【学习地点】　综合医院精神科和精神专科医院。

【学习方法】

1. **选择病例**　由精神科临床带教教师带领在示教室复习精神分裂症重点理论知识，并观看典型病例教学视频。选择病情稳定的精神分裂症病人，取得同意后，由带教教师示范如何与病人进行有效沟通，包括询问病史、治疗情况、护理等；详解如何对该病人进行护理记录。学生分组，在带教教师指导下每组中2名学生负责与指定病人交谈，其余学生经同意记录必要信息，交谈结束后，回到示教室书写护理记录。

2. **在示教室进行病例讨论与情景教学**

（1）小组讨论：学生分组对本组病例的诊断、治疗及护理进行讨论，各组派代表汇报讨论结果，由带教教师给予指导、评价及总结。

（2）角色扮演：学生分别扮演护士和病人，模拟护患交流及对病人或家属进行健康指导等，最后由带教教师给予指导、评价及总结。

【学习内容】

（一）指导学生练习

指导学生运用护理程序为精神分裂症病人提供护理。

1. **护理评估**

（1）健康史：精神分裂症是一种与遗传、心理社会等多种因素有关的疾病。为明确病人病情及诱因，向病人询问：家族其他成员中是否有精神疾病病人？以往是否患过精神疾病？发病时有什么表现？进行过什么治疗，治疗效果如何？服用过何种药物，剂量如何？既往身体状况（饮食、睡眠、排泄、活动）怎样？此次就诊原因、发病诱因、发病时间及表现、已服药物、身体状况；各个生命阶段所经历的生活事件，如成长情况、学习情况、就业情况、婚姻情况、个人嗜好等，女病人还应评估月经史和生育史。

（2）生理功能：意志行为障碍是精神分裂症的症状之一，病人自发活动减少，不知料理个人卫生，因此应观察病人的仪表是否整洁；病人营养状况如何，有无营养不良；病人睡眠情况如何，有无入睡困难、多梦等；病人是否便秘、尿潴留等；日常生活能否自理。

（3）心理功能：感知觉障碍、思维障碍、情感障碍是精神分裂症的主要症状。应重点询问病人有无幻觉，判断为何种幻觉，幻觉出现的时间和频率，病人对幻觉态度和反应如何；通过交谈判断病人是否存在妄想等思维内容障碍或思维散漫等思维形式障碍，如存在进一步分析其对病人行为有何影响；与病人交流过程中时刻关注其表情、姿势、动作、音调等，并分析病人的情感反应，看是否存在情感淡漠、情感迟钝、抑郁情绪等。

（4）社会功能：精神分裂症导致的精神残疾使得病人较难回归社会，良好的人际关系和社会支持系统是病人重返社会的有力保证。因此，应询问病人是否善于与人交往，人际关系如何，家庭成员对自己的关心程度如何？

2. 护理诊断

（1）学会应用 PES 公式提出护理诊断，用简单确切的精神科术语阐述或描述病人的主要健康问题。例如，有对他人实施暴力的危险　与幻觉、妄想、精神运动性兴奋等因素有关。

（2）潜在并发症是各种原因造成的并发症。例如，潜在并发症：社会功能受损等。

3. 护理目标　根据护理诊断提出护理目标，期望能达到的结果。例如，病人住院期间能合理控制情绪，不发生冲动伤人、毁物行为。病人没有出现并发症等。

4. 护理措施

（1）安全护理：严格执行安全检查制度，做好危险物品的管理。

（2）生活护理：包括病人是否在精神症状的支配下出现拒食行为，分析是什么症状（幻听、木僵、妄想等）导致的拒食行为，并给出有针对性的对策，如集体进餐制、示范法等；病人是否有失眠、入睡困难、早醒等睡眠障碍，造成睡眠障碍的具体原因是什么，为病人创造良好睡眠环境，鼓励白天多参加工娱活动，睡前避免服用兴奋类饮料；为不能自理病人料理个人卫生，如每日进行口腔护理、皮肤护理等。

（3）心理护理：治疗期间应用沟通技巧与病人建立良好的治疗性护患关系，尊重病人；及时疏导恢复期病人的自卑情绪。

（4）特殊症状护理：注意观察病人是否出现自伤、自杀、幻觉、妄想、兴奋状态、木僵状态等特殊症状，并及时对症处理。

（5）用药护理：服药依从性是否良好，观察服药效果及反应，及时调整药物剂量及种类。

（6）健康指导：告知精神分裂症复发率很高，鼓励病人彻底治疗、坚持服药、养成规律的生活习惯。出现复发早期症状时及时就诊。

（二）临床病例讨论及情景教学

1. 病例讨论　　学生收集的病例如下。

病史：病人，女，40 岁，初中，离异，与父母同住，育有 1 女。因自杀、情绪不稳定而入院。病人于半年前失业后变得易发怒、情绪不稳定。近 2 个月病人觉得有人监视她，要伤害她，少外出，整日将自己锁在家中，并在家中胡乱收拾东西。家人提出带她看病便认为家人不理解她，甚至怀疑家人与外界串通好要加害自己，于是每天随身带刀，不允许他人靠近，并扬言谁过来就砍谁。认为家里食物有毒，拒绝吃饭。病人自觉活着很累，于某日清晨用随身配带刀具将自己砍伤，想结束生命。病人病前性格较内向、敏感。既往家族中无精神病病人。入院体检躯体及神经系统检查均无异常发现。精神检查：病人衣冠不整、激动，认为自己没有病，要求出院。医疗诊断：偏执型精神分裂症。

请讨论：

（1）该病人的护理诊断及依据是什么？

（2）如何对该病人进行护理？

2. 情景教学

角色扮演：学生分别扮演护士、病人及家属，模拟住院护理过程中与病人进行治疗性护患沟通与交流等。

（三）护理计划的书写

以上述护理病例为例，书写护理计划单（表 9-1）：

表 9-1　护理计划单

护理诊断	护理目标	护理措施	护理评价
有自杀的危险　与精神症状有关	• 病人1周内出现自杀观念时能及时寻求帮助 • 病人住院期间不发生自杀行为	• 评估病人自杀意愿是否强烈 • 必要时将病人安置在重症监护室内，护士24小时看护 • 严格进行安全检查 • 密切观察病人异常举动	病人住院期间无自杀行为发生
有暴力行为的危险　与被害妄想有关	• 病人1周内不发生伤人、毁物等暴力行为 • 病人住院期间能够控制自己的情绪，暴力行为减少	• 与病人建立良好的护患关系 • 密切观察病人言语、动作、表情，及时预测制止暴力行为 • 必要时进行保护性约束	病人住院期间无暴力行为发生

二、抑郁症病人的护理

【学习目的和要求】

（1）学会运用护理程序方法收集、整理、分析资料，对抑郁症病人进行全面的护理评估，列出准确的护理诊断，制订个性化护理计划，实施有效的护理措施，进行动态的护理评价。

（2）熟悉抑郁症病人的临床表现、治疗与预后，掌握抑郁症病人的护理措施。

（3）见习过程中能够充分体现出以人为本的人文关怀理念和良好的护患沟通技巧，并能够与医师、康复治疗师等相关专业人员团结协作。

【学习地点】　综合医院精神科和精神专科医院。

【学习方法】

1. 选择病例　由精神科临床带教教师带领在示教室复习抑郁症重点理论知识，并观看典型病例教学视频。选择病情稳定的抑郁症病人，取得同意后，由带教教师示范如何与病人进行有效沟通，包括询问病史、治疗情况、护理等；详解如何对该病人进行护理记录。学生分组，在带教教师指导下每组中2名学生负责与指定病人交谈，其余学生经同意记录必要信息，交谈结束后，回到示教室书写护理记录。

2. 在示教室进行病例讨论与情景教学

（1）小组讨论：学生分组对本组病例的诊断、治疗及护理进行讨论，各组派代表汇报讨论结果，由带教教师给予指导、评价及总结。

（2）角色扮演：学生分别扮演护士和病人，模拟护患交流及对病人或家属进行健康指导等，最后由带教教师给予指导、评价及总结。

【学习内容】

(一) 指导学生练习

指导学生运用护理程序方法为抑郁症病人提供护理。

1. 护理评估

(1) 健康史：抑郁症与遗传关系密切，且病人病前负性生活事件发生率高于一般人群。向病人询问：家族其他成员中是否有抑郁症病人？经历过哪些给自己带来压力的生活事件？平时压力大时有哪些减压方法，效果如何？以往是否患过抑郁症？发病时有什么表现？进行过什么治疗，治疗效果如何？服用何种药物，剂量如何？既往身体状况（饮食、睡眠、排泄、活动）怎样？此次就诊原因、发病诱因、发病时间及表现、已服药物、身体状况。

(2) 生理功能：抑郁症病人常表现出食欲减退和睡眠障碍，因此应询问病人或家属其是否能按时按量吃饭，睡眠质量如何，尤其注意有无早醒或夜间易醒等症状（早醒后往往悲观情绪加重，是自杀的高发时段）；除此之外，还应询问身体还有哪些其他不舒适并记录。

(3) 心理功能：抑郁心境、自我评价过低和自杀行为是抑郁症的主要症状。询问病人如何看待自己和自己当前的生活，对以后生活的态度，有什么爱好；通过交谈以及表情、姿势、动作、音调等判断病人是否存在以上症状和严重程度。

(4) 社会功能：精神运动迟滞是抑郁症的又一症状，表现为思考和交谈困难、兴趣减退、疏远亲属、回避社交，严重者生活不能自理，甚至达到木僵程度；在交流中观察病人与人交往的意愿及对家人的态度，从而判断其社会功能的受损程度。

2. 护理诊断

(1) 学会应用 PES 公式提出护理诊断，用简单确切的精神科术语阐述或描述病人的主要健康问题。例如，有自杀的危险　与抑郁、自我评价低等情绪有关。

(2) 潜在并发症是各种原因造成的并发症。例如，潜在并发症：营养失调等。

3. 护理目标　根据护理诊断提出护理目标，期望能达到的结果。例如：病人住院期间能合理控制情绪，不发生自杀行为。病人没有出现并发症等。

4. 护理措施

(1) 安全护理：及时辨认出抑郁症病人的自杀意图并有效阻止；管理好危险物品。

(2) 生活护理：保证病人营养摄入，给予高热量、高蛋白、高维生素饮食；改善病人睡眠状况；鼓励病人做日常生活中力所能及的事。

(3) 心理护理：运用治疗性沟通改善病人的消极情绪，减少负性思考，协助建立有效的应对方式。

(4) 用药护理：保证用药安全，不随意停药；观察服药效果及反应，及时调整药物剂量及种类。

(5) 健康指导：告知病人及家属抑郁症相关疾病知识，强调维持药物治疗的必要性，讲解疾病复发先兆，鼓励病人保持稳定的心境和乐观积极的生活态度。

(二) 临床病例讨论及情景教学

1. 病例讨论　一学生收集的病例如下。

病史：病人，女，24岁，自杀被抢救后家人陪同入院。病人半年前失恋、失业后情绪严重低落，对一切事情不感兴趣，总是一个人无精打采地待在家中，感觉自己对这个世界没有价值，食欲减退，体重减轻，睡眠质量差，早醒，每晚睡眠不足 4 小时，容易疲劳，懒得料理自身卫生，很久不洗澡不换洗衣物。家人劝说、陪她旅游散心均无明显效果。她这样描述：很压抑，感觉对这个世界很陌生，想解脱，所以服安眠药自杀，目前仍有自杀冲动。病人病前性格较内向、悲观。既往家族中无精神病病人。入院体检躯体及神经系统检查均无阳性发现。精神检查：病人情绪极度低落。

请讨论：

（1）该病人可能患了什么疾病？

（2）如何护理该病人？

2. 情景教学　角色扮演：学生分别扮演护士、病人及家属，模拟病人入院、治疗、护理时的治疗性护患沟通与交流等。

（三）护理计划的书写

以上述护理病例为例，书写护理计划单（表9-2）：

表 9-2　护理计划单

护理诊断	护理目标	护理措施	护理评价
有自杀的危险　与抑郁、自我评价低有关	病人学会用恰当方式排解抑郁，住院期间不发生自杀行为	• 为病人创造正向、积极的情境，改善其消极情绪 • 通过行为矫正训练帮助病人建立新的应对方式 • 严格进行安全检查，密切观察病人异常举动	病人住院期间未发生自杀行为
睡眠型态紊乱　与情绪低落、沮丧有关	病人每晚有6～8小时充足的睡眠	• 白天适当增加一些体力活动；晚上睡觉前热水泡脚 • 早醒病人可适当晚睡，睡前少喝水 • 对严重睡眠障碍病人应给予药物治疗	病人住院期间每晚有6～8小时充足的睡眠
卫生自理缺陷　与精神运动迟滞有关	病人住院期间衣物整洁，生活可基本自理	• 鼓励病人建立生活的信心，用积极性言语督促病人料理日常生活 • 重度抑郁生活完全不能自理的病人，由护理人员协助完成	病人住院期间生活上可基本自理

三、躁狂症病人的护理

【学习目的和要求】

（1）学会运用护理程序方法收集、整理、分析资料，对躁狂症病人进行全面的护理评估，列出准确的护理诊断，制订个性化护理计划，实施有效的护理措施，进行动态的护理评价。

（2）熟悉躁狂症病人的临床表现、治疗与预后；掌握躁狂症病人的护理措施。

（3）见习过程中能够充分体现出以人为本的人文关怀理念和良好的护患沟通技巧，并能够与医师、康复治疗师等相关专业人员团结协作。

【学习地点】　综合医院精神科和精神专科医院。

【学习方法】

1. 选择病例　由精神科临床带教教师带领在示教室复习躁狂症重点理论知识，并观看典型病例教学视频。选择病情稳定的躁狂症病人，取得同意后，由带教教师示范如何与病人进行有效沟通，包括询问病史、治疗情况、护理等；详解如何对该病人进行护理记录。学生分组，在带教教师指导下每组中2名学生负责与指定病人交谈，其余学生经同意记录必要信息，交谈结束后，回到示教室书写护理记录。

2. 在示教室进行病例讨论与情景教学

（1）小组讨论：学生分组对本组病例的诊断、治疗及护理进行讨论，各组派代表汇报讨论结果，由带教教师给予指导、评价及总结。

（2）角色扮演：学生分别扮演护士和病人，模拟护患交流及对病人或家属进行健康指导等，最后由带教教师给予指导、评价及总结。

【学习内容】

(一) 指导学生练习

指导学生运用护理程序方法为躁狂症病人提供护理。

1. 护理评估

(1) 健康史：向病人询问：家族其他成员中是否有躁狂症或其他精神疾病病人？最近经历过哪些给自己带来压力的生活事件？平时压力大时的减压方法有哪些，效果如何？以往是否患过躁狂症？发病时有什么表现？进行过什么治疗，治疗效果如何？服用何种药物，剂量如何？既往身体状况（饮食、睡眠、排泄、活动）怎样？此次就诊原因、发病诱因、发病时间及表现、已服药物、身体状况。

(2) 生理功能：躁狂症病人常表现出食欲旺盛但体重减轻、睡眠减少。应询问病人是否口渴多饮、食欲增加，能否按时就餐，体重有何变化，睡眠时间多少；除此之外，还应询问身体有哪些不舒适并记录。

(3) 心理功能：躁狂症病人存在心境高涨、思维奔逸、思维内容障碍等临床表现。应通过与病人交流观察其有无容易被激惹、夸大、自负、兴奋等现象；用量表作为辅助检查工具反映疾病性质及严重程度；此外，因患病与病前性格有关，应询问病人病前个性如何。

(4) 社会功能：精神运动兴奋是躁狂症的又一症状，表现为精力充沛，对人一见如故，整天忙忙碌碌却一事无成，大部分病人行为带有攻击性，部分病人会出现一些不恰当的言行，如乱穿衣服、行为轻浮等。在交流中观察病人是否存在以上行为，对其正常社会交往造成了何种影响，家人对其疾病的态度如何，能否给予有效支持等。

2. 护理诊断

(1) 学会应用 PES 公式提出护理诊断，用简单确切的精神科术语阐述或描述病人的主要健康问题。例如，有对他人实施暴力行为的危险　与易激惹等情绪有关。

(2) 潜在并发症是各种原因造成的并发症。例如，潜在并发症：受外伤等。

3. 护理目标　根据护理诊断提出护理目标，期望能达到的结果。例如，病人住院期间能合理控制情绪，不发生伤害他人的行为；没有出现并发症等。

4. 护理措施

(1) 安全护理：及时辨认出躁狂症病人的先兆暴力行为并有效阻止；为病人创造安静、安全、舒适的居住环境。

(2) 生活护理：保证病人营养摄入；合理安排病人的休息和活动时间，改善病人睡眠状况；鼓励病人做好个人卫生；合理指导其不当言行。

(3) 症状护理：引导病人把过盛的精力运用到正常活动中去；对夸大言行的病人，应以缓和肯定的语言陈述现实，增加病人的真实感；对攻击性言行的病人，耐心协助病人了解行为带来的后果。

(4) 用药护理：保证用药安全，不随意停药；观察服药效果及反应，用锂盐治疗时注意监测血锂浓度。

(5) 健康指导：告知病人及家属躁狂症相关疾病知识，强调维持药物治疗的必要性，讲解疾病复发先兆，鼓励病人保持稳定的情绪。

(二) 临床病例讨论及情景教学

1. 病例讨论　一学生收集的病例如下。

病史：病人，男，30 岁，因近期行为异常由家人陪同入院。病人平时性情温和，腼腆内向，与家人关系良好，工作认真。近 3 个月以来家人和同事发现他好像变成了另外一个人，说话明显较以往多，整天忙忙碌碌闲不下来，脾气越来越大，常为了鸡毛蒜皮的小事和周围人争吵，甚至还有几次动起手来。虽然每次吵架后都很后悔，可每次都控制不住自己。家人描述近来病人食欲大增但总是说自己有很多事情做，没时间吃，体重有所减轻。此外，睡眠也比以前明显减少，每天只睡 3 个小时，但仍然觉得精力旺盛。他反常的表现引起了家人的警觉，家人带他找到精神科医师。入院时实验室检查结果均在正常范围内。入院后给予碳酸锂治疗。

请讨论：

（1）该病人可能患了什么疾病？

（2）应如何护理该病人？如何与病人及家属进行治疗性沟通？

2．情景教学

（1）角色扮演：学生分别扮演护士、病人及家属，模拟病人入院、治疗、护理时的治疗性护患沟通与交流等。

（2）查体及操作：学生间相互练习约束带的使用方法。

（三）护理计划的书写

以上述护理病例为例，书写护理计划单（表 9-3）：

表 9-3　护理计划单

护理诊断	护理目标	护理措施	护理评价
有对他人实施暴力行为的危险　与易激惹有关	住院期间病人不伤害他人或物品	• 引导病人向建设性方向消耗过剩的精力 • 评估暴力行为先兆，及时预防 • 暴力行为发生后及时控制局面 • 必要时隔离与约束病人	病人住院期间无暴力行为发生
营养失调：低于机体需要量　与活动增多、进食减少有关	住院期间病人营养均衡，体重恢复到正常水平	• 提供高热量、高蛋白、高纤维素饮食 • 病人可多次进食 • 护士督促病人进食	病人营养均衡，体重恢复到正常水平
睡眠型态紊乱　与持久兴奋，对睡眠需求减少有关	住院期间病人睡眠质量改善，能在 30 分钟内入睡，能保持 6～8 小时睡眠	• 创造良好的睡眠环境 • 白天安排病人参加适宜的工娱活动 • 采用睡前热水泡脚、喝牛奶等方式促进病人睡眠 • 必要时遵医嘱给予镇静催眠药物	病人睡眠改善，能在 30 分钟内入睡，能保持 6～8 小时睡眠

（张　盼）

第 2 章　轻性精神疾病病人的护理

一、焦虑症病人的护理

【学习目的和要求】

（1）学会运用护理程序方法收集、整理、分析资料，对焦虑症病人进行全面的护理评估，列出准确的护理诊断，制订个性化护理计划，实施有效的护理措施，进行动态的护理评价。

（2）熟悉焦虑症病人的临床表现、治疗与预后；掌握焦虑症病人的护理措施。

（3）见习过程中能够充分体现出以人为本的人文关怀理念和良好的护患沟通技巧，并能够与医师、康复治疗师等相关专业人员团结协作。

【学习地点】　综合医院精神科和精神专科医院。

【学习方法】

1. 选择病例　由精神科临床带教教师带领在示教室复习焦虑症重点理论知识，并观看典型病例教学视频。选择病情稳定的焦虑症病人，取得同意后，由带教教师示范如何与病人进行有效沟通，包括询问病史、治疗情况、护理等；详解如何对该病人进行护理记录。学生分组，在带教教师指导下每组中 2 名学生负责与指定病人交谈，其余学生经同意记录必要信息，交谈结束后，回到示教室书写护理记录。

2. 在示教室进行病例讨论与情景教学

（1）小组讨论：学生分组对本组病例的诊断、治疗及护理进行讨论，各组派代表汇报讨论结果，由带教教师给予指导、评价及总结。

（2）角色扮演：学生分别扮演护士和病人，模拟护患交流及对病人或家属进行健康指导等，最后由带教教师给予指导、评价及总结。

【学习内容】

（一）指导学生练习

指导学生运用护理程序方法为焦虑症病人提供护理。

1. 护理评估

（1）健康史：向病人询问，家族其他成员中是否有焦虑症或其他精神疾病病人？最近经历过哪些给自己带来压力的生活事件？平时压力大时的减压方法有哪些，效果如何？以往是否患过焦虑症？发病时有什么表现？进行过什么治疗，治疗效果如何？服用何种药物，剂量如何？既往身体状况（饮食、睡眠、排泄、活动）怎样？此次就诊原因、发病诱因、发病时间及表现、已服药物、身体状况。

（2）生理功能：焦虑症病人常表现出躯体方面的异常。询问及观察病人是否不能静坐、小动作较多、皮肤潮红、出汗、尿频尿急，是否难以集中注意力，是否易受外界干扰，饮食有无受到影响，睡眠是否正常；除此之外，还应询问身体有哪些其他不舒适并记录。

（3）心理功能：焦虑症病人常表现出精神方面的异常。询问及观察病人有无对过分担心的体验，是否经常无明显诱因地感到提心吊胆、惶恐不安，尤其是有无合并疲劳、抑郁等表现。

（4）社会功能：焦虑症病人往往表现出一定程度的社会功能受损。在交流中观察病人如何看待与他人的关系，与人交往的意愿及态度，是否刻意回避等。

2. 护理诊断　学会应用 PES 公式提出护理诊断，用简单确切的精神科术语阐述或描述病人的主要健康问题。例如，焦虑　与焦虑症状有关。

3．**护理目标** 根据护理诊断提出护理目标，期望能达到的结果。例如，病人住院期间焦虑症状减轻或消失。

4．**护理措施**

(1) 安全护理：及时辨认出病人的自杀意图并有效阻止；避免环境中的危险物品及其他不安全因素。

(2) 生活护理：保证病人饮食、睡眠、排泄等生理需要；提高病人舒适度。

(3) 心理护理：建立良好的护患关系，提供支持性心理护理；教会病人放松技巧，帮助病人纠正扭曲认知，教会病人如何阻断负性思维。

(4) 提高应对能力：与病人共同探讨压力源及诱因，探讨个性化压力应对方式，也可用行为示范的方法教会病人应对压力的技巧。

(5) 鼓励家庭治疗：家庭治疗有利于建立起积极、关心的家庭氛围，有利于帮助病人建立良好的人际关系。

（二）临床病例讨论及情景教学

1．**病例讨论** 一学生收集的病例如下。

病史：病人，女，18岁，自小学习成绩优异，身受老师家长器重。王某对自身要求很高，事事都力求完美，但高考失利考入了一所一般性大学。以后天天担心自己的未来，食欲下降，近来更是茶饭不思，日渐消瘦，整日愁眉苦脸，坐立不安，出现了气急、胸闷、心慌、心神不定、焦躁不安等表现，不愿出门，不愿与人接触和交流，非常痛苦。父母辗转带其去各大综合医院检查均未查出器质性病变。在医师的建议下，母亲陪伴她来到心理咨询门诊诊治。

请讨论：

(1) 该病人可能患了什么疾病？

(2) 如何护理该病人？

2．**情景教学** 角色扮演：学生分别扮演护士、病人及家属，模拟病人入院、治疗、护理时的治疗性护患沟通与交流等。

（三）护理计划的书写

以上述护理病例为例，书写护理计划单（表9-4）：

表9-4 护理计划单

护理诊断	护理目标	护理措施	护理评价
焦虑 与焦虑症状有关	• 短期目标：病人住院期间焦虑症状减轻或消失 • 长期目标：能有效运用心理防御机制及应对技巧控制调整情绪	• 建立良好的护患关系 • 倾听病人诉说，给予支持 • 鼓励病人表达自己的不愉快感受，教会病人放松技巧 • 纠正病人对事情的错误认知，终止负性思考模式	• 病人住院期间焦虑症状减轻或消失 • 能够有效运用心理防御机制及应对技巧控制调整情绪
社会交往障碍 与焦虑症状有关	住院期间病人社会功能基本恢复正常	• 与病人探讨明确压力源及诱因，用行为示范方法教会病人如何处理压力，提高压力应对能力 • 采用家庭治疗改善病人的人际关系 • 反复强调病人的优势和能力，增强病人信心	住院期间病人社会功能基本恢复正常，能与人正常交往
营养失调：低于机体需要量 与焦虑症状导致的食欲减低有关	病人住院期间营养均衡，体重未下降	• 鼓励病人树立对待疾病的正确态度 • 减轻焦虑，合理饮食	病人住院期间营养均衡，体重未下降

二、创伤后应激障碍病人的护理

【学习目的和要求】

(1) 学会运用护理程序方法收集、整理、分析资料,对创伤后应激障碍病人进行全面的护理评估,列出准确的护理诊断,制订个性化护理计划,实施有效的护理措施,进行动态的护理评价。

(2) 熟悉创伤后应激障碍病人的临床表现、治疗与预后;掌握创伤后应激障碍病人的护理措施。

(3) 见习过程中能够充分体现出以人为本的人文关怀理念和良好的护患沟通技巧,并能够与医师、康复治疗师等相关专业人员团结协作。

【学习地点】 综合医院精神科和精神专科医院。

【学习方法】

1. 选择病例 由精神科临床带教教师带领在示教室复习创伤后应激障碍重点理论知识,并观看典型病例教学视频。选择病情稳定的创伤后应激障碍病人,取得同意后,由带教教师示范如何与病人进行有效沟通,包括询问病史、治疗情况、护理等;详解如何对该病人进行护理记录。学生分组,在带教教师指导下每组中 2 名学生负责与指定病人交谈,其余学生经同意记录必要信息,交谈结束后,回到示教室书写护理记录。

2. 在示教室进行病例讨论与情景教学

(1) 小组讨论:学生分组对本组病例的诊断、治疗及护理进行讨论,各组派代表汇报讨论结果,由带教教师给予指导、评价及总结。

(2) 角色扮演:学生分别扮演护士和病人,模拟护患交流及对病人或家属进行健康指导等,最后由带教教师给予指导、评价及总结。

【学习内容】

(一) 指导学生练习

指导学生运用护理程序方法为创伤后应激障碍病人提供护理。

1. 护理评估

(1) 健康史:询问病人以往自己和家人是否患过精神方面的疾病?如果发病会有什么表现?进行过什么治疗,治疗效果如何?服用何种药物,剂量如何?既往身体状况(饮食、睡眠、排泄、活动)怎样?此次就诊原因、发病诱因、发病时间及表现、已服药物、身体状况。

(2) 应激源:创伤后应激障碍病人病因大多为经历过剧烈且持久的精神创伤。向病人询问:经历过哪些给自己带来压力的生活事件?发生原因是什么,发生强度、持续时间和频率、当时情境如何、与本次发病有何关系、平时减压方法有哪些,效果如何?

(3) 精神状况:询问病人有无幻觉、妄想等感知觉障碍,有无抑郁、焦虑、恐惧等情感障碍,有无意识障碍等。

(4) 行为方式:询问和观察病人有无伤人、自伤的行为或冲动,是否存在行为退缩。

(5) 生理功能:评估病人的营养状况如何,有无睡眠障碍,能否自行料理个人生活。

(6) 心理功能:评估病人平时处理压力事件的方式,所需时间及对压力时间的认识。

(7) 社会功能:评估病人的人际交往能力、社会角色功能、社会支持情况、家属对疾病的认知和态度。

2. 护理诊断

(1) 学会应用 PES 公式提出护理诊断,用简单确切的精神科术语阐述或描述病人的主要健康问题。例如，有暴力行为的危险　与应激事件引起的冲动行为有关。

（2）潜在并发症是各种原因造成的并发症。例如，潜在并发症：营养失调等。

3. 护理目标　根据护理诊断提出护理目标，期望能达到的结果。例如，病人住院期间能合理控制情绪，不发生暴力行为；病人没有出现并发症等。

4. 护理措施

（1）脱离应激源：为首要措施，应尽快帮助病人消除精神因素或脱离引起精神创伤的环境，提供安静、宽敞、安全的环境。

（2）安全护理：注意病人有无自杀、自伤等暴力行为征兆，必要时给予保护性约束；此外，应提供安全舒适的环境，并定期进行安全检查。

（3）生理护理：维持营养均衡，改善睡眠障碍，协助料理个人生活，如梳洗、穿衣、如厕等。

（4）心理护理：建立良好的护患关系，鼓励病人表达和宣泄，纠正病人负性认知；教会病人积极有效处理应激的技能；可采用暴露疗法使病人正视现实，消除不合理理念。

（5）用药护理：保证用药安全，观察服药效果及反应，及时调整药物剂量及种类。

（6）健康指导：告知病人及家属创伤后应激障碍相关疾病知识，指导家属合理安排病人的生活，恰当处理与病人的关系。

（二）临床病例讨论及情景教学

1. 病例讨论　一学生收集的病例如下。

病史：病人，女，40岁，在外务工。一个月前留守在家的孩子到水塘玩水溺亡，她接到消息后晕倒在地，醒来后头脑中总是浮现出孩子在水中无助的画面，继而号啕大哭，一直埋怨自己不该把孩子留在老家。安静下来后家人发现她变得十分平静，一直呆坐低头看地上，无法正常与人交流。此后多日进食不主动、不说话、睡眠时间减少，家人害怕出现意外将其带到医院精神科检查。既往家族中无精神病病人。入院体检躯体及神经系统检查均无阳性发现。精神检查：病人表现出时间定向障碍，情绪低落。医疗诊断：创伤后应激障碍。

请讨论：

（1）该病人的护理诊断及依据是什么？

（2）如何护理该病人？

2. 情景教学　角色扮演：学生分别扮演护士、病人及家属，模拟病人入院、治疗、护理时的治疗性护患沟通与交流等。

（三）护理计划的书写

以上述护理病例为例，书写护理计划单（表 9-5）：

表 9-5　护理计划单

护理诊断	护理目标	护理措施	护理评价
意识障碍　与受到强烈的应激刺激有关	病人意识障碍期间安全得到保障，生理需要得到满足	• 关注病人有无自杀等暴力行为发生的征兆 • 提供安全舒适的环境 • 必要时给予保护性约束 • 限制病人活动范围，防止受到伤害 • 饮食多样化，提高病人食欲；提高病人睡眠质量；协助料理个人卫生	病人意识障碍期间生理需要得到满足，安全得到保障
应对无效　与应激过强、应对机制不完善有关	• 病人情绪稳定，无不良情绪 • 病人能正确认识应激事件，学会有效的应对方法	• 运用非语言沟通技巧传达关心和帮助 • 鼓励病人通过哭泣等方法发泄 • 鼓励病人参加活动 • 教会病人选择性忽视等认知行为技能	• 病人情绪稳定，无抑郁等不良情绪 • 病人能正确认识应激事件，学会有效的应对方法

三、失眠症病人的护理

【学习目的和要求】

（1）学会运用护理程序方法收集、整理、分析资料，对失眠症病人进行全面的护理评估，列出准确的护理诊断，制订个性化护理计划，实施有效的护理措施，进行动态的护理评价。

（2）熟悉失眠症病人的临床表现、治疗与预后；掌握失眠症病人的护理措施。

（3）见习过程中能够充分体现出以人为本的人文关怀理念和良好的护患沟通技巧，并能够与医师、康复治疗师等相关专业人员团结协作。

【学习地点】综合医院精神科和精神专科医院。

【学习方法】

1. 选择病例　由精神科临床带教教师带领在示教室复习失眠症重点理论知识，并观看典型病例教学视频。选择病情稳定的失眠症病人，取得同意后，由带教教师示范如何与病人进行有效沟通，包括询问病史、治疗情况、护理等；详解如何对该病人进行护理记录。学生分组，在带教教师指导下每组中2名学生负责与指定病人交谈，其余学生经同意记录必要信息，交谈结束后，回到示教室书写护理记录。

2. 在示教室进行病例讨论与情景教学

（1）小组讨论：学生分组对本组病例的诊断、治疗及护理进行讨论，各组派代表汇报讨论结果，由带教教师给予指导、评价及总结。

（2）角色扮演：学生分别扮演护士和病人，模拟护患交流及对病人或家属进行健康指导等，最后由带教教师给予指导、评价及总结。

【学习内容】

（一）指导学生练习

指导学生运用护理程序方法为失眠症病人提供护理。

1. 护理评估

（1）健康史：失眠症是一种与心理社会因素有关的疾病。向病人询问：最近经历过哪些给自己带来压力的生活事件？平时压力大时的减压方法有哪些，效果如何？以往是否患过失眠症症？发病时有什么表现？进行过什么治疗，治疗效果如何？服用何种药物，剂量如何？既往身体状况（饮食、睡眠、排泄、活动）怎样？此次就诊原因、发病诱因、发病时间及表现、已服药物、身体状况。

（2）生理功能：询问病人是否存在入睡困难、早醒，再次入睡的难易程度如何，次日是否会感觉疲乏；除此之外，还应询问身体还有哪些其他不舒适并记录。

（3）心理功能：失眠症病人往往会有焦虑情绪，因此应询问如何看待失眠症；失眠后是否会感到焦虑，焦虑到何种程度等。

（4）社会功能：失眠症是否影响到了工作、学习和与他人关系，影响程度如何。

2. 护理诊断　学会应用PES公式提出护理诊断，用简单确切的精神科术语阐述或描述病人的主要健康问题。例如，睡眠型态紊乱　与社会心理因素刺激有关。

3. 护理目标　根据护理诊断提出护理目标，期望能达到的结果。例如，病人每晚能睡到6小时以上。

4. 护理措施

（1）消除诱因：建立良好的护患关系；支持病人正确面对心理因素；采用认知疗法纠正病人

对失眠症的错误认识。

（2）睡眠卫生宣教：营造睡眠环境，教会病人睡前诱导放松的方法，生活规律，睡前避免易兴奋的活动。

（3）通过刺激控制训练、睡眠定量疗法和暗示疗法等帮助病人重建规律睡眠模式。

（4）用药护理：必要时遵医嘱服用镇静催眠药物。保证用药安全，观察服药效果及反应。

（二）临床病例讨论及情景教学

1. 病例讨论　一学生收集的病例如下。

病史：病人，女，21 岁，大学生，被失眠折磨 3 个月来医院就医。她陈述：高考前 2 个月就存在失眠问题，但当时认为是高考压力大，症状也不太严重，因而没太在意。高中毕业后失眠症状有所缓解，但进入大学第一个学期结束时紧张的英语过级、期末考试生活中，她又开始出现了失眠的情况。她也去过学校的心理卫生咨询室，但单纯的心理开导似乎效果不大。在有了十几天的半夜醒来睁眼到天亮的经历后，每当半夜醒来，她就会害怕自己又会睡不着，焦虑随之而来，越会睡不着，陷入恶性循环。她已经被失眠折磨得很痛苦。病人病前性格较内向、胆小、心思细腻。既往家族中无精神病病人。入院体检躯体及神经系统检查均无阳性发现。

请讨论：

（1）该病人可能患了什么疾病？

（2）目前该病人应如何治疗？

（3）如何护理该病人？

2. 情景教学　角色扮演：学生分别扮演护士、病人及家属，模拟病人入院、治疗、护理时的治疗性护患沟通与交流等。

（三）护理计划的书写

以上述护理病例为例，书写护理计划单（表 9-6）：

表 9-6　护理计划单

护理诊断	护理目标	护理措施	护理评价
睡眠型态紊乱　与社会心理因素刺激有关	病人能保证每晚 6～8 小时睡眠	• 明确和消除造成病人失眠的心理社会因素 • 通过认知疗法帮助病人消除对失眠的顾虑，纠正恶性循环 • 进行睡眠卫生教育	病人能保证每晚 6～8 小时睡眠
应对无效　与长期处于失眠状态有关	病人能够自行调节不良睡眠习惯	通过刺激控制训练、睡眠定量疗法、暗示疗法等帮助病人重建规律睡眠	病人能够自行调节不良睡眠习惯

（张　盼）

第3章 精神科护理操作技术及考核标准

一、电休克治疗（ECT）操作规范及考核标准

见表9-7。

表9-7 电休克治疗（ECT）操作规范及考核标准

步骤	操作流程	考核标准要求	得分
准备（15分）	操作者准备：着装整洁（衣、帽、鞋），洗手，戴口罩	着装整洁、洗手、戴口罩	3
	用物准备：电疗机、治疗床、头枕及胸枕各1个、盐水或导电胶、毛巾、牙垫、约束带、氧气、吸痰器、简易人工呼吸机、开口器、舌钳、阿托品、洛贝林、抢救用药等	用物齐全	5
	病人准备：全面评估病人是否有治疗禁忌证；治疗前4小时禁食、水；延服晨间口服药物；嘱病人排空大小便；协助病人取下活动性义齿、发卡、眼镜等	病人准备全面	7
实施（73分）	备齐用物，将病人带至治疗床旁，查对床号、姓名，向病人及家属解释治疗的意义、方法和效果、可能出现的不良反应，取得合作	查对 解释治疗意义、治疗方法、治疗效果、治疗不良反应	10
	遵医嘱于治疗前15分钟皮下注射阿托品0.5～1.0mg，洛贝林0.3mg	注射阿托品、洛贝林	6
	协助病人仰卧于治疗床上，四肢自然伸直，尽量放松	体位正确	4
	松解病人的领扣和裤带，以免影响呼吸	解开领扣、裤带	6
实施（73分）	在病人颈部与肩胛骨下方各垫一硬枕，使脊柱伸张	颈部、肩胛部垫枕	6
	将纱布裹住压舌板置于病人上、下臼齿之间，嘱其咬紧，以免痉挛发作时咬伤	置压舌板方法正确	5
	将生理盐水或导电冻胶涂于病人两侧颞部，避免皮肤灼伤	涂生理盐水或导电冻胶位置正确	4
	治疗开始后4名护士站于病人两侧，随着病人的抽动自然按扶，保护病人两侧的肩、肘、髋、膝关节等处，以防骨折、脱臼或肌肉损伤	保护肩、肘、髋、膝关节方法正确	2
	痉挛停止后，迅速撤出病人肩胛下方的枕头，将头部转向一侧，使口腔分泌物自动流出	撤出垫枕、将头转向一侧	8
	观察病人自主呼吸恢复情况，恢复后擦去导电冻胶及口角分泌物	观察呼吸情况、擦去分泌物	4
	取出压舌板，检查口腔情况，将病人送回观察室休息	注意取出压舌板，检查口腔情况	8
	整理床单位及用物，交代注意事项	动作熟练	6
	记录本次治疗过程、时间及病人反应	记录准确	2
	洗手	洗手	2
评价（12分）	操作熟练	操作熟练	2
	操作中注意保护病人关节	操作中注意保护病人关节	3
	提问：注意事项。	回答完整	7

二、无抽搐电休克治疗（MECT）操作规范及考核标准

见表9-8。

表 9-8　无抽搐电休克治疗（MECT）操作规范及考核标准

步骤	操作流程	考核标准要求	得分
准备（15分）	操作者准备：着装整洁（衣、帽、鞋），洗手，戴口罩	着装整洁、洗手、戴口罩	3
	用物准备：治疗床、无抽搐电休克机、心电监护仪、麻醉机、氧气、牙垫、吸痰器、喉镜、气管插管、导丝、一次性电极、通用电极片2个、头带一条、压舌板、开口器、舌钳、丙泊酚注射液200mg、硫酸阿托品1mg、氯化琥珀胆碱注射液100mg、0.9％氯化钠500ml、安尔碘、酒精、输液器、三通管、抢救用药等	用物齐全	7
	病人准备：核对病人各项检查结果是否符合治疗要求；治疗前6小时禁食、水；嘱病人排空大小便；协助病人取下活动性义齿、发卡、眼镜等	病人准备全面	5
实施（73分）	备齐用物，将病人带至治疗床旁，查对床号、姓名，向病人及家属解释治疗的意义、方法和效果、可能出现的不良反应，取得合作	查对 解释治疗意义、治疗方法、治疗效果、治疗不良反应	10
	协助病人仰卧于治疗床上，四肢自然伸直，尽量放松	体位正确	4
	松解病人的领扣和裤带，以免影响呼吸	解开领扣、裤带	6
	将血氧探头夹于病人右手中指上	血氧探头位置正确	4
	0.9％氯化钠打开静脉通路，遵医嘱静脉依次注射硫酸阿托品1mg、丙泊酚注射液静脉注射5ml左右给氧气吸入，到病人睫毛反射迟钝或消失，呼之不应，推之不动为止	静脉注射硫酸阿托品、丙泊酚注射液	10
实施（73分）	静脉滴注0.9％氯化钠2ml后，氯化琥珀胆碱1ml（50mg）以注射用水稀释到3ml快速静注（10秒注完）	静注氯化钠、氯化琥珀胆碱方法正确	6
	将纱布裹住压舌板置于病人上、下臼齿之间，以保护牙齿、唇、舌	压舌板位置正确	3
	停止供氧，通电治疗。协助医师紧托病人下颌，头后仰，当脸面部和四肢肢端抽搐将结束时加压人工呼吸、供氧，直至自主呼吸完全恢复	操作步骤正确	10
	拔除静脉针头，取出压舌板，检查口腔情况，将病人送回观察室，专人监护	注意拔除静脉针头，取出压舌板，检查口腔情况	8
	维持呼吸道通畅，将病人头偏向一侧，仔细观察有无呼吸道阻塞或呼吸困难。监测呼吸、脉搏直到意识完全清醒	病人体位正确，注意监测呼吸、脉搏	4
	整理床单位及用物，交代家属注意事项	动作熟练	4
	记录本次治疗过程、时间及病人反应	记录准确	2
	洗手	洗手	2
评价（12分）	操作熟练	操作熟练	2
	操作中注意保护病人关节	操作中注意保护病人关节	3
	提问：注意事项	回答完整	7

三、约束带的使用操作规范及考核标准

见表 9-9。

表 9-9　约束带的使用操作规范及考核标准

步骤	操作流程	考核标准要求	得分
准备（15分）	操作者准备：着装整洁（衣、帽、鞋），洗手，戴口罩	着装整洁、洗手、戴口罩	3
	用物准备：约束带2~4条，必要时备胸带一条；肌注和静脉输液的药物	用物齐全	8
	病人准备：安置在指定房间	病人准备全面	4
实施（73分）	查对保护性约束医嘱及家属知情同意书	注意查对	5
	携用物至床旁，核对病人姓名，做好解释工作（使用约束带的目的）尽量争取病人配合	注意解释	12
	协助病人平卧于床上，四肢自然伸直	体位正确	5
	根据病人情况，选择约束部位（常用部位为腕、踝关节）	约束部位准确	8
	护士站于病人两侧，将约束带叠八字环套	约束带使用方法正确	8
	首先约束双上肢手腕，必要时约束双下肢踝关节，四肢约束后病人处于舒适的功能位	约束方法正确	9
	将约束带固定于床上。口述必要时加用胸带一条	约束带固定方法正确口述内容正确	6
	约束部位应放衬垫、松紧适宜（能放进1或2横指为宜）、血运良好	约束部位放衬垫、松紧适宜	12
	整理床单位	床单位整洁、注意保暖	4
	记录	记录准确	2
	洗手	洗手	2
评价（12分）	操作熟练	操作熟练	2
	提问：注意事项	回答完整	10

四、噎食的急救护理操作规范及考核标准

见表 9-10。

表 9-10　噎食的急救护理操作规范及考核标准

内容	操作流程	考核标准要求	得分
准备（8分）	操作者准备：着装整洁（衣、帽、鞋），洗手，戴口罩	着装整洁、洗手、戴口罩	3
	用物准备：根据噎食情况准备相应用物，如穿刺针、抢救药物等	用物齐全	5
实施（78分）	解开衣领，疏通呼吸道，同时通知医师	保持呼吸道通畅	6
	立即清除口咽部食物：意识清醒的病人用中指、示指从病人口腔中抠出存留食物	清除口咽部食物方法正确	5
	采用立位或坐位，抢救者站在病人身后，双手环绕病人腰间，左手握拳，使拇指关节突出部顶住病人腹部正中线脐上部位，右手握住左拳，连续快速向后上方用力冲击，推压5或6次，然后再拍打后背数次，常可将食物咳出	方法正确	27
	口述：昏迷的病人采用仰卧位，救者面对病人跪姿跨于病人髋部，双手掌根放在胸廓下脐上的腹部，快速冲击压迫病人腹部，促使食物排出	口述内容准确	12
	如果以上方法不能将食物排出，常规消毒皮肤	注意无菌观念	4

续表

内容	操作流程	考核标准要求	得分
实施（78分）	立即用环甲膜穿刺针或12～18号的无菌针头在甲状软骨下缘与环状软骨上缘的中间部位（喉结最突出的正下方），向后刺入气管	穿刺方法正确	9
	口述必要时协助医师行气管切开、心肺复苏术	口述内容准确	6
	整理床单位	床单位整洁	3
	记录	记录准确	3
	洗手	洗手	3
评价（14分）	操作熟练	操作熟练	2
	提问：注意事项	回答完整	12

五、工娱治疗操作规范及考核标准

见表9-11。

表 9-11　工娱治疗操作规范及考核标准

内容	操作流程	考核标准要求	得分
准备（15分）	操作者准备：着装整洁（衣、帽、鞋），洗手	着装整洁、洗手	3
	用物准备：工娱治疗物品（工疗使用的刺绣、编织、绘图等各种设备；娱疗用品如电器类、乐器类、球类、棋类及牌类）	用物齐全	8
	病人准备：病人病情稳定（有无自伤、自杀、伤人、冲动、外走行为）、意识清楚、心理状态和合作程度较好	病人准备全面	4
实施（73分）	核对病人床号、姓名，做好解释工作（什么是工娱治疗，进行工娱治疗的目的、意义）争取病人配合	查对、解释	15
	病区护士护送病人进入工娱治疗室	治疗地点正确	5
	向病人介绍工娱治疗室的基本情况、有关事项，争取病人合作	介绍全面，态度认真	10
	上午8：00～10：00为工疗时间，组织病人进行折纸、手工编织、十字绣等	工疗时间及内容合理	16
	工疗后整理物品，详细记录，洗手	工疗物品归类放置、记录、洗手	9
	下午2：30～4：30为娱疗时间，组织病人唱歌、器乐演奏、跳舞、工间操、打乒乓球、羽毛球、篮球、棋牌类活动等	娱疗时间及内容合理	9
	娱疗后整理物品，详细记录，洗手	娱疗物品归类放置、记录、洗手	9
评价（12分）	操作熟练，能有效与病人沟通	操作熟练	2
	提问：注意事项	回答完整	10

六、音乐治疗操作规范及考核标准

见表9-12。

表 9-12 音乐治疗操作规范及考核标准

内容	操作流程	考核标准要求	得分
准备（15 分）	操作者准备：着装整洁（衣、帽、鞋），洗手	着装整洁、洗手	3
	用物准备：音乐治疗机、DVD、光盘、耳机	用物齐全	8
	病人准备：病人病情稳定（有无自伤、自杀、伤人、冲动、外走行为）、意识清楚、心理状态和合作程度较好	病人准备全面	4
实施（73 分）	核对病人床号、姓名，做好解释工作（什么是音乐治疗，音乐治疗的目的、意义）争取病人配合	查对、解释	15
	病区护士护送病人进入音乐收听室	音乐疗法地点选择合理	5
	根据病人的疾病类型、情绪状态、文化程度、欣赏水平，选择合适乐曲	乐曲选择合适	5
	口述： (1) 对情绪兴奋的病人，先让其听节奏欢快的曲子，转而再让其听节奏缓慢的、具有镇静性的音乐 (2) 对情绪抑郁的病人，可先听节奏缓慢音调低沉的乐曲，再让其听明朗欢快充满希望的乐曲	口述内容准确	20
	协助病人戴好耳机，调好音量	音量合适	8
	治疗过程中注意观察病人的病情变化，详细记录治疗效果	注意病情观察，准确记录	8
	治疗结束后整理用物，清洁卫生，开窗通风	物品归类放置、清洁卫生、开窗通风	9
	洗手	洗手	3
评价（12 分）	操作熟练	操作熟练	2
	提问：注意事项	回答完整	10

（张　盼）

第10篇 社区护理学临床见习实习内容

第1章 社区健康档案建档实践

【学习目的和要求】

（1）通过参与社区健康档案建档实践的工作，掌握个人、家庭和社区健康档案的内容和特点。

（2）熟悉社区健康档案的建档情况及存在问题。

（3）实践过程中能够体现出团结协作精神和较好的沟通与交流能力。

【学习地点】 社区医院、社区。

【学习方法】

1. **集中讲解** 由社区医院建档负责人介绍社区居民健康档案的建立过程和使用情况。教师对内容进行集中讲解。

2. **分组采集** 指定2人一组进行现场健康档案的内容采集。

【学习内容】

（一）指导学生练习

1. **社区健康档案简介** 社区居民健康档案是记录社区居民健康信息的系统文件。社区居民健康档案的制定要遵循科学性、有效性、可行性、规范化、以人为本、以健康为中心的原则。完整详尽的居民健康档案是全科医师和社区护士掌握居民健康状况的基本工具，是为居民提供连续性、综合性、协调性社区卫生服务的重要依据。建立社区居民健康档案的目的和意义包括：满足社区居民卫生服务需求；开展全科医疗实践；实施预防医学措施；卫生服务规范化；卫生资源合理利用；评价服务质量；科学决策与管理；教学科研。

2. **社区健康档案的建立** 建立社区居民健康档案的方式包括家庭访视和入户调查。通过与日常医疗、预防和保健等工作相结合。社区保健人员应为社区居民建立个人档案，还应为每个家庭建立健康档案。在居民首次就诊时，应记录个人的一般资料、健康状况、健康问题等信息。如果是儿童，应记录免疫接种情况，以便查漏补种；如果是孕妇，应记录孕期检查时间、内容等；慢性病病人的记录内容包括就诊时状态、医疗史、家族史、病情及治疗和用药效果等，并做好追踪随访记录。个人主要健康问题应随时记录。为家庭建档时，首次应详细记录家庭基本情况，发生变动时，应及时补充或修订。

无论是建立个人健康档案还是家庭健康档案，都应客观真实，内容尽可能详细。此外，还要写明建档日期、档案号、建档单位和建档人。

3. 社区健康档案的内容

（1）个人健康档案

1）个人基本信息：包括姓名、性别、出生日期、民族、婚姻状况、文化程度、职业、工作单位、联系方式、医疗费用类型、定点医疗单位、是否为低保、特困或残疾等特殊类型人群。

2）个人健康相关信息：包括身高、体重、身体质量指数、血型、药物过敏史、吸烟史、饮酒史、个人患病史、家族史、生活习惯如饮食习惯、睡眠状况、运动锻炼情况等。

3）主要健康问题管理记录：问题名称、排序、发生日期、记录日期、就诊的医务人员、检查项目及结果、治疗情况、控制效果、病人反应、躯体活动功能恢复情况等。

（2）家庭健康档案

1）户口信息：户籍类型（本地、外地）、户别、户主姓名、家庭人口数、现住人口数、常住户或暂住户、居住在当地的日期或时间、住址。

2）家庭经济状况：主要经济来源、平均月收入等。

3）家庭环境状况：住房类型（平房、楼房；私宅、租用）、居住面积、清洁状况、家禽与家畜饲养情况、使用燃料类型、卫生间类型（居室内、居室外、是否为公共卫生间）、居室光线、通风状况等。

4）家庭成员信息：姓名、性别、出生日期、与户主关系、档案存放地、主要健康问题，主要医疗方式（医院就诊、私人诊所、自购药物、任其自然）。

5）家系图。

（3）社区健康档案

1）社区基本资料。

2）社区卫生服务资源：包括卫生服务机构如医疗保健机构、福利机构、医学教育机构，以及卫生人力资源。

3）社区卫生服务状况。

4）居民健康状况。

（二）健康档案的建立

2人一组进行现场健康档案的内容的采集。表 10-1 是居民健康档案，表 10-2 是个人基本信息表，表 10-3 是健康体检表，表 10-4 是家庭健康档案表，表 10-5 是主要健康问题目录，表 10-6 是接诊记录表，表 10-7 是接诊记录表。

表 10-1　居民健康档案表

编号□□□□□□-□□□-□□-□□□□□□

居民健康档案

姓名：＿＿＿＿＿＿＿＿＿＿＿＿＿＿＿＿＿＿＿＿＿＿

现住址：＿＿＿＿＿＿＿＿＿＿＿＿＿＿＿＿＿＿＿＿

户籍地址：＿＿＿＿＿＿＿＿＿＿＿＿＿＿＿＿＿＿

联系电话：＿＿＿＿＿＿＿＿＿＿＿＿＿＿＿＿＿＿

乡镇（街道）名称：＿＿＿＿＿＿＿＿＿＿＿＿＿＿＿

村（居）委会名称：＿＿＿＿＿＿＿＿＿＿＿＿＿＿＿

建档单位：＿＿＿＿＿＿＿＿＿＿＿＿＿＿＿＿＿＿＿

建档人：＿＿＿＿＿＿＿＿＿＿＿＿＿＿＿＿＿＿＿

责任医师：＿＿＿＿＿＿＿＿＿＿＿＿＿＿＿＿＿＿

建档日期：＿＿＿＿＿＿＿年＿＿＿＿＿月＿＿＿＿＿日

表 10-2　个人基本信息表

姓名：　　　　　　　　　　　　　　　　　　　　　　　　　　　　　　　编号□□-□□□□□

性别	0 未知的性别 1 男 2 女 9 未说明的性别□		出生日期	□□□□　□□　□□
身份证号			工作单位	
本人电话		联系人姓名	联系人电话	
常住类型	1 户籍　2 非户籍　　　　　　□		民族	1 汉族　2 少数民族_____　□
血型	1 A 型　2 B 型　3 O 型　4 AB 型　5 不详/RH 阴性：1 否 2 是 3 不详　　　□/□			
文化程度	1 文盲及半文盲　2 小学　3 初中　4 高中/技校/中专　5 大学专科及以上　6 不详　□			
职业	1 国家机关、党群组织、企业、事业单位负责人　2 专业技术人员　3 办事人员和有关人员　4 商业、服务业人员　5 农、林、牧、渔、水利业生产人员　6 生产、运输设备操作人员及有关人员　7 军人　8 不便分类的其他从业人员　　　　　　　□			
婚姻状况	1 未婚　2 已婚　3 丧偶　4 离婚　5 未说明的婚姻状况　　　　　　□			
医疗费用支付方式	1 城镇职工基本医疗保险　2 城镇居民基本医疗保险　3 新型农村合作医疗　4 贫困救助　5 商业医疗保险　6 全公费　7 全自费　8 其他_____　□/□/□			
药物过敏史	1 无　有：2 青霉素　3 磺胺　4 链霉素　5 其他_____　　□/□/□/□			

既往史	疾病	1 无　2 高血压　3 糖尿病　4 冠心病　5 慢性阻塞性肺疾病　6 恶性肿瘤　7 脑卒中　8 重性精神疾病　9 结核病　10 肝炎　11 其他法定传染病　12 其他____ □ 确诊时间　　年　　月/□　确诊时间　　年　　月/□ 确诊时间　　年　　月 □ 确诊时间　　年　　月/□　确诊时间　　年　　月/□ 确诊时间　　年　　月
	手术	1 无　2 有：名称 1_____时间_____/名称 2_____时间_____　□
	外伤	1 无　2 有：名称 1_____时间_____/名称 2_____时间_____　□
	输血	1 无　2 有：原因 1_____时间_____/原因 2_____时间_____　□

家族史	父亲	□/□/□/□/□/□_____	母亲	□/□/□/□/□/□_____
	兄弟姐妹	□/□/□/□/□/□_____	子女	□/□/□/□/□/□_____
	1 无　2 高血压　3 糖尿病　4 冠心病　5 慢性阻塞性肺疾病　6 恶性肿瘤　7 脑卒中　8 重性精神疾病　9 结核病　10 肝炎　11 先天畸形　12 其他			

遗传病史	1 无　2 有：疾病名称_____　　　　　　　□
残疾情况	1 无残疾　2 视力残疾　3 听力残疾　4 言语残疾　5 肢体残疾　6 智力残疾　7 精神残疾　8 其他残疾_____　　□/□/□/□/□

表 10-3　健康体检表

姓名：　　　　　　　　　　　　　　　　　　　　　　　　　　　　　　　编号□□-□□□□□

体检日期	年　　月　　日		责任医师	
内容		检查项目		
症状	1 无症状　2 头痛　3 头晕　4 心悸　5 胸闷　6 胸痛　7 慢性咳嗽　8 咳痰　9 呼吸困难　10 多饮　11 多尿　12 体重下降　13 乏力　14 关节肿痛　15 视力模糊　16 手脚麻木　17 尿急　18 尿痛　19 便秘　20 腹泻　21 恶心呕吐　22 眼花　23 耳鸣　24 乳房胀痛　25 其他_____ □/□/□/□/□/□/□/□/□/□			
一般状况	体温	℃	脉率	次/分钟
	呼吸频率	次/分钟	血压	左侧　　/mmHg
				右侧　　/mmHg

续表

一般状况	身高		cm	体重		kg
	腰围		cm	体质指数		
	臀围		cm	腰臀围比值		
	老年人认知功能*	1 粗筛阴性 2 粗筛阳性，简易智力状态检查，总分_____				□
	老年人情感状态*	1 粗筛阴性 2 粗筛阳性，老年人抑郁评分检查，总分_____				□
生活方式	体育锻炼	锻炼频率	1 每天 2 每周一次以上 3 偶尔 4 不锻炼			□
		每次锻炼时间		分钟	坚持锻炼时间	年
		锻炼方式				
	饮食习惯	1 荤素均衡 2 荤食为主 3 素食为主 4 嗜盐 5 嗜油 6 嗜糖				□/□/□
	吸烟情况	吸烟状况	1 从不吸烟 2 已戒烟 3 吸烟			□
		日吸烟量	平均	支		
		开始吸烟年龄		岁	戒烟年龄	岁
	饮酒情况	饮酒频率	1 从不 2 偶尔 3 经常 4 每天			□
		日饮酒量	平均	两		
		是否戒酒	1 未戒酒 2 已戒酒，戒酒年龄：_____岁			□
		开始饮酒年龄		岁	近一年内是否曾醉酒	1 是 2 否 □
		饮酒种类	1 白酒 2 啤酒 3 红酒 4 黄酒 5 其他_____			□/□

	职业暴露情况	1 无 2 有（具体职业_____从业时间___年）
		毒物种类 化学品_____防护措施 1 无 2 有____
		        毒物_____防护措施 1 无 2 有____
		        射线_____防护措施 1 无 2 有____
						□
						□
						□
						□

脏器功能	口腔	口唇 1 红润 2 苍白 3 发干 4 皲裂 5 疱疹 齿列 1 正常 2 缺齿 3 龋齿 4 义齿（假牙） 咽部 1 无充血 2 充血 3 淋巴滤泡增生				□ □ □
	视力	左眼_____右眼_____（矫正视力：左眼_____右眼_____）				
	听力	1 听见 2 听不清或无法听见				□
	运动功能	1 可顺利完成 2 无法独立完成其中任何一个动作				□
查体	皮肤	1 正常 2 潮红 3 苍白 4 发绀 5 黄染 6 色素沉着 7 其他_____				□
	巩膜	1 正常 2 黄染 3 充血 4 其他_____				□
	淋巴结	1 未触及 2 锁骨上 3 腋窝 4 其他_____				□
	肺	桶状胸：1 否 2 是				□
		呼吸音：1 正常 2 异常				□
		啰音：1 无 2 干性啰音 3 湿性啰音 4 其他_____				□
	心脏	心率_____次/分钟 心律：1 齐 2 不齐 3 绝对不齐				□
		杂音：1 无 2 有_____				□
	腹部	压痛：1 无 2 有_____ 包块：1 无 2 有_____ 肝大：1 无 2 有_____ 脾大：1 无 2 有_____ 移动性浊音：1 无 2 有____				□ □ □ □ □

续表

查体	下肢水肿	1 无　2 单侧　3 双侧不对称　4 双侧对称	☐
	足背动脉搏动	1 未触及　2 触及双侧对称　3 触及左侧弱或消失　4 触及右侧弱或消失	☐
	肛门指诊*	1 未及异常　2 触痛　3 包块　4 前列腺异常　5 其他_____	☐
	乳腺*	1 未见异常　2 乳房切除　3 异常泌乳　4 乳腺包块　5 其他_____	☐/☐/☐/☐
	妇科　外阴*	1 未见异常　2 异常_____	☐
	妇科　阴道*	1 未见异常　2 异常_____	☐
	妇科　宫颈*	1 未见异常　2 异常_____	☐
	妇科　宫体*	1 未见异常　2 异常_____	☐
	妇科　附件*	1 未见异常　2 异常_____	☐
	其他*		
辅助检查	空腹血糖*	_____ mmol/L 或 _____ mg/dl	
	血常规*	血红蛋白____ g/L 白细胞____/L 血小板____/L 其他_____	
	尿常规*	尿蛋白____ 尿糖____ 尿酮体____ 尿潜血____ 其他_____	
	尿微量白蛋白*	_____ mg/dl	
	粪潜血*	1 阴性　2 阳性	☐
	肝功能*	血清谷丙转氨酶____ U/L　血清谷草转氨酶____ U/L 白蛋白____ g/L　总胆红素____ μmol/L 结合胆红素____ μmol/L	
	肾功能*	血清肌酐____ μmol/L　血尿素氮____ mmol/L 血钾浓度____ mmol/L　血钠浓度____ mmol/L	
	血脂*	总胆固醇____ mmol/L　三酰甘油____ mmol/L 血清低密度脂蛋白胆固醇____ mmol/L 血清高密度脂蛋白胆固醇____ mmol/L	
	糖化血红蛋白*	____ %	
	乙型肝炎表面抗原*	1 阴性　2 阳性	☐
	眼底*	1 正常　2 异常_____	☐
	心电图*	1 正常　2 异常_____	☐
	胸部 X 线片*	1 正常　2 异常_____	☐
	B 超*	1 正常　2 异常_____	☐
	宫颈涂片*	1 正常　2 异常_____	☐
	其他*		
中医体质辨识*	平和质	1 是　2 基本是	☐
	气虚质	1 是　2 倾向是	☐
	阳虚质	1 是　2 倾向是	☐
	阴虚质	1 是　2 倾向是	☐
	痰湿质	1 是　2 倾向是	☐
	湿热质	1 是　2 倾向是	☐
	血瘀质	1 是　2 倾向是	☐
	气郁质	1 是　2 倾向是	☐
	特秉质	1 是　2 倾向是	☐

续表

现存主要健康问题	脑血管疾病	1 未发现　2 缺血性卒中　3 脑出血　4 蛛网膜下隙出血　5 短暂性脑缺血发作 6 其他＿＿＿＿＿＿	□/□/□/□/□
	肾脏疾病	1 未发现　2 糖尿病肾病　3 肾衰竭　4 急性肾炎　5 慢性肾炎 6 其他＿＿＿＿＿＿	□/□/□/□/□
	心脏疾病	1 未发现　2 心肌梗死　3 心绞痛　4 冠状动脉血运重建　5 充血性心力衰竭 6 心前区疼痛　7 其他＿＿＿＿＿＿	□/□/□/□/□
	血管疾病	1 未发现　2 夹层动脉瘤　3 动脉闭塞性疾病　4 其他＿＿＿＿＿＿	□/□/□
	眼部疾病	1 未发现　2 视网膜出血或渗出　3 视乳头水肿　4 白内障 5 其他＿＿＿＿＿	□/□/□
	神经系统疾病	1 未发现　2 有＿＿＿＿	□
	其他系统疾病	1 未发现　2 有＿＿＿＿	□

		入/出院日期	原因	医疗机构名称	病案号
住院治疗情况	住院史	/			
		/			
		建/撤床日期	原因	医疗机构名称	病案号
	家庭病床史	/			
		/			

	药物名称	用法	用量	用药时间	服药依从性 1 规律　2 间断　3 不服药
主要用药情况	1				
	2				
	3				
	4				
	5				
	6				

	名称	接种日期	接种机构
非免疫规划预防接种史	1		
	2		
	3		

健康评价	1 体检无异常　　　　　　　　　　　　　　　　　　　□ 2 有异常 异常 1 ＿＿＿＿＿＿＿＿＿＿ 异常 2 ＿＿＿＿＿＿＿＿＿＿ 异常 3 ＿＿＿＿＿＿＿＿＿＿ 异常 4 ＿＿＿＿＿＿＿＿＿＿

健康指导	1 定期随访 2 纳入慢性病病人健康管理 3 建议复查 4 建议转诊 □/□/□/□	危险因素控制：　　　　□/□/□/□/□/□ 1 戒烟　2 健康饮酒　3 饮食　4 锻炼 5 控制油盐摄入 （盐 6g/d 油 25～30g/d） 6 减体重（目标＿＿＿＿＿） 7 建议疫苗接种

表 10-4 家庭健康档案表

建档日期：_____ 建档医师：_____ 建档护士：_____

1. 家庭成员基本信息表

序号	姓名	与户主关系	性别	出生日期	文化程度	职业	婚姻
1		户主					
2							
3							
4							
5							
6							

2. 居住条件与卫生设施

户属性： □一般农户 □五保户 □贫困户 □特困户 □烈军属

房屋类型： □土屋 □砖瓦平房 □砖瓦楼房 □其他 人均居住面积：____ m²

厨房排风设施：□无 □油烟机 □换气扇 □烟囱

饮水水源： □自来水 □2 井水 □河水 □其他

卫生厕所： □三格化粪池式 □双瓮漏斗式 □沼气池式 □水冲式

非卫生厕所： □马桶 □简易棚厕 □其他

燃料： □液化气 □煤 □沼气 □柴火 □其他

禽畜栏： □单设 □室内 □室外

垃圾处理： □垃圾箱 □袋装集中处理 □自行焚烧 □倒入河中 □其他

3. 月人均收入：□低保户 □小于 500 元 □500 元以上 □1500 元以上

4. 家庭摄盐、油情况：实际常住____人，平均每月摄盐____斤（500 克/斤）、摄油____斤（500 克/斤）。

表 10-5 主要健康问题目录

发生时间	主要健康问题	处理（治疗与用药情况）	药物过敏史

家庭如有以下问题，将相应序号填入问题名称栏，如为其他问题，需具体列出。

问题名称：1. 遗传问题 2. 有吸烟者 3. 有酗酒者 4. 新婚者 5. 离婚

6. 丧偶 7. 家庭不睦 8. 恶性肿瘤 9. 糖尿病 10. 高血压

11. 脑卒中 12. 残疾人 13. 精神病 14. 冠心病

表 10-6　接诊记录表

姓名：　　　　　　　　　　　　　　　　　　　　　　　　编号□□-□□□□□

就诊者的主观资料：

就诊者的客观资料：

辅助检查：

初步诊断：

处　　置：

医师签字：　　　　　　年　　　　月　　　　日

就诊者的主观资料：

就诊者的客观资料：

辅助检查：

初步诊断：

处　　置：

医师签字：　　　　　　年　　　　月　　　　日

就诊者的主观资料：

就诊者的客观资料：

辅助检查：

初步诊断：

处　　置：

医师签字：　　　　　　年　　　　月　　　　日

表 10-7　接诊记录表

姓名：　　　　　　　　　　　　　　　　　　　　　　　　　　编号□□-□□□□□

就诊者的主观资料：

就诊者的客观资料：

辅助检查：

初步诊断：

处　　置：

医师签字：　　　　　年　　　　月　　　　日

就诊者的主观资料：

就诊者的客观资料：

辅助检查：

初步诊断：

处　　置：

医师签字：　　　　　年　　　　月　　　　日

就诊者的主观资料：

就诊者的客观资料：

辅助检查：

初步诊断：

处　　置：

医师签字：　　　　　年　　　　月　　　　日

(三) 学生讨论

根据学生的体会和感受进行总结，组织学生讨论：

1. 如何在社区健康档案获得全面详细的资料？
2. 社区健康档案的重点是什么？

（赵雅宁）

第 2 章　社区健康教育

【学习目的和要求】

（1）通过社区健康教育的实施，学生会制订详细的健康教育方案和计划。

（2）通过以高血压人群为例实施社区健康教育，学生学会社区健康教育程序，掌握社区健康教育的评估、诊断、制订计划的方法。

（3）实践过程中能够体现出团结协作精神、较好的沟通与交流能力和问题的解决能力。

【学习地点】　社区。

【学习方法】

1. 集体讲解　社区带教教师结合本社区基本人群情况讲解社区健康教育的工作流程。

2. 分组讨论　学生以小组为单位，到社区进行以高血压病人为例的健康需求评估及健康教育；根据学生的体会和感受进行总结，组织学生进行小组讨论。

【学习内容】

（一）指导学生练习

社区健康教育是以社区为基本单位，以社区人群为教育对象，以促进居民健康为目标，有计划、有组织、有评价的健康教育活动。其特点是以健康为中心，具有广泛性和连续性。健康教育的目标是引导促进社区人群健康和自我保护意识；使居民学会基本的保健知识和技能；促进居民养成有利于健康的行为和生活方式；合理利用社区的保健服务资源；减低和消除社区危险因素。教师以社区高血压病人为例，指导学生进行社区健康教育。

1. 社区健康教育实施的步骤

（1）进行社区健康教育需求评估：主要通过社区调查了解社区疾病谱、死因谱、主要健康问题排序，分析健康问题的原因以及进行健康教育干预的可能性及可及性。

（2）确定优先项目和目标对象。

（3）确定需要优先解决的健康教育问题：列出教育对象现存和潜在的健康问题；分析健康问题教育对象威胁程度；分析开展健康教育的能力和资源；选出能通过健康教育解决或改善健康问题；找出与健康问题相关的行为因素和环境因素；找出能促进教育对象行为改变的相关因素；确定健康教育的首选问题。

（4）确立目标。

（5）制订健康教育计划：一份完整的健康教育计划应当包括以下几点：6W＋资料选择或编写。

1）What 教些什么？教育内容。

2）Why 为什么教？教育意义、目的。

3）When 什么时候教？教育时间。

4）Where 在什么地方教？教育地点。

5）Who 由谁来教，教给谁？师资、教育对象。

6）How 采用何种方法来教：社区健康教育常用的方法有专题讲座，印刷资料和照片、图画，板报或宣传栏，音像教材，演示，交谈，讨论，健康咨询，案例学习，其他教育方法。

（6）制定检测和评价方案。

（7）项目经费预算。

（8）信息的反馈和进一步激励。

2. 选择健康教育内容注意事项

（1）重点选择符合教育对象需求的内容。

（2）内容具有针对性、科学性和指导性。

（3）内容必须让受教育者乐于接受，心悦诚服。

（二）以高血压为例的社区健康教育案的实施

某社区护士在建立健康档案过程中发现其辖区居民的高血压患病率为25%，同全国平均水平16%相比患病率高出9%。通过与社区卫生服务中心诊疗居民交谈和去有高血压家庭访视得知，该辖区多数居民喜欢咸食，对高血压疾病相关知识了解不够，缺乏自我保护意识和自我保健知识。

1. 评估分析　本社区人口分布特点：居民分布处于贫富两极。新建高层住宅居民多数为中年知识分子，他们在工作一线精神压力大无暇顾及身体。古老旧街居住的居民多为工人和外地民工，特点是下岗职工多，流动人口多，老年人多，收入低，经济生活压力大；为此进行高血压人群的健康需求调查（表10-8）。

表 10-8　高血压人群的健康需求调查表

病人姓名	居住小区	组长
请在下列选项处"□"内打√；作为您的选择。		

评估指标	效果
1 正常血压标准	知道□　　不知道□
2 您对自己血压值的了解	知道□　　不知道□
3 您对高血压治疗目的	知道□　　不知道□
4 您对高血压护理的目的	知道□　　不知道□
5 不良生活方式对血压的影响	知道□　　不知道□
6 您对高血压有利的行为	知道□　　不知道□
7 您家庭中是否有提供预防并发症的措施	知道□　　不知道□
8 您对本次内容活动及知识是否需要	知道□　　不知道□
本次活动的教育形式	本次活动学习效果
1 上课　　　　　　　　　　□	1 理解并能复述　　　　　　□
2 讨论　　　　　　　　　　□	2 部分理解
3 个体化指导或咨询　　　　□	3 不理解
4 资料发放　　　　　　　　□	4 无兴趣　　　　　　　　　□

您对健康教育的进一步意见

1

2

请您列出您最想了解和知道的健康教育内容

1

2

谢谢您的合作！

护士签名　　　　　　　　　　　　　　　　　　　　　　　　日期：　　年　　月　　日

2. 根据调查结果分析优先问题　高血压病人自我保健意识问题。

3. 目标　长期目标：通过系统的健康教育（表10-9），使社区居民掌握高血压自我保健知识，一年后社区高血压发病率降低3%；短期目标：通过本次健康教育学习班学习，使社区居民掌握预防高血压的方法和自我保健知识。

表 10-9　高血压病人健康教育计划表

1 规律生活与减压
2 合理饮食
3 适量运动
4 遵医嘱用药
5 自我监测
6 病情记录

4. 制订健康教育计划

1）内容：高血压健康教育专题讲座及健康咨询；

2）目的：提高高血压病人自我管理水平，提高高血压病人生命质量；

3）时间：××年××月××日；

4）地点：××社区街道会议室；

5）讲授教师：×××主任医师。

　　　　　××社区护士

　　参加人员：××社区居民 30 人。

5. 现场实施　在实施过程中注意取得社区领导的支持，营造良好的学习环境鼓励教育对象积极参与，并做好记录（表 10-10）。

表 10-10　健康教育活动记录表

活动时间：××年××月××日	活动地点：××社区街道会议室
活动形式：讲座及健康咨询	主办单位：××社区卫生服务站
活动对象：××社区居民	合作伙伴：××社区居委会
参与人数：×人	宣传品发放种类及数量：高血压健康教育手册
活动主题：高血压健康教育专题讲座及健康咨询	
宣教人：×××主任医师；××护士	
活动小结：首先由×××主任医师及××护士讲解有关高血压的注意事项及健康指导，讲解完毕后居民进行提问咨询。	
活动评价：通过本次活动，居民了解了高血压的注意事项，学会了该种疾病的自我管理，有助于提高居民对高血压疾病的认识及高血压病人生活质量	
存档材料请附后 □书面材料　　□图片材料　　□印刷材料　　□影音材料　　□居民签到表　　□其他材料	
负责人（签字）×××	

填表时间：××年××月××日

（三）学生讨论

根据学生的体会和感受进行总结，组织学生讨论：

1. 评价健康教育有效的时间一般应为多长？

2. 健康教育有效的评价方案是什么？

（赵雅宁）

第3章　社区儿童保健

一、新生儿家庭访视

【学习目的和要求】

(1) 掌握新生儿家庭访视的工作方法；掌握新生儿家庭访视中体重的测量方法及相关健康检查的方法。

(2) 学习如何评价婴儿营养状态和生长发育情况、如何观察和发现生长发育过程中的异常和疾病。

(3) 通过家庭访视，学会新生儿及其家长沟通和交流的技巧、提供母乳喂养知识。

【学习地点】　新生儿家庭、示教室。

【学习方法】

1. 集中讲解　社区带教教师讲解新生儿家庭访视的工作流程、内容及注意事项。

2. 分组讨论　在带教教师指导下进入家庭进行新生儿家庭访视；学生分组对新生儿访视做心得总结和讨论注意事项，最后由临床带教教师总结和评价。

【学习内容】

(一) 指导学生练习

教师带领学生系统回顾新生儿家庭访视的理论内容。

1. 强调新生儿家庭访视的目的　新生儿家庭访视的目的：定期对新生儿进行健康检查，早期发现问题、及时处理，降低新生儿发病率、死亡率或发病程度，同时进行科学育儿的保健指导。

2. 访视对象、时间及程序

(1) 访视对象：居住在本市的母亲与新生儿。

(2) 访视时间：第一次家庭访视在产后 7 天或出院 3 天内；第二次家庭访视在产后第 28～30天；有特殊情况应酌情增加访视次数或转医院诊治。产后 42 天回医院检查。

(3) 访视程序：① 核对：医院访视人员每天应核对产妇分娩日期、地址和联系电话。② 转出转入：将产妇按住址分类，通过电话或网络转给责任单位；接受转入的产妇。③ 按时到产妇家对产妇及新生儿进行 2 次家庭访视，有异常情况应酌情增访或督促其到医院就诊。④ 督促母婴产后 30 天回分娩医院或地段注射第二针乙肝疫苗及体检；督促产妇产后 42 天回分娩医院检查，并将婴儿转至儿童保健系统。⑤ 访视人员每访视母婴 1 次，应收回 1 张产后访视卡，禁止访视 1 次收 2 张卡。⑥ 每次访视，应及时将访视情况详细记录在"产后访视随访记录表"上。

3. 访视的内容　访视要求：先洗手，后检查；先小儿，后成人。采用"看、问、听、查、指导"等方法对产妇、婴儿及生活环境给予指导。

1) 看：环境是否整洁、安静、舒适、温度是否在 24～26℃，产妇和婴儿的被褥是否合适；婴儿一般情况、精神状态、吸吮能力等；产妇的一般情况、精神面貌、情绪状态是否良好，有无贫血面容。

2) 问：生活起居、饮食、睡眠、大小便及一般情况，并按访视卡内容询问产妇及婴儿有关内容，以及上次访视后、本次访视前有无异常情况或疾病发生等。

3) 听：产妇及家属提出的有关问题并给予解答。

4）查：按访视卡中的内容及要求进行检查。婴儿体温、体重测量（14 天访时，应注意新生儿是否恢复出生体重；满月访时，应注意新生儿增重是否超过 600g）、面容是否红润，黄疸有无消退、有无湿疹、脐带有无出血、有无分泌物渗出、有无红臀，大、小便是否正常，母乳喂养的体位、含接姿势是否正确等；产妇体温，血压测量，乳房有无红肿、硬结，乳头有无裂伤，乳汁量的多少，子宫底高度是否正常，会阴或腹部伤口恢复情况，有无红肿及分泌物，恶露的颜色、量是否正常，有无异常臭味。

5）指导：指导产妇及家属开展婴儿抚触。用产褥期卫生保健知识、母乳喂养知识、平衡膳食（合理营养）知识、避孕知识、心理调节知识、形体康复知识等指导产妇及其家人。

（二）在带教教师带领下进行新生儿家庭访视

1. 访视包的基本配置　产后访视包应配有以下用物：称、布兜、听诊器、血压计、体温表 2～4 支、碘伏、过氧化氢、消毒纱布、棉签、胶布、绷带。

2. 操作　按上述程序及访视内容进行现场操作。

3. 记录　如表 10-11 和表 10-12 所示。

表 10-11　产后访视记录表

姓名：　　　　　　　　　　　　　　　　　　　编号□□□-□□□□□

随访日期	年　　月　　日	
体温	℃	
一般健康情况		
一般心理状况		
血压	/　　　　mmHg	
乳房	1 未见异常 2 异常_____	□
恶露	1 未见异常 2 异常_____	□
子宫	1 未见异常 2 异常_____	□
伤口	1 未见异常 2 异常_____	□
其他		
分类	1 未见异常 2 异常_____	□
指导	1 个人卫生 2 心理 3 营养 4 母乳喂养 5 新生儿护理与喂养 6 其他_____	□/□/□/□/□
转诊	1 无　　2 有 原因：_____ 机构及科室：_____	□
下次随访日期		
随访医师签名		

表 10-12 新生儿家庭访视记录表

姓名：   编号□□-□□□□□

性别	0 未知的性别 1 男 2 女 □ 9 未说明的性别		出生日期	□□□□ □□ □□
身份证号			家庭住址	
父亲	姓名	职业	联系电话	出生日期
母亲	姓名	职业	联系电话	出生日期

出生孕周_____周	母亲妊娠期患病疾病情况 1 糖尿病 2 妊娠期高血压 3 其他_____ □
助产机构名称_____	出生情况 1 顺产 2 头吸 3 产钳 4 剖宫 5 双多胎 6 臀位 7 其他_____ □/□
新生儿窒息 1 无 2 有 （轻 中 重）	□
是否有畸形 1 无 2 有_____	
新生儿听力筛查 1 通过 2 未通过 3 未筛查	□□
新生儿出生体重_____kg	出生身长_____cm	喂养方式 1 纯母乳 2 混合 3 人工 □
体温_____℃	呼吸频率_____次/分钟
脉率_____次/分钟	面色 1 红润 2 黄染 3 其他_____ □/□
前囟_____cm×_____cm 1 正常 2 膨隆 3 凹陷 4 其他_____	
眼 1 未见异常 2 异常_____ □	四肢活动度 1 未见异常 2 异常_____ □
耳 1 未见异常 2 异常_____ □	颈部包块 1 无 2 有_____ □
鼻 1 未见异常 2 异常_____ □	皮肤 1 未见异常 2 湿疹 3 糜烂 4 其他_____ □/□
口腔 1 未见异常 2 异常_____ □	肛门 1 未见异常 2 异常_____ □
心肺 1 未见异常 2 异常_____ □	外生殖器 1 未见异常 2 异常_____ □
腹部 1 未见异常 2 异常_____ □	脊柱 1 未见异常 2 异常_____ □
脐带 1 未脱 2 脱落 3 脐部有渗出 4 其他_____	□
	□
转诊 1 无 2 有 原因：_____ 机构及科室：_____	
指导 1 喂养指导 2 母乳喂养 3 护理指导 4 疾病预防指导	□/□/□/□
本次访视日期 年 月 日	下次随访地点
下次随访日期 年 月 日	随访医师签名

（三）讨论

根据新生儿家庭访视的具体情况，请同学讨论：新生儿访视过程中常见疾病及处理方式。

二、视力保健

【学习目的和要求】

（1）掌握儿童保健的工作方法；儿童保健的常用指标及查体的方法。

（2）通过对社区儿童视力保健的指导与实践，学会与儿童及家长进行沟通与交流的技巧、提供眼睛保健知识。

【学习地点】 社区。

【**学习方法**】

1. 集中讲解　社区带教教师结合本社区基本人群情况讲解社区儿童保健的工作流程。

2. 分组讨论　学生以小组为单位,到社区进行以近视眼儿童为例的健康需求评估及健康教育;根据学生的体会和感受进行总结,组织学生进行小组讨论。

【**学习内容**】

（一）指导学生练习

社区儿童保健工作内容包括新生儿家庭访视、定期健康检查、生长发育监测、计划免疫与预防接种、健康保健指导。本章以儿童视力保健为例,指导学生为儿童提供保健指导。

1. 儿童视力保健的目的　通过眼保健宣传教育、视力评估和相关眼病的筛查,早期发现影响儿童视觉发育的眼病,及早矫治或及时转诊,以预防儿童可控制性眼病的发生发展,保护和促进儿童视功能的正常发育。

2. 时间

（1）健康儿童应当在生后 28～30 天进行首次眼病筛查,分别在 3、6、12 月龄和 2、3、4、5、6 岁健康检查的同时进行阶段性眼病筛查和视力检查。

（2）具有眼病高危因素的新生儿,应当在出生后尽早由眼科医师进行检查。

（3）出生体重<2000g 的早产儿和低出生体重儿,应当在生后 4～6 周或矫正胎龄 32 周,由眼科医师进行首次眼底病变筛查。

3. 内容

（1）新生儿:观察双眼外观、眼位、反射,注意有无先天或遗传性眼病。检查瞬目反射（对眼前突然出现的光线或较大目标,眼睑保护性的眨眼反射）。

（2）婴儿期:观察有无泪、分泌物多或视功能异常等情况。3 个月时双眼能追随目标,头也能随之转动。6 个月检查辐辏反射（将眼前 20cm 细小目标,逐渐移向鼻尖,诱发双眼同时内转）、眼位（角膜映光法:根据眼前 33cm 处灯光,映照在角膜上的光点位置判断眼位,光点落于双眼瞳孔中央为正位）,双眼协调运动是否正常。

（3）幼儿期:排除眼部器质性病变,注重视力、眼位筛查。检查 1 岁时能否躲避外来刺激,1 岁半能否主动抓取玩具,2 岁半时（用点状视力盘检查）视力大致情况。

（4）学龄前期:儿童眼保健工作重点阶段,也是儿童弱视、斜视治疗最佳时期。

1）定期每年视力检查一次,发现异常及时转诊。对 4 岁视力≤0.6、5 岁及以上视力≤0.8 的视力低常儿童,或两眼视力相差两行及以上的儿童,都应当在 2 周～1 月复查一次。

2）避免和减少儿童常见眼病、意外伤害的发生。

3）做好传染、流行性眼病预防、消毒、隔离工作,发现疫情及时上报。

4）注意用眼卫生,养成良好的用眼卫生习惯。

4. 转诊　出现以下情况之一者,应当予以及时转诊至上级妇幼保健机构或其他医疗机构的相关专科门诊进一步诊治。

（1）具有眼病高危因素的新生儿和出生体重<2000g 的早产儿和低出生体重儿。

（2）眼睑、结膜、角膜和瞳孔等检查发现可疑结构异常。

（3）检查配合的婴儿经反复检测均不能引出光照反应及瞬目反射。

（4）注视和跟随试验检查异常。

（5）具有任何一种视物行为异常的表现。

（6）眼位检查和眼球运动检查发现眼位偏斜或运动不协调。

（7）复查后视力,4 岁儿童视力≤0.6、5 岁及以上儿童视力≤0.8,或两眼视力相差两行及以上。

5. 管理　记录相关保健信息（表 10-13）。

表 10-13　社区公卫项目儿童卫生保健工作月报表

月份	3岁以下儿童数	新生儿访视		0~36个月儿童保健		4岁以上儿童保健	
		活产数	访视数	3岁以下儿童保健覆盖数	3岁以下儿童保健系统管理数	4岁以上儿童保健覆盖数	4岁以上儿童保健系统管理数
合计							

责任人：_____

（二）以儿童近视为例的儿童保健指导实施

开学初，某社区护士在为本社区内二年级两个班 100 名学生进行体检时，发现又有 18 名孩子戴上眼镜，加上原有 15 名学生在上学期开学时戴上眼镜，共计 33 人佩戴眼镜。于是该社区护士对学生家长进行问卷调查，调查中发现假期中有 85% 孩子在家中每天看电视持续的时间在 4 小时以上，家长与儿童对眼睛保护相关知识均了解不够。

分析：

1. 评估　儿童近视情况、分析问题。

该小区为高层建筑区，50% 家庭高级装修，室内光线弱；父母忙于工作，假期中把孩子锁在家中不让外出；缺乏其他活动；家长因各种原因无暇关心孩子眼睛不适；电视台假期中每天都在播放电视连续剧《喜羊羊与灰太狼》、《武林外传》；30% 学生存在挑食。根据相关资料显示，我国近视眼（调查）小学生发病率 20% 以上。中学生发病率 30% 以上。重点中学学生 50%~60% 以上。

2. 诊断　儿童近视问题；儿童用眼保健意识问题。

3. 目标　长期目标：通过系统的健康教育，使社区儿童及家长掌握近视的预防知识，一年后社区近视发病率降低 3%；短期目标：通过本次健康教育学习班学习，使社区儿童掌握预防近视的方法和自我保健知识，延缓近视进展。

4. 计划

（1）内容：保护视力讲座及健康咨询；

（2）目的：使学生和家长掌握保护视力知识；

（3）时间：××年××月××日；

（4）地点：××社区街道会议室；

（5）讲授教师：×××主任医师。

　　　　　　　××社区××护士

参加人员：学龄儿童及家长

5. 现场实施　在实施过程中注意取得社区领导的支持，营造良好的学习环境鼓励教育对象积极参与，并做好记录（表 10-14）。

表 10-14　社区儿童卫生保健知识宣教记录

宣教日期	主要内容	责任人
××年×月×日	保护视力讲座及健康咨询	×××

（三）学生讨论

　　根据学生的体会和感受进行总结，组织学生讨论：儿童弱视和近视的区别？如何预防儿童弱视发展成近视？

　　　　　　　　　　　　　　　　　　　　　　　　　　　　　　　　　　　　　（赵雅宁）

第4章 社区急救

【**学习目的和要求**】

(1) 通过教学和病例讨论，初步学会在社区灾难事件发生时的有效现场急救措施；掌握社区救护的基本原则。

(2) 熟悉骨折救护原则及急救措施。

(3) 实践过程中能够体现出关心、爱护病人的良好医德和急救的意识。

【**学习地点**】 社区医院、示教室和实验室。

【**学习方法**】

1. **选择病例** 由社区临床带教教师选择社区中常见骨折病例，教师对病例进行集中讲解。

2. **在示教室进行病例讨论与情景教学**

(1) 小组讨论：学生分组对病例的诊断、现场急救及护理措施进行讨论后，各组派代表汇报讨论结果，由带教教师给予指导及评价。

(2) 角色扮演：学生分别扮演护士和病人，模拟护患交流、查体、社区骨折的处理及转诊、健康指导等，最后由临床带教教师总结和评价。

【**学习内容**】

(一) 指导学生练习

以社区常见骨折病例为例，指导学生练习运用为病人提供社区救护。

1. **现场急救**

(1) 抢救生命：骨折往往合并其他组织和器官损伤。针对病因进行急救，如清除口、鼻异物，手法开放气道，人工呼吸等，有条件时气管插管以维持呼吸道通畅。

开放性骨折伤员伤口处可有大量出血，严重者会出现创伤性休克。应将伤员取平卧位，松解其衣领、腰带，清除呼吸道分泌物、血液；清醒者可适量饮水；妥善包扎伤部、固定骨折可减轻休克。外出血应及时加压包扎、止血，内出血尽早转送；药物镇痛、镇静，有颅脑、脊柱或腹部脏器损伤者禁用止痛药物。

(2) 处理伤口，包扎止血：常用的止血方法有指压止血法、伤口压迫止血法、加压包扎止血法、填塞止血法、止血带止血法。受伤部位经有效止血后，均应用绷带、三角巾或衣服等替代品进行包扎。

(3) 简单固定、必要止痛：骨折是骨的连续性或完整性遭到破坏。骨折主要分为闭合性骨折和开放性骨折。现场急救时及时正确地固定骨折部位，可减少伤员的疼痛及周围组织继续损伤，同时也便于伤员的搬运和转送。开放性骨折必须先止血、再包扎、最后固定，顺序不可颠倒。闭合性骨折直接固定即可。固定的目的只是为了限制肢体活动，不要试图复位。如肢体过度畸形，可根据伤情沿伤肢长轴方向牵拉、旋转骨折远端肢体，使其大致对位即可，然后固定。固定时夹板等固定材料不要直接与皮肤接触，要用棉垫、毛巾、衣物等柔软物垫好，尤其是骨突部位与悬空部位更要垫好。

严重外伤后，强烈的疼痛刺激可引起休克，因此应给予必要的止痛药。如口服止痛片，也可注射止痛剂，如吗啡 10mg 或哌替啶 50mg。但有脑、胸部损伤者不可注射吗啡，以免抑制呼吸中枢。

(4) 安全转运：急性危重伤病员经现场抢救，达到转运条件后，还须安全、迅速送往医院进行后续抢救、治疗、护理。如果搬运方法不当，可以造成伤员的终生残疾，甚至危及生命。

2．临床处理

（1）清创、复位：非手术复位或手术复位。

（2）固定：外固定或内固定。

（3）预防及处理并发症：一旦发生严重并发症，如骨筋膜室综合征，应立即做切开减压术。观察末梢血运及病人生命体征等情况。

3．注意事项

（1）夹板必须扶托整个伤肢，夹板长度应包括骨折部位两端的关节。

（2）尺、桡骨骨折固定时，均应使肘关节屈曲，角度呈 $80°\sim85°$，再用悬臂带将前臂悬吊于胸前。胫、腓骨骨折固定时，均应使膝关节伸直。

（3）严禁将断端送回伤口内，以免加重污染与损伤。

（4）四肢骨折固定时，应先固定近端，后固定远端。如顺序相反，可导致骨折再度移位。此外四肢骨折固定时，应露出指（趾）端，以便观察血液循环情况，如出现苍白、青紫、发冷、麻木等表现，应立即松解，查清原因，重新固定，以免肢体缺血、坏死或损伤神经。

（二）临床病例讨论及情景教学

1．病例讨论　教师列举骨折案例如下。

病史：病人，女，43 岁，因车祸致右股骨上段、左胫腓骨骨折。肢体活动受限 1 小时，社区医院接救助电话到现场。

护理查体：体温 36.3℃，脉搏 120 次/分，呼吸 24 次/分，血压 65/45mmHg。病人神志清楚、轻度烦躁、能合作，面色苍白，四肢湿冷，双下肢活动障碍，右侧股骨上段肿胀、畸形、活动异常，有骨擦音；左侧小腿胫腓骨成角畸形，皮肤裂伤有骨端外露。

请讨论：

（1）如何对该病人进行现场急救？

（2）转诊过程中应做哪些处理？

（3）入院后进一步检查应包括哪些项目？

2．情景教学

（1）角色扮演：学生分别扮演护士、病人及家属，模拟入院前的现场急救、转诊，模拟向病人及家属进行救治时的沟通与交流等。

（2）操作：学生相互间练习骨折的现场急救措施。

（三）救治和转诊记录的书写

以上述护理病例为例，书写救治和转诊记录单（表 10-15、表 10-16）：

表 10-15　社区急救护理记录单

姓名_____　性别_____　年龄_____　诊断_____　日期_____

时间	病情					抢救措施	抢救人员签字
	血压（mmHg）	脉搏（次/分）	呼吸（次/分）	体温（℃）	病情摘要		

单位住址_____　或联系方式_____

表 10-16 社区转诊病人护理记录单

病人所在社区医院＿＿＿＿＿＿＿＿

姓名＿＿＿＿＿＿   性别＿＿＿＿＿   年龄＿＿＿＿＿   社区医院登记号＿＿＿＿＿＿

诊断

意识状态：   清楚□   嗜睡□   谵妄□   浅昏迷□   深昏迷□

瞳孔：对光反射：   灵敏□   迟钝□   消失□   左＿＿＿cm   右＿＿＿cm

生命体征：T ＿＿＿℃   P ＿＿次/分   R ＿＿次/分   BP ＿＿mmHg   SpO$_2$＿＿%

接诊时情况（主要症状、体征）＿＿＿＿＿＿＿＿＿＿＿＿＿＿＿＿＿＿＿＿＿＿＿＿＿＿＿

输液：   通畅□   堵塞□   无□   输注药物名＿＿＿＿＿＿＿＿＿

引流管：   无□   有□   类型＿＿＿＿＿＿＿＿   通畅□   堵塞□

皮肤：   正常□   湿疹□   破损□   压疮□   部位＿＿＿＿＿

以上情况是否属实：   是□   否□   值班护士签名＿＿＿＿＿＿＿＿＿

接诊时间＿＿＿＿＿＿＿＿＿＿＿   转诊时间＿＿＿＿＿＿＿＿＿＿＿

途中情况＿＿＿＿＿＿＿＿＿＿＿＿＿＿＿＿＿＿＿＿＿＿＿＿＿＿＿＿＿＿＿＿＿＿＿＿＿

＿＿＿

＿＿＿

到达目标医院时间＿＿＿＿＿＿＿＿＿＿＿＿＿＿＿＿＿＿＿＿＿＿＿

病人情况＿＿＿＿＿＿＿＿＿＿＿＿＿＿＿＿＿＿＿＿＿＿＿＿＿＿＿＿＿＿＿＿＿＿＿＿＿

＿＿＿

转诊人员：医师＿＿＿＿＿＿＿＿＿＿＿   护士＿＿＿＿＿＿＿＿＿＿＿   驾驶员＿＿＿＿＿＿＿＿＿＿＿

记录护士＿＿＿＿＿＿＿＿＿＿＿

（赵雅宁）

第5章　社区康复

【学习目的和要求】

（1）通过床边教学和病例讨论，学会运用护理程序方法对社区残疾人进行护理康复的评估，并对收集的资料进行分析、整理，列出护理诊断，制订相应的护理计划，实施护理措施。

（2）以卒中病人社区康复为例，熟悉卒中偏瘫病人康复护理方法。

（3）实践过程中能够体现出关心、尊重病人的良好医德和康复指导的作用。

【学习地点】　社区康复中心、康复实验室。

【学习方法】

1. 选择病例　实习指导教师简单讲授社区康复护理的对象与内容、康复护理实施；使学生熟悉社区卒中病人康复的护理程序。由社区康复医院教师选择脑卒中（缺血或出血性均可）病例，教师对病例进行集中讲解后，指定 4～7 人一组询问病史和评估病人，再由教师补充病例的有关资料，若无合适病例，可由教师介绍典型病案。

2. 在示教室进行病例讨论

（1）学生分组对病例的康复评定、康复治疗及护理措施进行讨论后，各组派代表汇报讨论结果，由带教教师给予指导及评价。

（2）情景教学。角色扮演：学生分别扮演护士、病人及家属，模拟护患沟通与交流，康复评定、治疗过程，模拟向病人及家属进行康复指导时的沟通与交流等。

【学习内容】

（一）指导学生练习

以卒中病人为例，指导学生运用护理程序方法为病人提供康复护理。

1. 护理评估

（1）一般资料评估：脑卒中病人大多遗有或存在半身不遂、语言障碍、认知受损、或吞咽困难等症状，因此以评定丧失的功能为主及带来的影响为主；向病人或家属询问：入院的诊断是什么？治疗的经过如何？是否已经进行系统康复？康复介入的时间是什么？效果如何？目前主要的问题是什么？询问有无焦虑及恐惧心理。病人从医院转出后，康复和护理主要在社区医院及家庭，因此亦要评估社区及社区医院可提供的康复环境及康复措施；病人及家庭成员文化水平、嗜好、信仰，家庭环境、条件、经济情况等。

（2）个体康复评定：首次评定时要对病人一般情况进行检查，主要评定有无运动障碍、感觉障碍、语言障碍、认知障碍、吞咽障碍以及二便障碍等；评价功能丧失部位、程度以及对日常生活能力的影响等（表 10-17）。

表 10-17　日常生活能力（ADL）评定方法（Barthel 指数）

项目	分类和评分
大便	0＝失禁　5＝偶尔失禁　10＝能控制
小便	0＝失禁　5＝偶尔失禁　10＝控制
修饰	0＝需帮助　5＝独立洗脸、梳头、刷牙、剃须
用厕	0＝依赖别人　5＝需部分帮助　10＝自理
吃饭	0＝依赖　5＝需部分帮助（切面包、抹黄油）　10＝全面自理　15＝自理

项目	分类和评分
转移	0＝完全依赖别人，不能坐　5＝需大量帮助（2人），能坐　10＝需少量帮助（1人）或指导　15＝自理
活动（步行）	0＝不能动　5＝在轮椅上独立行动　10＝需1人帮助步行（体力或语言指导）　15＝独自步行（可用辅助器）
穿衣	0＝依赖　5＝需一半帮助　10＝自理（系开纽扣，关、开拉锁和穿鞋等）
上楼梯	0＝不能　5＝需帮助（体力或语言指导）　10＝自理
洗澡	0＝依赖　5＝自理

ADL结果判定：Barthel指数总分数100分；0～20分：极严重功能缺陷；35～45分：严重功能缺陷；50～70分：中度功能缺陷；75～95分：轻度功能缺陷；100分：完全自理。

（3）辅助检查：包括各种常规检查、神经影像学检查，心电图等。

2．护理诊断

（1）学会应用PES公式提出护理诊断，用简单确切的术语阐述或描述病人的主要健康问题。例如，躯体活动障碍、吞咽障碍、自理生活能力下降等；家庭应对能力不良。

（2）潜在健康问题是各种原因造成的对病人或家庭成员带来影响。例如病人潜在并发症：坠积性肺炎、误吸等；家庭成员的心理问题等。

3．康复护理目标　根据护理诊断提出护理目标，期望能达到的结果。例如，病人躯体活动障碍逐渐减轻，自理生活能力逐渐增强；家庭成员可以保持身心平稳，没有出现不良事件影响等。

4．康复护理措施　包括肢体功能训练、日常生活能力训练、吞咽功能训练、认知能力训练、如厕训练、排便训练等；并给予病人及家属简单康复方法的指导和心理疏导。

5．康复护理评价　对康复护理过程及康复的效果进行评价。例如，病人功能障碍的逐渐恢复、家庭成员焦虑心理的逐渐好转等。

（二）临床病例讨论及情景教学

1．病例讨论　一学生收集的病例如下。

病史：病人，女，69岁，有高血压病史15年，并有多次"短暂脑缺血发作"，2012年7月5日晨起发现右侧肢体无力，不能活动，并有言语不清。无大小便失禁，至唐山市联合大学附属医院急诊科，头颅CT检查可见低密度梗死灶，住入神经内科治疗，住院期间给予活血化瘀治疗。2012年8月11日转社区康复医院疗，改善病人肢体功能障碍。入院主诉：右侧肢体活动不灵、生活大部分依赖。护理查体：体温36.5℃，脉搏74次/分，呼吸20次/分，血压139/82mmHg。神志清楚，言语不清，右上肢肌力2级，肌张力增高，右下肢肌力4级，肌张力稍增高，病理征和脑膜刺激征未引出，心、肺、腹部查体未见异常。

既往史：否认心脏病、糖尿病、肝炎、肺结核等传染病史。否认外伤、中毒输血史。否认药物及食物过敏史，高血压病史6年，不规律服降压药，血压控制不理想，无烟酒等不良嗜好。婚姻史：适龄结婚，育1子，丈夫患有糖尿病。

请讨论：

（1）该病人应做哪些康复评定？

（2）该病人应做哪些康复护理训练？

（3）请给病人制订一份详细的社区康复护理计划。

（4）如何指导家庭成员参与病人的康复训练过程。

2．情景教学　角色扮演：学生分别扮演护士、病人及家属，模拟护患沟通与交流，模拟康复评定、康复训练及康复指导。

（三）护理计划的书写

以上述护理病例为例，书写护理计划单（表 10-18）。

表 10-18　护理计划单

护理诊断	康复护理目标	康复护理措施	护理评价
躯体活动障碍	病人能够适应穿衣、沐浴或卫生自理缺陷的状态；能配合运动训练，日常生活活动能力逐渐增强	• 告知病人及家属早期康复的重要性，指导病人重视患侧刺激、保持良好的肢体位置、体位变化、床上运动训练 • 进行恢复期康复训练，如平衡共济训练、日常生活活动训练等 • 进行综合康复治疗，指导病人合理选用针灸、理疗、按摩等辅助治疗	病人能适应运动状态，情绪稳定；能配合和坚持肢体功能康复训练
有受伤的危险与右侧肢体活动不灵有关	病人住院期间不出现受伤的情况	• 指导病人合理休息与运动，并采取适当的防护措施 • 鼓励病人增加及保持适当的体育运动，如散步、慢跑；指导病人注意运动量和运动方式	病人在住院期间未受伤

（赵雅宁）

参 考 文 献

曹伟新. 2006. 外科护理学 [M]. 4 版. 北京：人民卫生出版社.

程明亮，陈永平. 2008. 传染病学 [M]. 北京：科学出版社.

韩子玉，王竟. 1995. 手术学基础 [M]. 沈阳：辽宁画报出版社.

贾长宽，罗森亮. 2012. 传染病护理学 [M]. 长沙：中南大学出版社.

乐杰. 2008. 妇产科学 [M]. 7 版. 北京：人民卫生出版社.

李小寒. 2012. 基础护理学 [M]. 5 版. 北京：人民卫生出版社.

刘哲宁. 2012. 精神科护理学 [M]. 3 版. 北京：人民卫生出版社.

全国卫生系统护理技术操作 50 项考核要点. 中华人民共和国卫生部，2007.

全国卫生专业技术资格考试指导. 北京：人民卫生出版社，2009.

任重. 2002. 眼耳鼻咽喉口腔科护理学 [M]. 北京：人民卫生出版社.

手术学基本技能操作指导. 华北煤炭医学院，2009.

田玉凤. 2008. 实用专科护理操作技能 [M]. 北京．人民军医出版社.

王立新，姜梅. 2008. 实用产科护理及技术 [M]. 北京：科学出版社.

王席伟，顾炜. 2006. 妇产科护理学 [M]. 北京：清华大学出版社.

王颖，宋锦平，冯萍. 2011. 传染科护理手册 [M]. 北京：科学出版社.

王泽华. 2009. 妇产科学 [M]. 6 版. 北京：人民卫生出版社.

吴在德，吴肇汉. 2006. 外科学 [M]. 6 版. 北京：人民卫生出版社.

席淑新. 2012. 眼耳鼻咽喉口腔科护理学 [M]. 3 版. 北京：人民卫生出版社.

张秀平. 2007. 母婴保健 [M]. 北京：人民军医出版社.

郑修霞. 2011. 妇产科护理学 [M]. 4 版. 北京：人民卫生出版社.